Dosch

Bildatlas zur Technik der Neuraltherapie
mit Lokalanästhetika

Bildatlas zur Technik der Neuraltherapie mit Lokalanästhetika

Von Dr. med. Mathias Dosch

Mit einem Geleitwort
von Prim. Univ.-Doz. Dr. Otto Bergsmann

Mit 144 farbigen Abbildungen

3., verbesserte und erweiterte Auflage

HAUG

Karl F. Haug Verlag · Heidelberg

CIP-Kurztitelaufnahme der Deutschen Bibliothek

Dosch, Mathias:
Bildatlas zur Technik der Neuraltherapie mit Lokalanästhetika / von Mathias Dosch.
Mit e. Geleitw. von Otto Bergsmann. – 3., verb. u. erw. Aufl., 1. Nachdr., 2.–4,5. Tsd. – Heidelberg : Haug, 1985.
ISBN 3-7760-0736-2

Herstellerische Betreuung: Rolf Arnold

3. Auflage 1983
1. Nachdruck, 2.–4,5. Tausend · 1985
Verlags-Nr. 8570 · ISBN 3-7760-0736-2
Graphiken: Godela + Hartmut Zeh, 8000 München
Gesamtherstellung: Konkordia Druck GmbH, Bühl/Baden

Inhalt

Vorwort zur 3. Auflage

Die Tatsache, daß schon nach kurzer Zeit eine dritte Auflage des Bildatlas erforderlich war, beweist, daß das Konzept des Buches – wenig Text, viel Bildmaterial – für den praktisch arbeitenden Neuraltherapeuten als Nachschlagewerk in der täglichen Praxis und zur Rekapitulation einzelner Injektionen richtig ist.
In der dritten Auflage habe ich das Bildmaterial erweitert sowie mehrere Graphiken dort hinzugefügt, wo sie zum besseren Verständnis der Injektionen beitragen.

München-Solln, im Oktober 1983 — Mathias DOSCH

Geleitwort

Zahlreiche Arbeiten namhafter Autoren haben, besonders im letzten Jahrzehnt, bestätigt, daß die Neuraltherapie keine Außenseitermethode ist, sondern mit den Ergebnissen der modernen Physiologie und Pathophysiologie im Einklang steht. Störfeld-Pathogenese und vice versa das Sekundenphänomen durch Störfeldausschaltung, sind heute unter den Gesichtspunkten der Biokybernetik bzw. der Regulationsphysiologie zwanglos erklärbar. Insofern umgibt die Neuraltherapie nicht mehr das Odium des Geheimnisvollen oder der Scharlatanerie. Sie steht vielmehr auf dem Boden einer modernen Wissenschaft von der Dynamik der Lebensvorgänge und ihren pathologischen Entgleisungen.
Der neuraltherapeutische Erfolg fällt niemandem mühelos in den Schoß und will erarbeitet sein. Dabei muß dem Therapeuten bewußt sein, daß seine Arbeit zwei Wurzeln hat:

Der Therapieansatz, also das „gewußt wo", und
die exakte Technik.

Der Therapieansatz ergibt sich bei symptomatischer Therapie aus dem Symptomenbild und der Erfahrung des Therapeuten. Bei der Störfeldausschaltung bedarf es außer der exakten Untersuchung auch der akribischen Anamnese, die vom Beginn der aktuellen Beschwerden über Brückensymptome zum Störfeld führt, dessen Ausschaltung das beglückende Erlebnis des Sekundenphänomens nach HUNEKE auslöst.
Die therapeutische Sicherheit ergibt sich aus dem Bewußtsein, daß die Methode eine lehrmedizinische Basis hat, aus der Erfahrung, die man sich erarbeiten muß, und aus der technischen Sicherheit.
Mathias DOSCH hat sich in dankenswerter Art der Mühe unterzogen, die vielfältigen bewährten neuraltherapeutischen Techniken in anschaulicher und instruktiver Art so darzustellen, daß auch ein Anfänger sie jederzeit nachvollziehen kann. Der Text ist auf das Notwendige beschränkt und prägnant. Daraus ergibt sich eine wohltuende Übersichtlichkeit, und die Möglichkeit der optimalen Information in kürzester Zeit.
Freilich kann und will dieses Werk nicht die bewährten Lehrbücher, wie zum Beispiel das „Lehrbuch der Neuraltherapie" von Peter DOSCH, ersetzen, es ist vielmehr als Ergänzung gedacht, die den Anfänger einweist und die es auch dem Erfahrenen ermöglicht, selten verwendete Techniken zu rekapitulieren oder sich zusätzliche neue Techniken anzueignen.
Ich wünsche Mathias DOSCH den verdienten Erfolg und seinem Buch, das in jede ärztliche Handbibliothek gehört, weiteste Verbreitung.

Prim. Univ.-Doz. Dr. Otto BERGSMANN

Gröbming, im Februar 1979

Einleitung

Die Neuraltherapie nach HUNEKE ist jahrelang zu Unrecht in die Rolle einer „Außenseitermethode" gedrängt worden. Jetzt nach etwa 50 Jahren und nachdem Kollegen wie: ADLER, P. DOSCH, GROSS, HARRER, KIBLER, SCHOELER, SIEGEN, das „Wiener Team": BERGSMANN, FLEISCHHACKER, HOPFER, KELLNER, PISCHINGER, STACHER u. a., durch ihre Arbeiten die Objektivierbarkeit der Neuraltherapie nachgewiesen haben, erkennen auch Kollegen an Universitäten und Kliniken mehr und mehr, daß die gezielte Anwendung von Lokalanästhetika eine bedeutende Bereicherung der üblichen therapeutischen Maßnahmen darstellt.
Bei über 50 % aller niedergelassenen Ärzte gelangt die Neuraltherapie seit langem, als Diagnostik und Therapie, mit großem Erfolg zur Anwendung in der täglichen Praxis.
1928 veröffentlichten die Brüder Ferdinand und Walter HUNEKE eine gemeinsame Arbeit über „Unbekannte Fernwirkungen der Lokalanästhesie". Sie berichteten über Heilerfolge bei der Behandlung von Schmerzzuständen im segmentalen Bereich und wiesen dabei bereits auf die Wichtigkeit des richtigen Injektionsortes hin. Bald erkannten sie, daß bei der Anwendung von Procain bis dahin unbekannte, reflexartige Reaktionen über die HEADschen Zonen ablaufen. Zur anfangs praktizierten intravenösen Injektion entdeckten sie, daß auch paravenöse oder intramuskuläre Injektionen wirksam waren. M. KIBLER schlug für diese Art Therapie den Namen „Segmenttherapie mit Lokalanästhetika" vor.

Die Segmenttherapie

HEAD und MACKENZIE beobachteten, daß erkrankte Organe immer wieder Reaktionen bzw. Veränderungen bestimmter Haut- und Unterhautbezirke hervorrufen. Daraus leiteten sie eine Beziehung zwischen Organ und der dazugehörenden Körperoberfläche ab, die kutiviszeralen Reflexwege. Sie erkannten, daß sich der menschliche Körper in 30 Segmente einteilen läßt (s. S. 12!). VOGLER und KRAUSS fanden ebenso eine Beziehung zwischen Knochen bzw. Periost und Organ, die osteoviszeralen Reflexwege. Die günstige Beeinflussung eines erkrankten Organs durch Hautreizverfahren kennt die Erfahrungsheilkunde schon sehr lange. Die physikalische Medizin macht sich diese Erfahrungen zunutze. Hautreizverfahren wie Ponndorf'sche Impfungen, der Baunscheidtismus, Moxa, Schröpfen, KNEIPPsche Anwendungen usw. sind durchaus Bestandteile der heutigen physikalischen Medizin.

In der Neuraltherapie nach HUNEKE kennen wir drei Möglichkeiten der segmentalen Beeinflussung.

1. Die Injektion unmittelbar an die Stelle des Schmerzempfindens: Bei schmerzhaften Störungen im Bereich der Muskeln, Bänder, Sehnen, Knochen, Gelenke oder Nerven ist die gezielte Procain- oder Lidocaininjektion genauso wirksam wie bei Prellungen, Hämatomen, Schürfungen, Narbenschmerzen und traumatischen Schädigungen aller Art (siehe auch: Die Quaddeltherapie, S. 186).

2. Die Einflußnahme auf schmerzhafte Gebiete über das entsprechende Körpersegment ist mit paravertebralen Procain- oder Lidocaininjektionen möglich.

3. Die Procain- oder Lidocainbehandlung des Sympathikus-Grenzstranges und seiner Ganglien: Das Ganglion ciliare, Ganglion gasseri, Ganglion sphenopalatinum, Ganglion stellatum, Ganglion cervicale sup. et med., abdominaler Grenzstrang und lumbaler Grenzstrang.

Für die unteren Extremitäten bevorzugen wir neben der Injektion an den Grenzstrang die Injektion an die Ischiaswurzel und die epidurale oder präsakrale Infiltration.

Tritt bei der Segmenttherapie keine wesentliche Besserung der Beschwerden ein, dann **muß** man an ein Störfeld (s. S. 34) denken.

Die Körpersegmente (HEADsche Zonen)

Der menschliche Körper ist aus 30 Segmenten aufgebaut.

C1 – C8	Zervikalsegmente
Th1 – Th12	Thorakalsegmente
L1 – L5	Lumbalsegmente
S1 – S5	Sakralsegmente

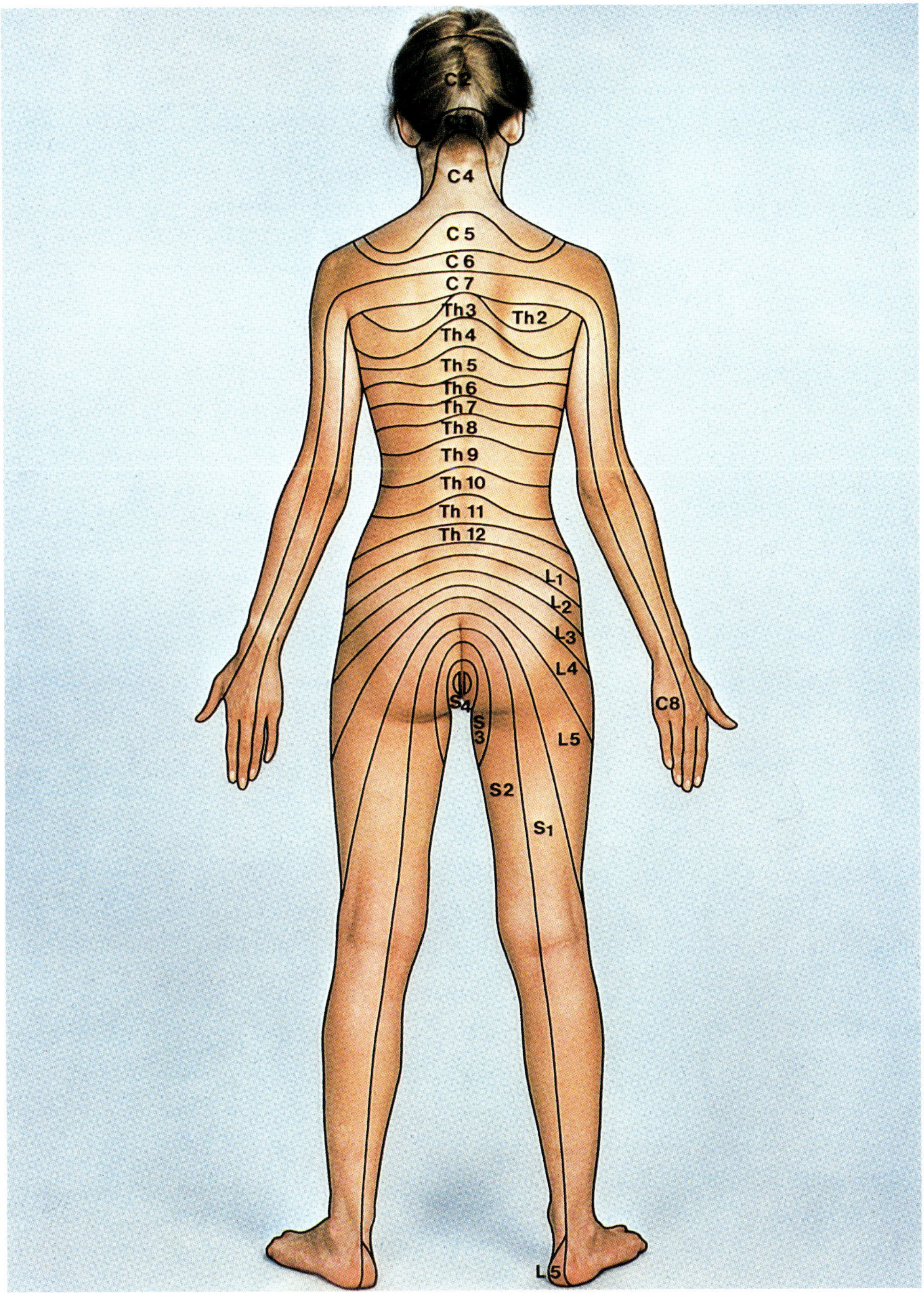
C2
C4
C5
C6
C7
Th3
Th2
Th4
Th5
Th6
Th7
Th8
Th9
Th10
Th 11
Th 12
L1
L2
L3
L4
C8
S4
S
3
L5
S2
S1
L5

Abb. 1

Die inneren Organe und der Bereich der Segmenterscheinungen

Organ:	Segmentreaktion:		Segmentreaktion möglich:	
Herz	C 3 – 4 li.,	Th 1 – 6 li.,	C 3 – Th 8, vorwiegend	Trigeminus li.
Lungen, Bronchien	C 3 – 4 li. bzw.	Th 3 – 5 re.	C 3 – 8 li. bzw.	Th 1 – 9 re.
Ösophagus		Th 5		Th 5 – 8
Magen	C 3 – 4 li.,	Th 2, 7 – 9 li.,	C 3 – 4 li. vorwiegend	Th 5 – 9 li.
Dünndarm		Th 9 – 11	C 3 – 4	Th 5 – 12
Colon asc. und desc.		Th 11 – L1 re. bzw. li.	C 3 – 4 re. bzw.	Th 10 – L3 li.
Leber, Gallenblase	C 3 – 4 re., Trigeminus l.	Th 6 – 10 re. re.	C 3 – 4 re. Trigeminus	Th 5 – 11 re. l. re.
Pankreas	C 3 – 4 li.,	Th 8 li.,	C 3 – 4 li.	Th 7 – 10 li.
Milz		Th 8 – 9 li.,	C 3 – 4 li.	Th 7 – 11 li.
Niere und Ureter	li. bzw. re.	Th 10 – 12, L 1	C 3 – 4	Th 8 – L 4
Harnblase	beiderseits	Th 12 – L 3, S 2	beiderseits	Th 10 – L 5, S 1 – 4
Uterus, Adnexe bzw. Hoden, Nebenhoden	beiderseits	Th 11 – L 3	beiderseits	Th 10 – L 3
Rektum	beiderseits	Th 10 – L 3	beiderseits	Th 10 – L 3, S 2

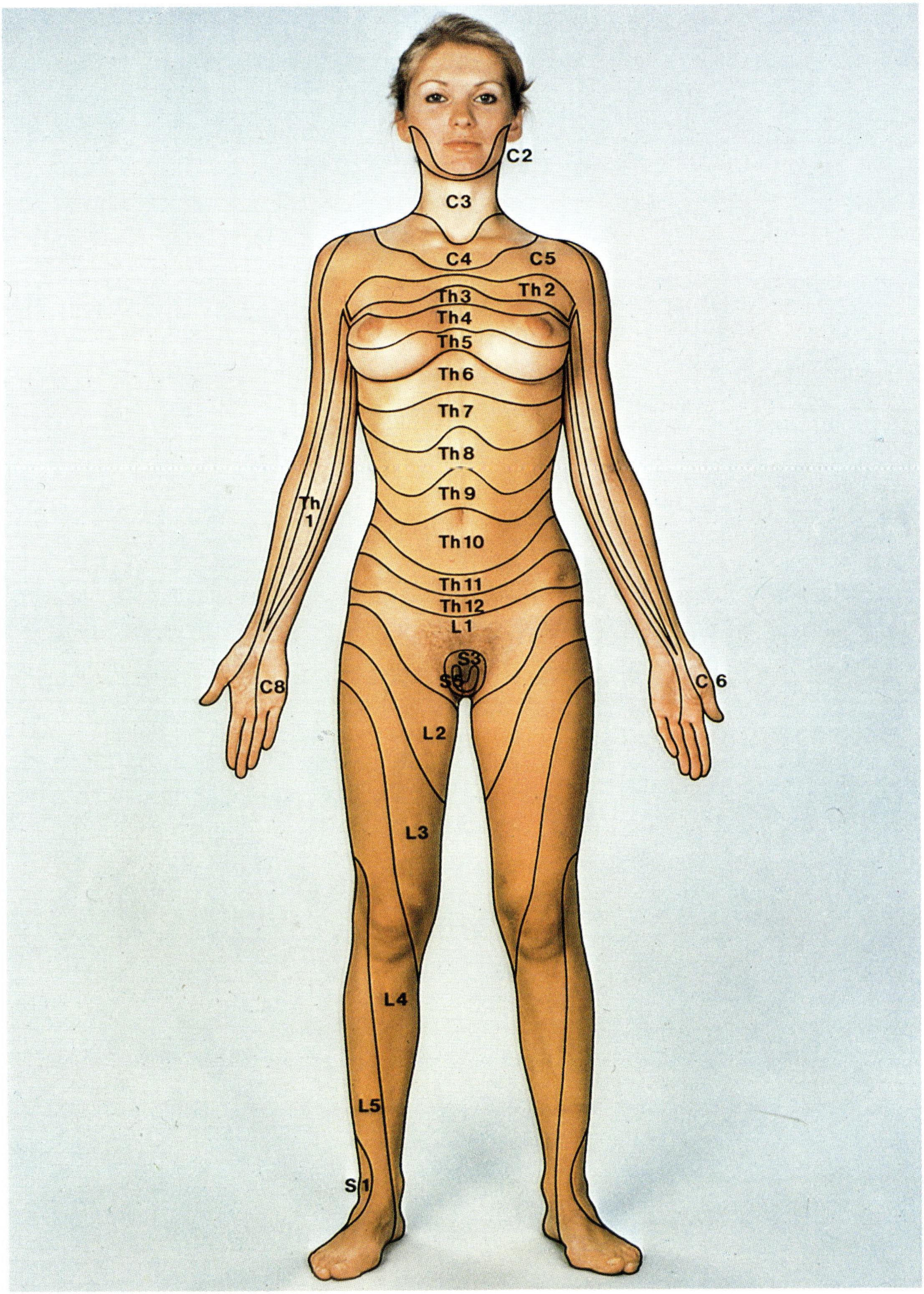
C2
C3
C4
C5
Th 2
Th3
Th4
Th5
Th6
Th7
Th8
Th9
Th10
Th11
Th12
L1
Th
1
S3
C8
C 6
L2
L3
L4
L5
S 1

Abb. 2

Zusammenstellung der wichtigsten Injektionspunkte der Segmenttherapie bei Erkrankungen

Des Herzens,
der Lunge,
der Leber und Galle,
des Magens.

Segmenttherapie bei Erkrankungen des Herzens

● Standardpunkte ○ Häufige Reaktionspunkte

Segmentreaktionen häufig

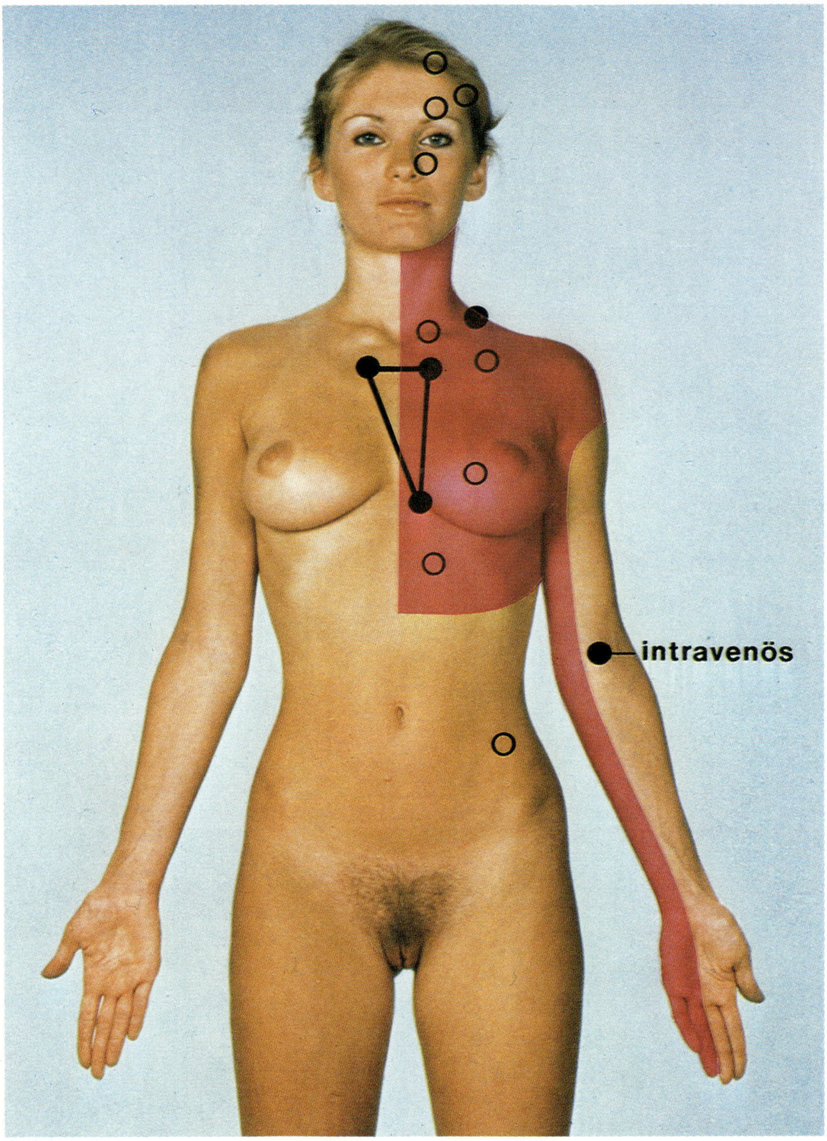

Abb. 3

Als Grundbehandlung bei allen Herzerkrankungen, die nicht eindeutig auf Strophanthin und die anderen Glykoside ansprechen, geben wir: Intravenöse Injektionen in die **linke** Kubitalvene (siehe dort).

2 – 4 Quaddeln dicht neben das Sternum im 1. – 3. Interkostalraum. 1 Quaddel in den Winkel, den der linke Thoraxunterrand mit dem Processus xiphoideus bildet. Die Reflexzonen des Herzens erstrecken sich auf der linken Brustseite – links neben dem Brustbein – unterhalb des linken Schlüsselbeines und über der linken Schulter bis zur linken Halsseite.

Segmenttherapie bei Erkrankungen des Herzens

● Standardpunkte ○ Häufige Reaktionspunkte
Segmentreaktion möglich Segmentreaktionen häufig

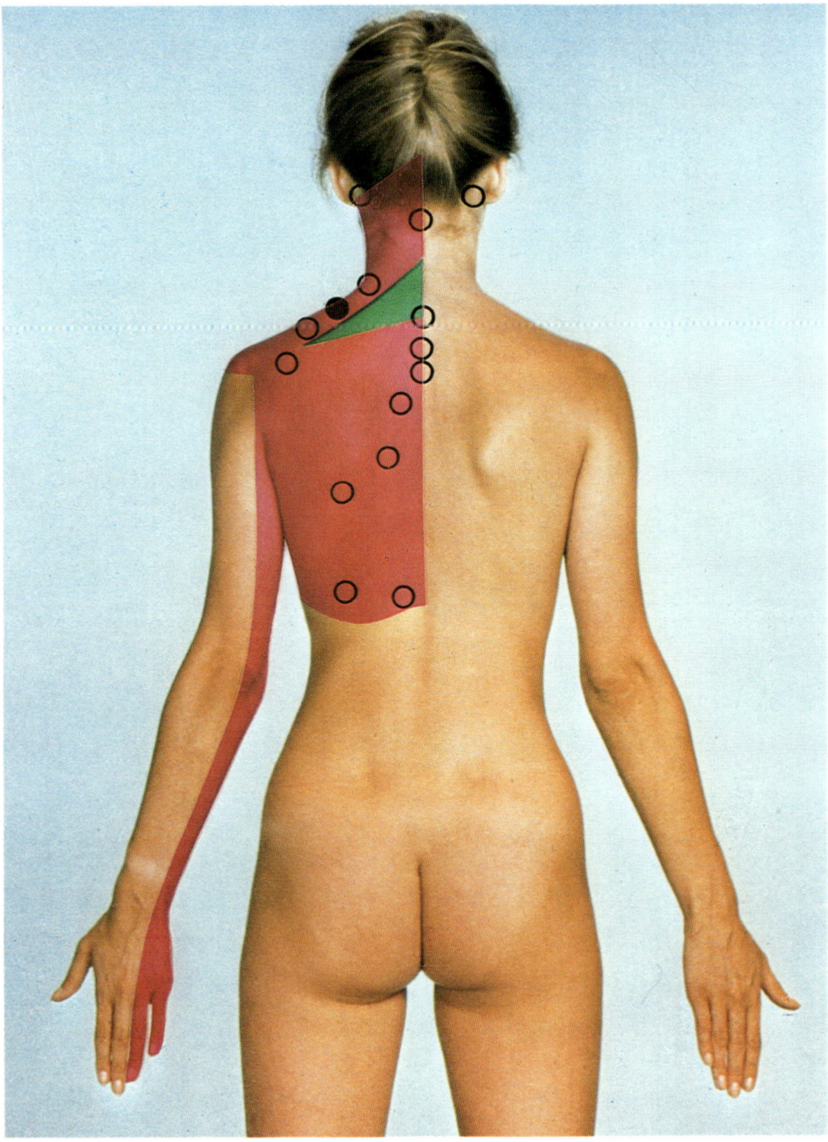

Abb. 4

Am Rücken reichen sie nach unten bis zwischen die Schulterblätter. In diesem Gebiet finden wir durch Tasten hyperalgetische Punkte, die durch eine Quaddel und tiefergehende Injektionen, eventuell bis ans Periost, ausgeschaltet werden.
Alle **Narben** im Segment müssen mitbehandelt werden (siehe die Procaininjektion in die Narben). Die stärkste Waffe der Segmenttherapie des Herzens ist die Injektion an das Ganglion stellatum (siehe dort).

Segmenttherapie bei Erkrankungen der Lunge

● Standardpunkte ○ Häufige Reaktionspunkte
Segmentreaktionen möglich

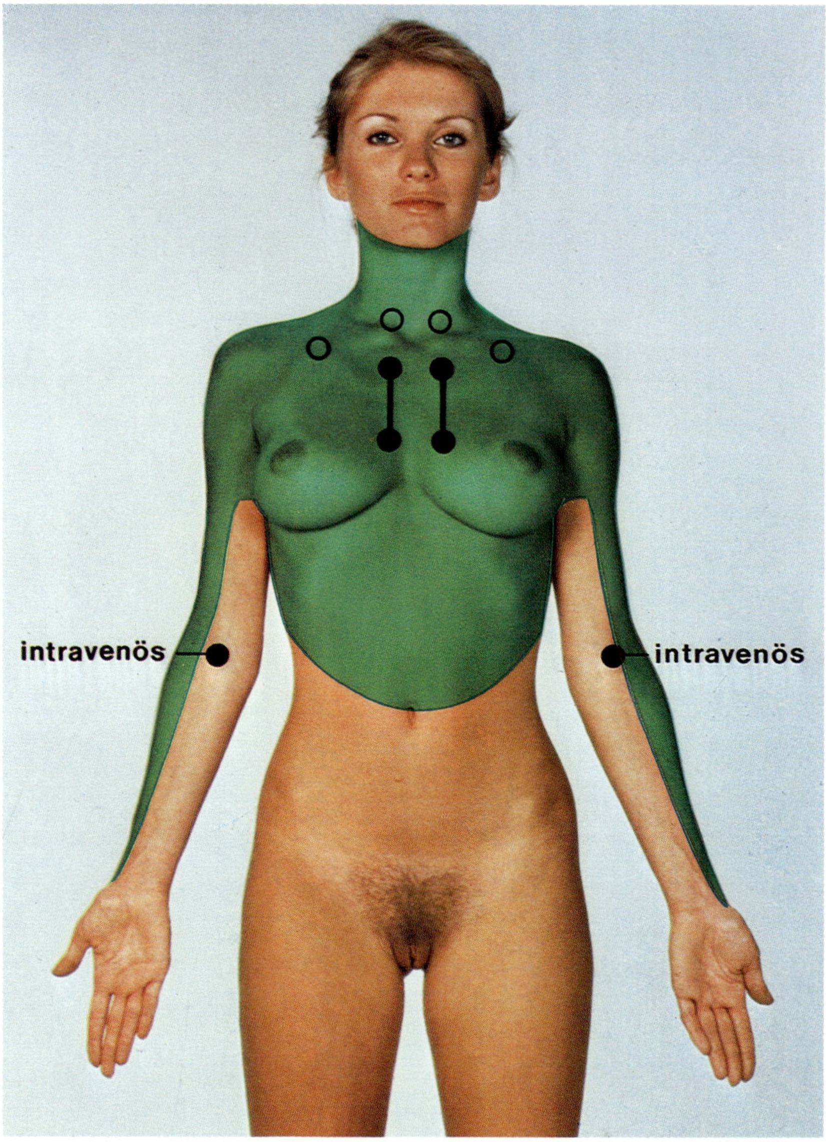

Abb. 5

Die Grundbehandlung bei allen Lungenerkrankungen: Intravenöse Injektionen abwechselnd links und rechts.
4 – 6 Quaddeln neben das Brustbein, Quaddeln über die Schulterpartien und beiderseits neben die Querfortsätze der Brustwirbel.
Die Akupunktur empfiehlt: Lungenmeridian Punkt 1: Auf der vorderen Paraaxillarlinie, etwas lateral der Medioklavikularlinie in Höhe des 3. Interkostalraumes; Lunge 2: Einen Interkostalraum darüber (2. Interkostalraum).

Segmenttherapie bei Erkrankungen der Lunge

● Standardpunkte ○ Häufige Reaktionspunkte
Segmentreaktionen möglich

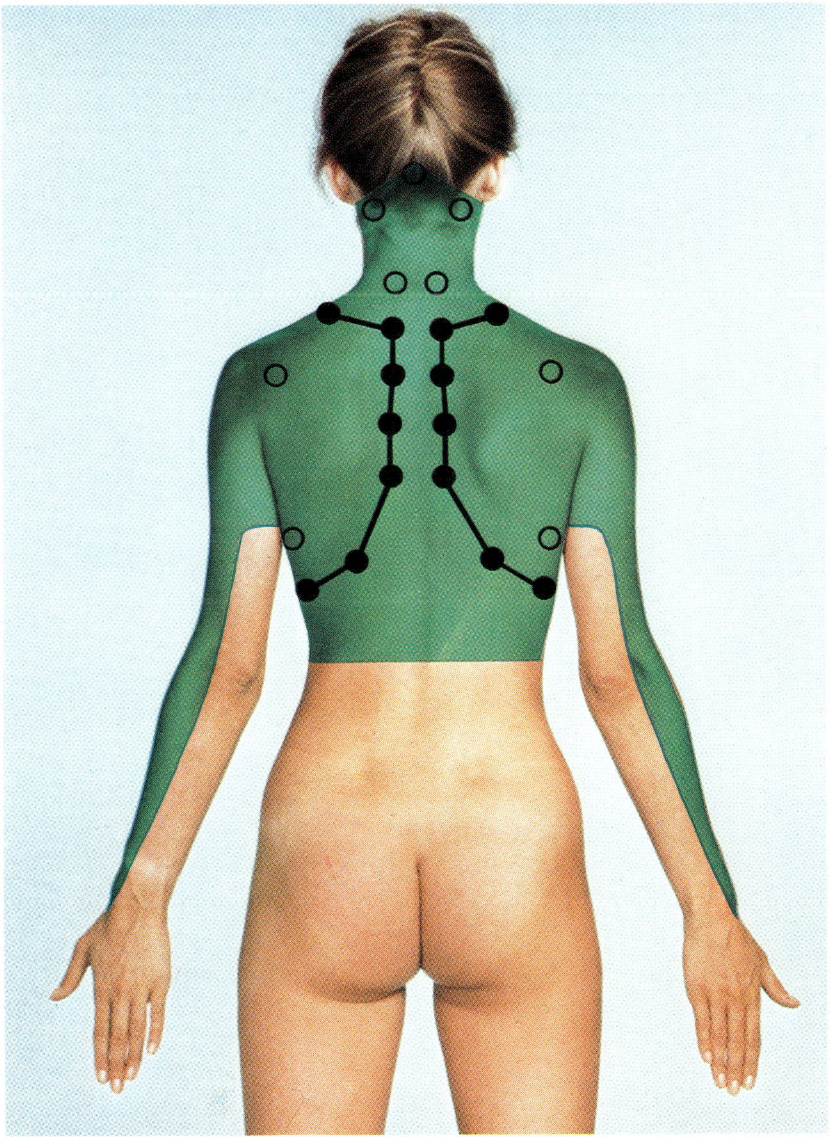

Abb. 6

Hyperalgetische Punkte im Bereich der Lunge werden ausgeschaltet, Narben im Segment müssen mitbehandelt werden. Die Injektion an das Ganglion stellatum (siehe dort), abwechselnd links und rechts, hat eine stark regulierende Wirkung auf die vegetative Versorgung des jeweiligen oberen Körperviertels.

Segmenttherapie bei Erkrankungen der Leber und Galle

● Standardpunkte ○ Häufige Reaktionspunkte
Segmentreaktionen möglich Segmentreaktionen häufig

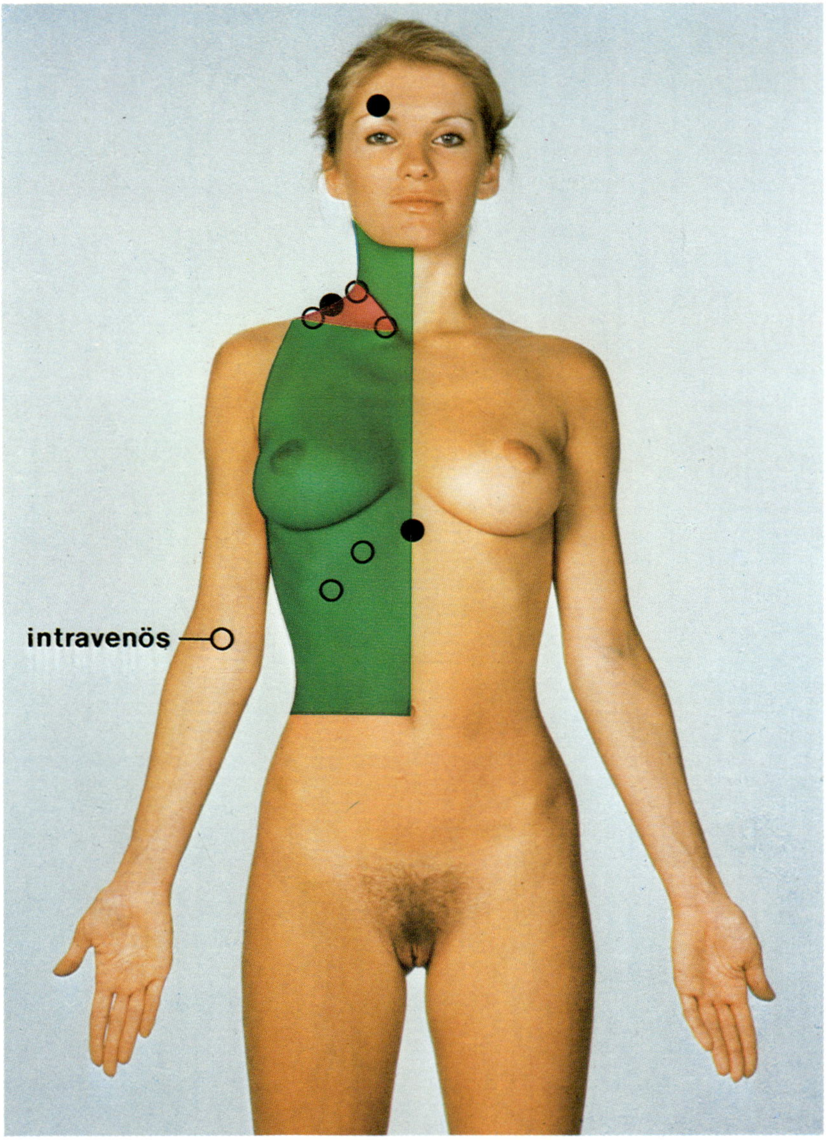

Abb. 7

Als Grundbehandlung bei Leber- und Gallenerkrankungen geben wir: Intravenöse Procain- oder Lidocaininjektionen, Quaddeln über der bzw. Injektion in die Magengrube (siehe dort), Quaddeln über der Gallenblasen- oder Bauchspeicheldrüsenregion sowie in die HEADschen Zonen am Rücken und den Schultern, Injektion an den rechten Nervus supraorbitalis, Injektionen an die VOGLERschen Periostpunkte (siehe dort).

Segmenttherapie bei Erkrankungen der Leber und Galle

● Standardpunkte ○ Häufige Reaktionspunkte
Segmentreaktionen möglich Segmentreaktionen häufig

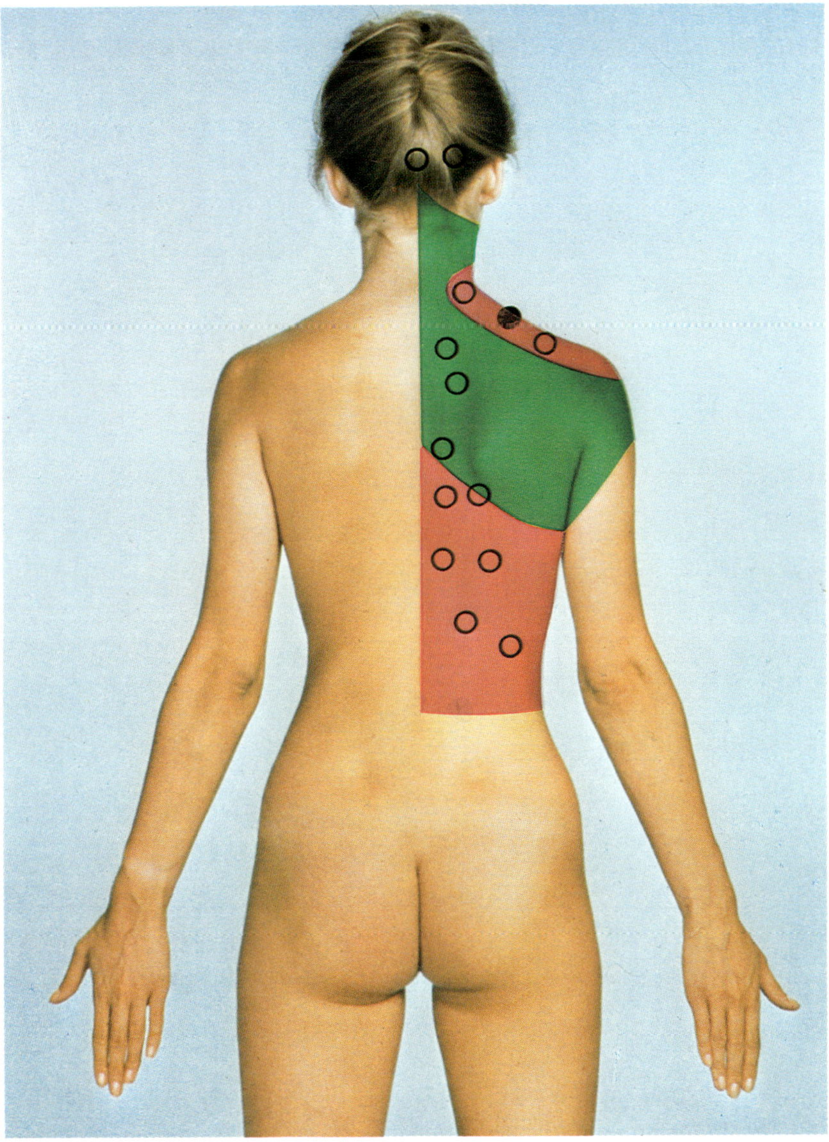

Abb. 8

Bei Gallenkoliken empfehlen sich paravertebrale Injektionen an die rechten Interkostalnerven von Th 9 – 11; zur postoperativen Schmerzbekämpfung nach Oberbauchoperationen gibt man paravertebrale Injektionen an die Interkostalnerven Th 5 – 11.
Alle hyperalgetischen Punkte und Muskelverspannungen im Segment sowie Narben müssen mitbehandelt werden. Die Injektionen an den abdominalen Grenzstrang (siehe dort) haben sich bei Oberbaucherkrankungen bestens bewährt.

Segmenttherapie bei Erkrankungen des Magens

● Standardpunkte ○ Häufige Reaktionspunkte
Segmentreaktionen möglich Segmentreaktionen häufig

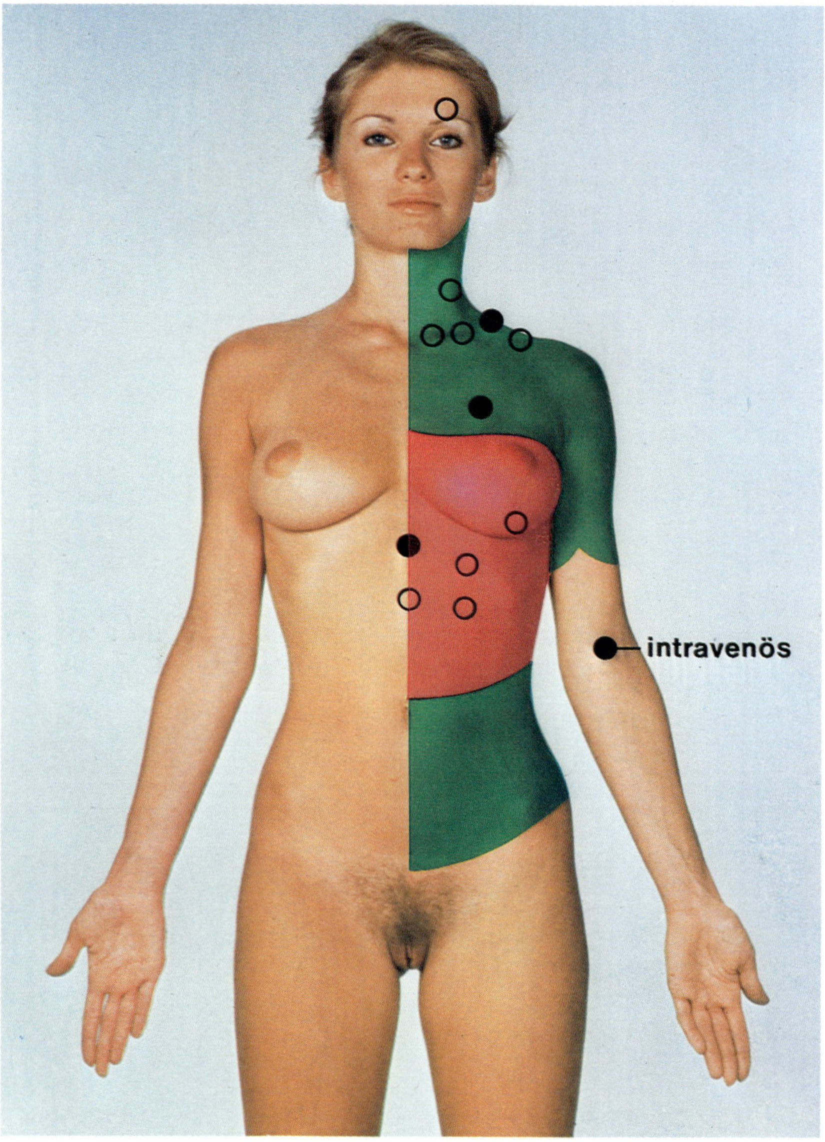

Abb. 9

Als Grundbehandlung bei Erkrankungen des Magens geben wir: Intravenöse Procain- oder Lidocaininjektionen, Injektionen in die Magengrube, Injektionen an den linken Nervus supraorbitalis; bei Magenkoliken empfehlen sich paravertebrale Anästhesien der Interkostalnerven bei Th 6 – 8 links.
Hyperalgetische Punkte und Narben im Segment bzw. schmerzhafte Gelosen werden mitbehandelt.

Segmenttherapie bei Erkrankungen des Magens

● Standardpunkte ○ Häufige Reaktionspunkte
Segmentreaktionen möglich Segmentreaktionen häufig

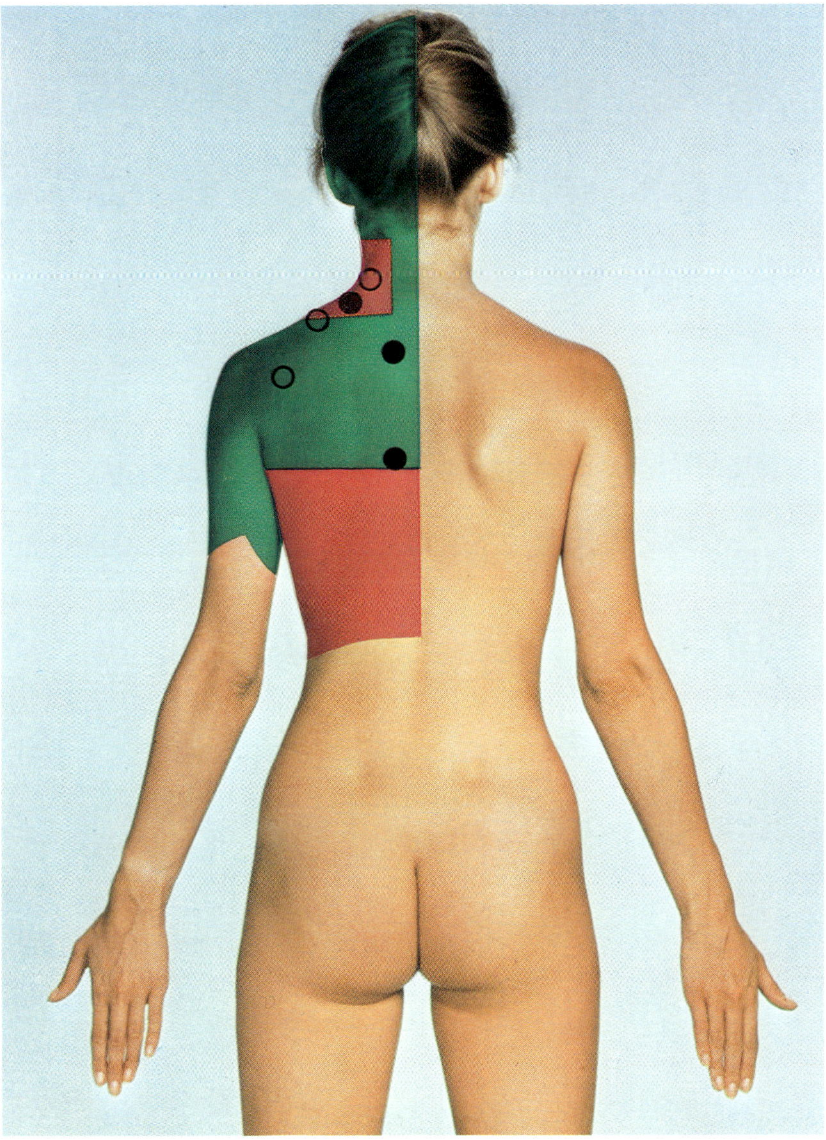

Abb. 10

Die Injektion an den abdominalen Grenzstrang, in Verbindung mit der Injektion in die Magengrube und an die VOGLERschen Periostpunkte bzw. an das Xiphoid, stellen eine wirksame Kombination der Therapie bei Oberbauch- bzw. Magenerkrankungen dar.

Übersicht der wichtigsten Injektionspunkte am Kopf (von vorn)

Schläfenbein
N. supraorbitalis
Augenquaddeln
N. infraorbitalis
Ganglion ciliare
Ganglion gasseri
N. alveolaris inf. (N. mentalis)

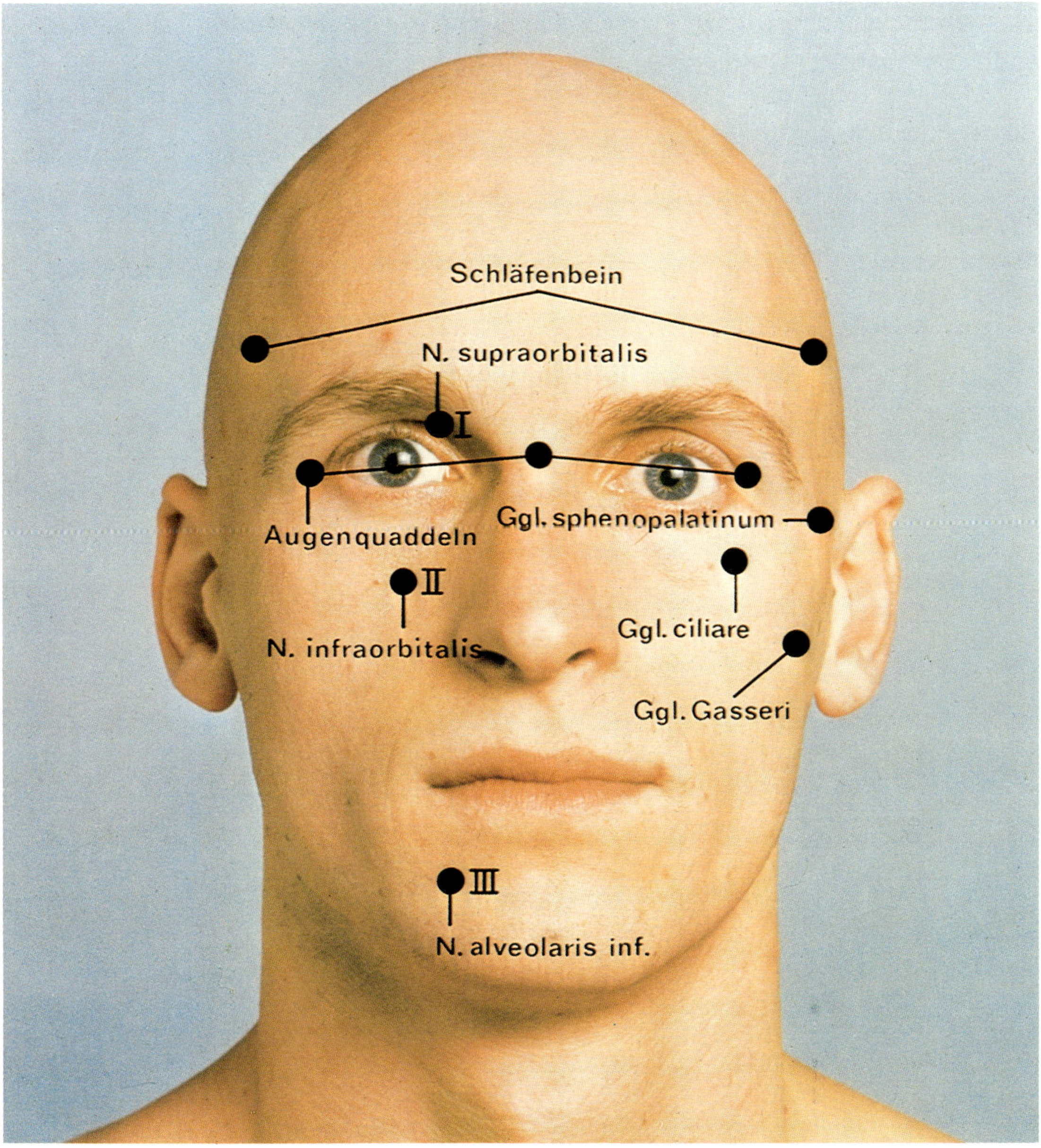

Schläfenbein
N. supraorbitalis
I
Augenquaddeln
Ggl. sphenopalatinum
II
N. infraorbitalis
Ggl. ciliare
Ggl. Gasseri
III
N. alveolaris inf.

Abb. 11

Die wichtigsten Injektionspunkte am Kopf (von der Seite)

Kopfschmerzpunkte über Schläfen- bzw. Scheitelbein
N. supraorbitalis
Augenquaddel
Ganglion sphenopalatinum
Ganglion ciliare
Ganglion gasseri
N. infraorbitalis
Processus mastoideus

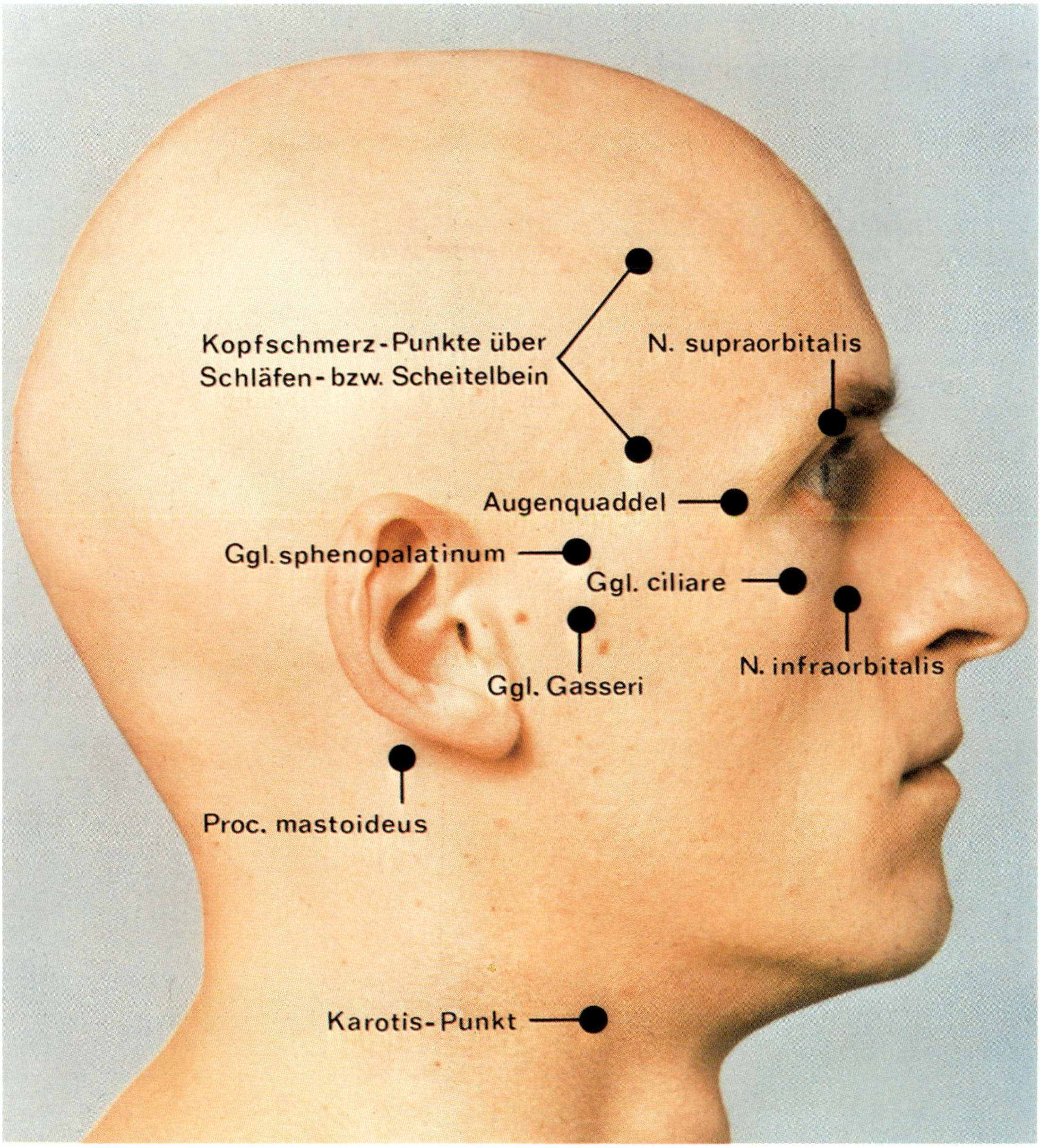
Kopfschmerz-Punkte über
Schläfen- bzw. Scheitelbein
N. supraorbitalis
Augenquaddel
Ggl. sphenopalatinum
Ggl. ciliare
N. infraorbitalis
Ggl. Gasseri
Proc. mastoideus
Karotis-Punkt

Abb. 12

Häufige Injektionspunkte am Hinterkopf, Nacken und an den Schultern

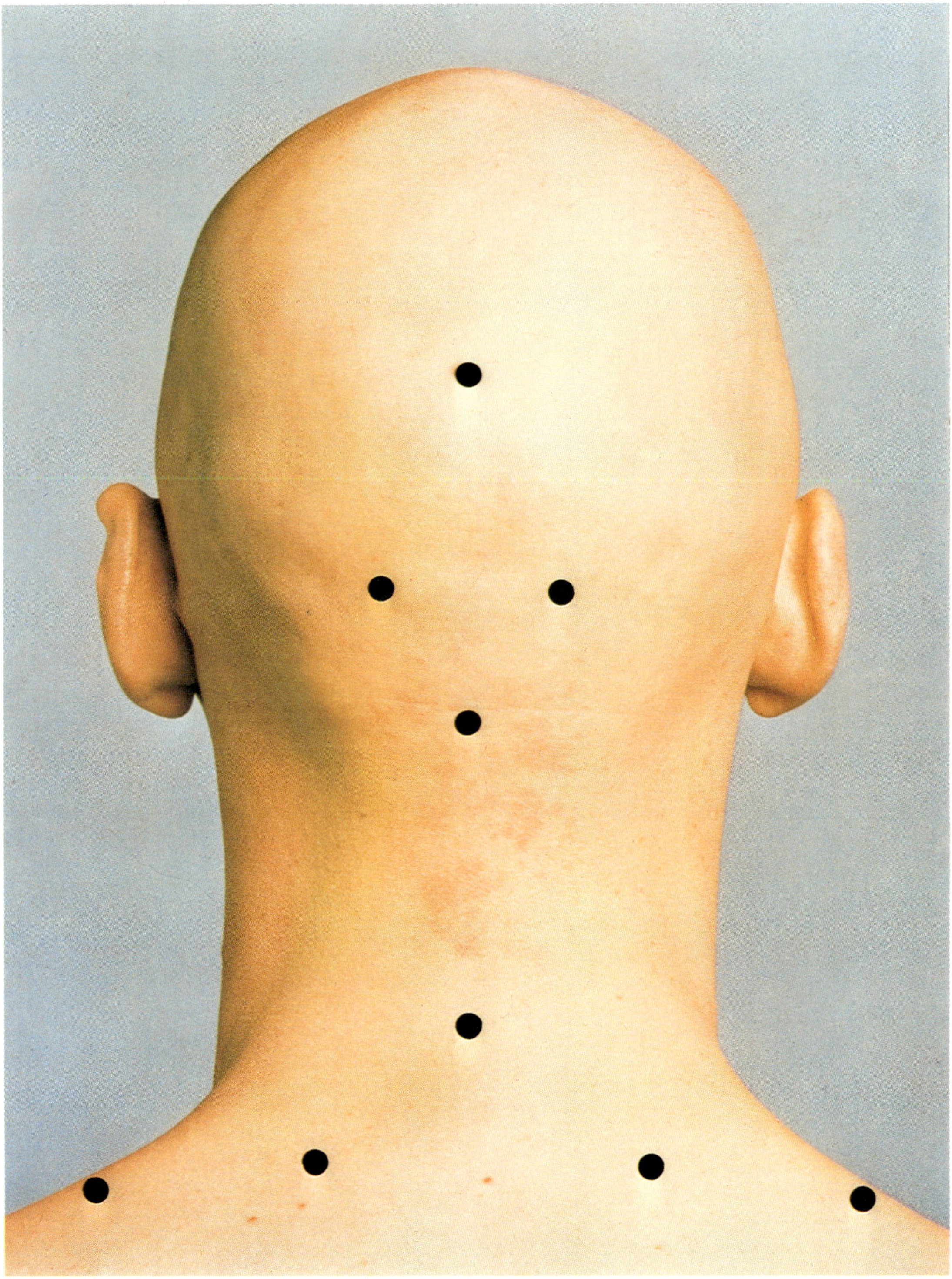

Abb. 13

Das Sekundenphänomen und die Störfeldsuche

1940 beobachtete Ferdinand HUNEKE das erste „Sekundenphänomen". Er zog daraus den therapeutisch wichtigen Schluß, daß nervale Reizzustände oder „Störfelder" außerhalb jeder segmentalen Ordnung die verschiedensten Krankheiten auslösen und unterhalten können. Er hatte einen Weg gefunden, pathogene „Störfelder" auszuschalten und damit therapieresistente Krankheiten zu heilen. Heute sprechen wir vom HUNEKE-Phänomen.

Die Bedingungen für das Sekundenphänomen sind:
1. Bei der Injektion eines Neuraltherapeutikums in das schuldige Störfeld müssen alle von ihm ausgelösten Fernstörungen in der gleichen Sekunde 100%ig verschwinden, soweit das anatomisch noch möglich ist.
2. Die völlige Symptomfreiheit muß von den Zähnen aus 8 Stunden, von allen anderen Stellen aus mindestens 20 Stunden anhalten.
3. Wenn die alten Symptome wieder auftreten, muß an die gleiche Stelle injiziert werden. Die Zeit der 100%igen Wirkung darf bei der Wiederholung nicht kürzer werden, sie muß sich gegenüber dem ersten Mal sogar steigern.

Als Störfelder können in Frage kommen: Beherdete, verlagerte, tote Zähne usw. (siehe S. 86).
Die Tonsillen, Nebenhöhlen, jede Narbe an der Haut, in der Tiefe oder am Knochen sind mitzubehandeln. Aber auch Fremdkörper, chronisch entzündete Organe oder Restzustände abgelaufener Entzündungen an Leber, Gallenblase, Magen, Darm, Appendix bzw. Prostata und Adnexen können ein Störfeld darstellen. Eine exakte Anamnese wird uns oft auf die richtige Spur führen können.
Bringt die Injektion an ein vermutetes Störfeld nicht die erwartete Reaktion, sind weitere Injektionen an diese Stelle sinnlos. Wir müssen dann weiter nach einem Störfeld suchen.
Als NEURALTHERAPEUTIKA haben sich in der Praxis 0,5–2%ige Procain-(Novocain-)Lösungen bzw. Lidocain-(Xylocain-)Lösungen bewährt. Andere Mittel, die in der Neuraltherapie Verwendung finden, sind z. B. neuro L 90[1], Sensiotin cum Procain[2] und Xyloneural[3].
Die MAXIMALDOSIS für das 2%ige Procain liegt beim Erwachsenen und bei intravenöser Applikation bei ca. 50 mg, für 1%iges Lidocain bei intramuskulärer Gabe bei ca. 20 ml. Die im Text angegebenen Mengen stellen jeweils die oberste Grenze dar. Der geübte Neuraltherapeut wird aber mit wenigen Millilitern auskommen. Nicht die Menge Procain oder Lidocain ist wichtig, sondern der richtige Ort der Injektion.
KONTRAINDIKATION ist die Anwendung von procain- oder lidocainhaltigen Lösungen bei: AV-Block, Bradykardie, bei schweren Überleitungsstörungen, schwerer Hypotonie und Herzdekompensation. Bei PROCAIN-Überempfindlichkeit oder -Allergie bevorzugt man Lidocain. Überempfindlichkeitsreaktionen oder Allergien auf Lidocain sind in der Literatur bisher noch nicht beschrieben.
Für die sachgerechte Durchführung der Neuraltherapie sind selbstverständlich gute anatomische Kenntnisse und das Einhalten steriler Kautelen Voraussetzung. Im Bildband habe ich auf Abdecktücher, Handschuhe, Hautdesinfektion usw. verzichtet, um die Technik noch klarer herauszustellen. Die graphischen Darstellungen sollen die Bilder verständlicher machen und als Orientierungshilfe dienen. Injektionen, bei denen Komplikationen auftreten können, sind mit CAVE! gekennzeichnet. Bei Injektionen in die Nähe zum Gehirn führender Arterien und in die Nähe des Liquorraumes muß man sich stets durch ANSAUGEN vom richtigen Sitz der Nadel überzeugen.

---

[1] Dr. Loges + Co., D-2090 Winsen (Luhe), [2] Steigerwald, D-6100 Darmstadt, [3] Gebro, A-6391 Fieberbrunn

Die Technik

Verzeichnis der Injektionen

Kopf — Hals

Brust — Rücken — Bauch — Unterleib

Extremitäten Arm — Bein

Kopf — Hals

Injektion an und in die Arteria temporalis

Indikation: Arteriitis temporalis, Migräne, Schläfenkopfschmerz.

Material: Nadel: Nr. 12.
Menge: 1 ml. Procain oder Lidocain.

Technik: *Einstichstelle:* Die Arteria temporalis verläuft vor der Ohrmuschel zur Schläfengegend, wo ihr Puls sichtbar und tastbar ist.

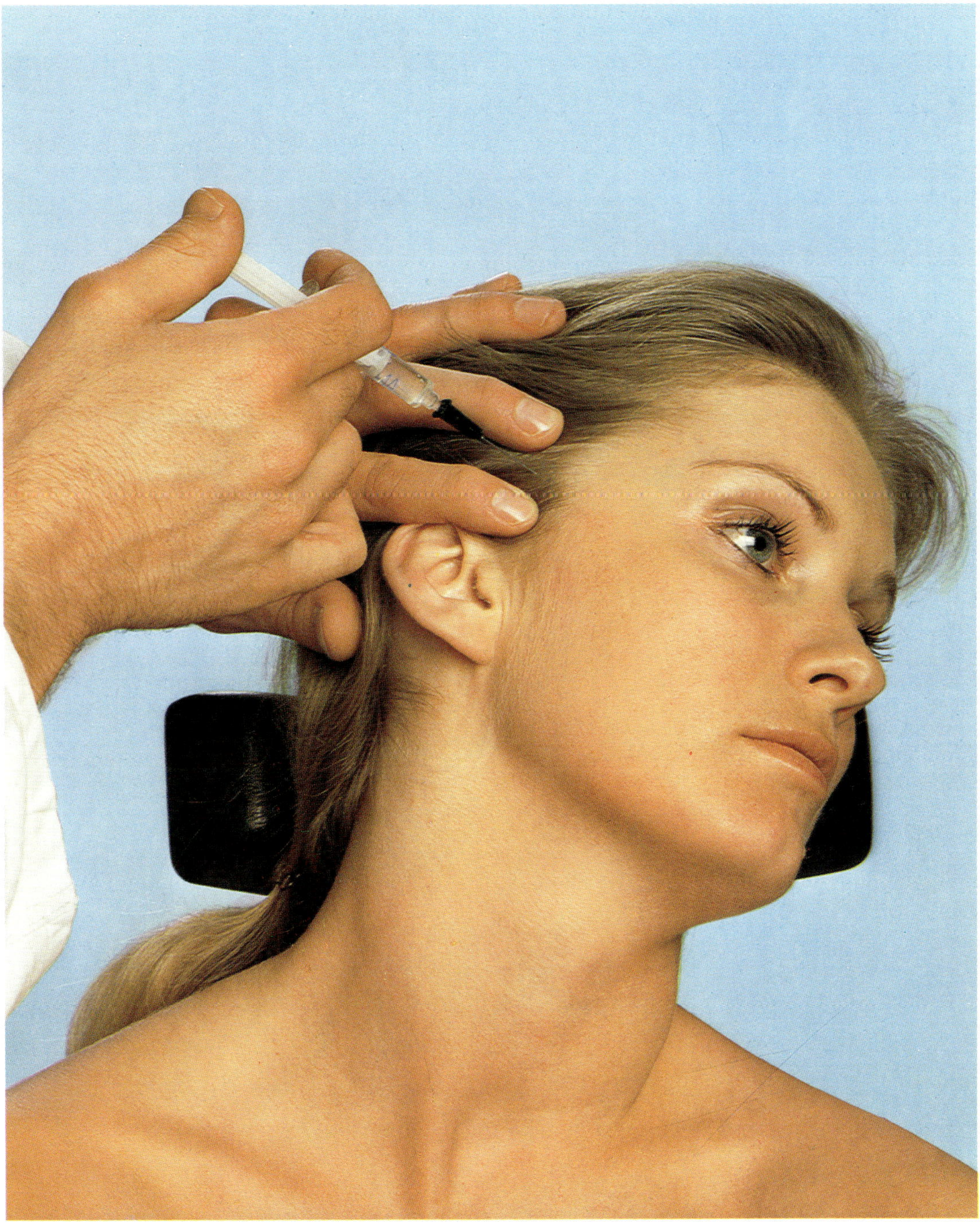

Abb. 14: Injektion an und in die Arteria temporalis

Injektion an das Ganglion cervicale sup. und die Regio retrostyloidea

Indikation: Siehe Injektion an das Ggl. stellatum. Allergische Diathese.

Material: Nadel: 6 – 8 cm Länge.
Menge: 5 ml Procain oder Lidocain.

Technik: *Einstichstelle:* Am Schnittpunkt zweier Hilfslinien: Eine senkrechte geht vom Vorderrand des Proc. mastoideus abwärts, die waagrechte ziehen wir einen Querfinger über dem Angulus mandibulae.

Einstichrichtung: Senkrecht zur Haut auf das Mastoid der Gegenseite zu.

Einstichtiefe: In 3 – 4 cm Tiefe trifft man auf Knochen (Facies anterior des 3. Halswirbel-Querfortsatzes). Man zieht die Nadel etwas zurück und geht noch 1 cm ventral bis vor den Querfortsatz.

ANSAUGEN! Bei richtigem Sitz: HORNER-Syndrom muß auftreten.

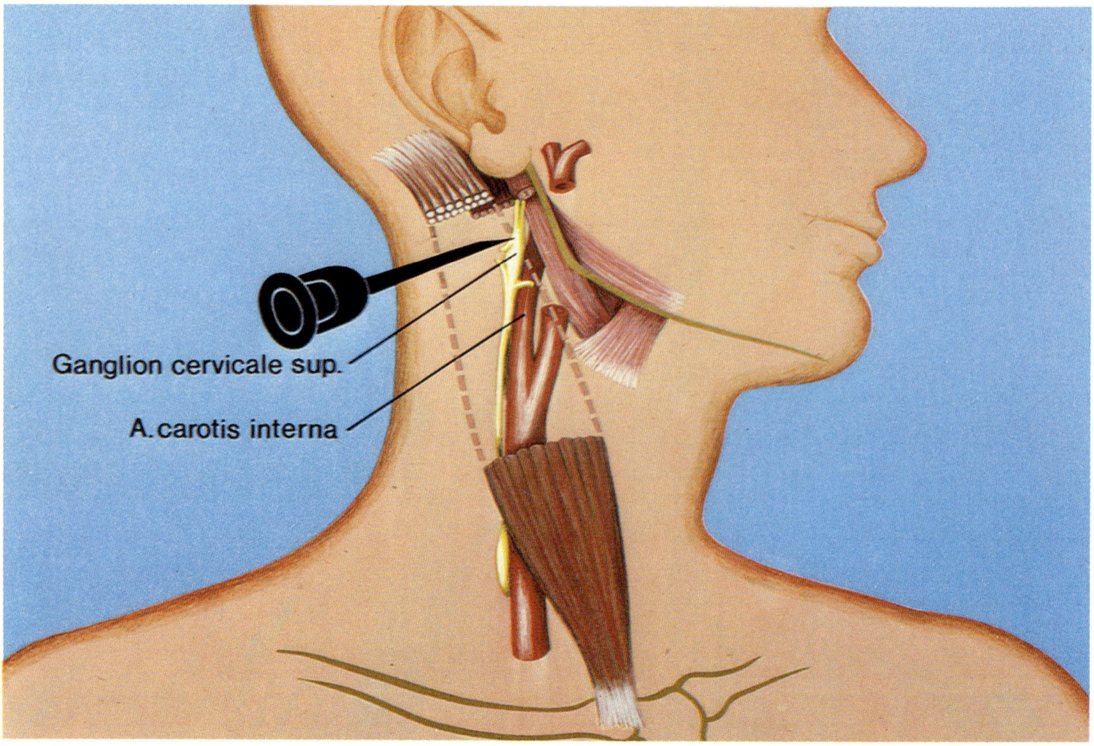

Abb. 15: Anatomie und Lage der Nadel bei der Injektion an das Ganglion cervicale sup.

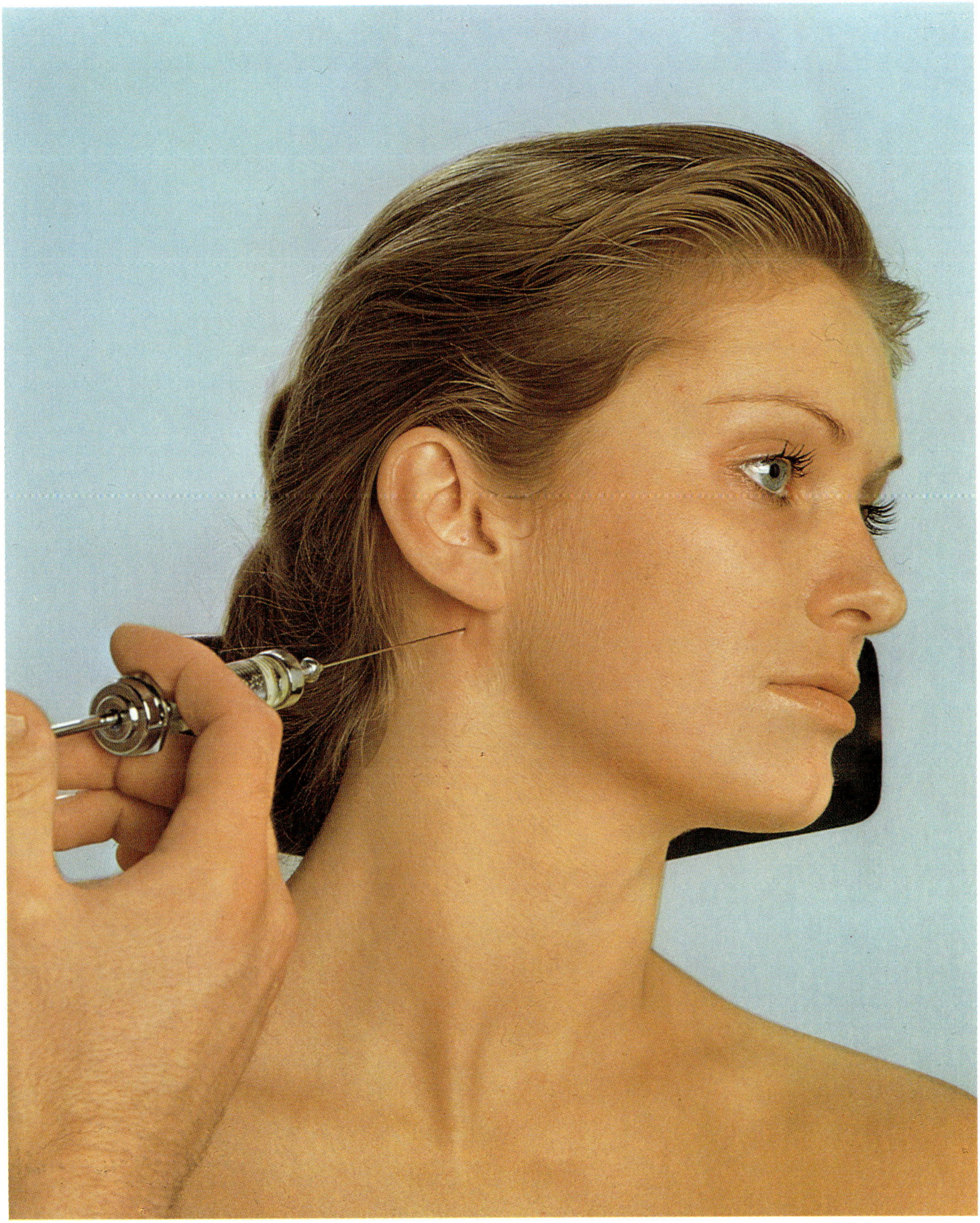

Abb. 16: Injektion an das Ganglion cervicale sup. und die Regio retrostyloidea

Injektion an das Ganglion ciliare

Indikation: Alle akut und entzündlichen Augenerkrankungen z. B. Keratitis, Iridozyklitis, Glaukom, bestimmte Kopfschmerzformen.

Material: Nadel: 4 cm Länge.
Menge: 2 ml Procain oder Lidocain.

Technik: Der Patient blickt bei fixiertem Kopf mit offenen Augen nach kranial-medial. Mit dem Zeigefinger der freien Hand schiebt man den Bulbus etwas nach medial-kranial.

Einstichstelle: Beim rechten Auge bei Uhrzeiger 7 Uhr, beim linken Auge bei Uhrzeiger 5 Uhr.

Einstichrichtung: Unter lockerer Knochenfühlung mit der unteren Orbitawand nach hinten – oben – innen.

Einstichtiefe: Nach 3 cm, nicht weiter als 3,5 cm, gelangt man in die Nähe des Ganglion ciliare.

Vor der Injektion: ANSAUGEN!

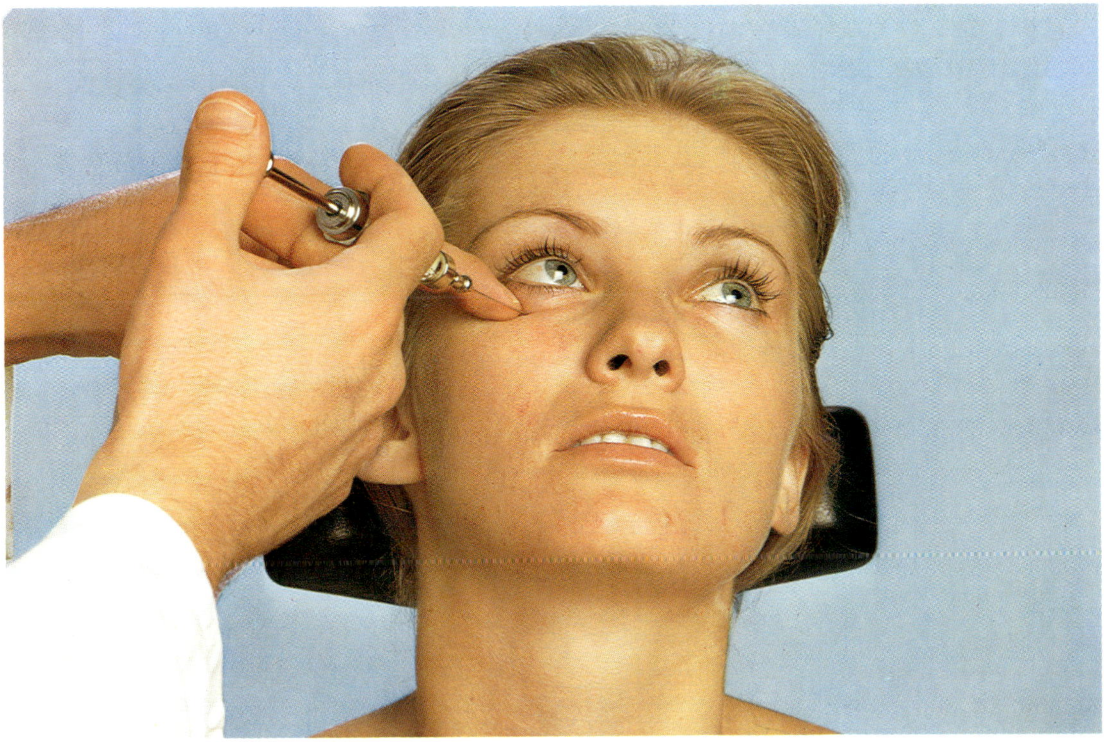

Abb. 17 u. 18: Injektion an das Ganglion ciliare

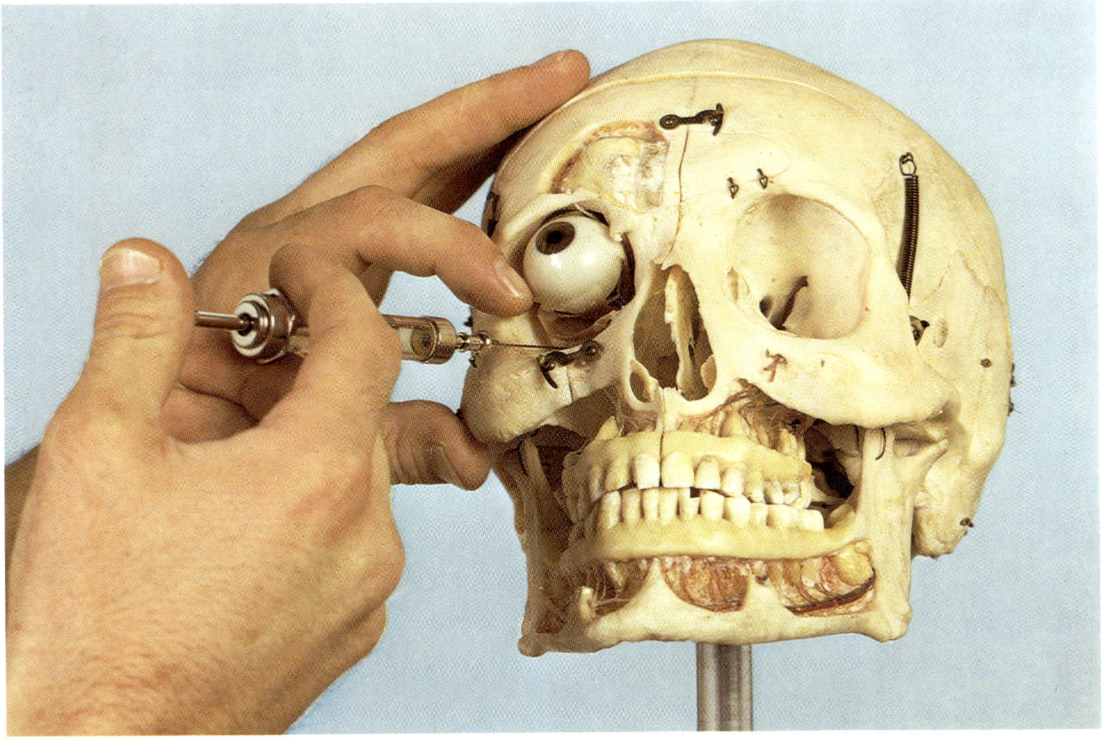

Injektion an den Nervus mandibularis in der Nähe des Ganglion gasseri

Indikation: Trigeminusneuralgie, Trismus, Versuch bei Kopfschmerzen unklarer Genese, Malignomschmerz im Versorgungsgebiet.

Material: Nadel: 6 cm × 0,8 mm.
Menge: 1 – 2 ml Procain oder Lidocain.

Technik: *Einstichstelle:* Bei leicht geöffnetem Mund des Patienten tastet man etwa 3 cm vor dem Tragus, dicht unter der Mitte des Jochbeinbogens die Incisura mandibulae.

Einstichrichtung: In transversaler Richtung entlang der Schädelbasis auf die Mitte zu.

Einstichtiefe: In etwa 4 cm Tiefe stößt die Nadel auf den Proc. pterygoideus. Man zieht sie etwas zurück und geht noch 0,5 – 1 cm weiter nach dorsal in die Nähe des Foramen ovale.

ANSAUGEN! Den richtigen Sitz der Nadel zeigt der Patient durch Schmerzreaktion an.

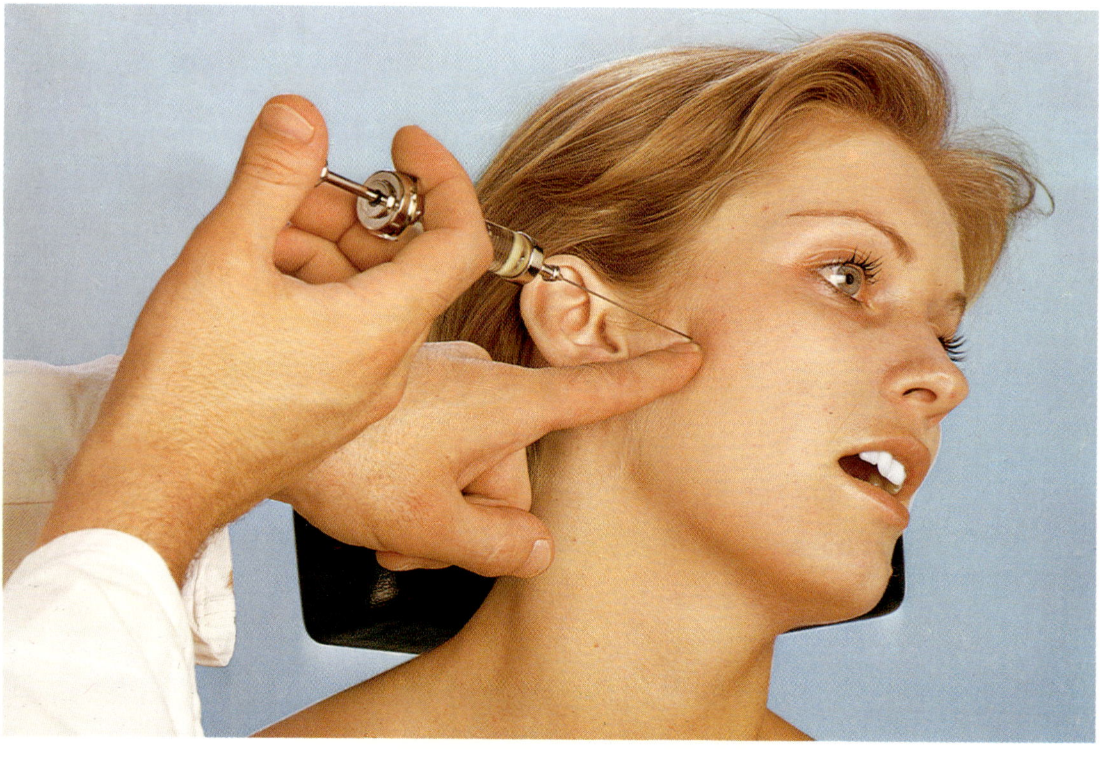

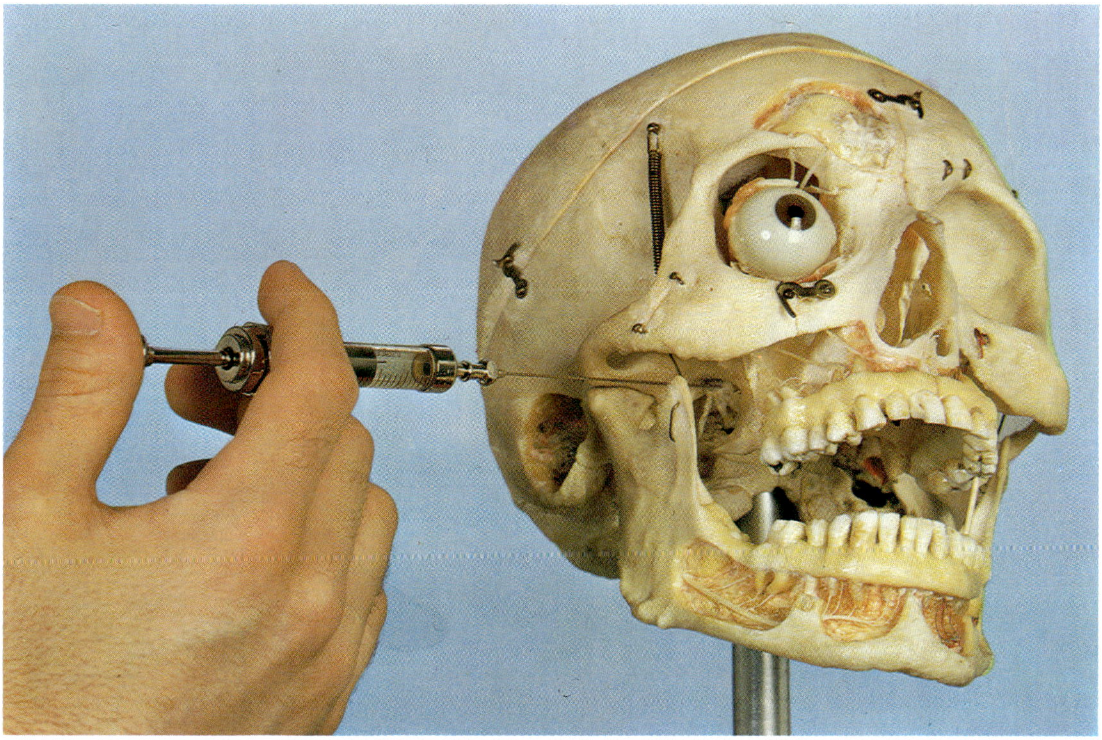

Abb. 19 – 21: Injektion an den N. mandibularis in der Nähe des Ganglion gasseri

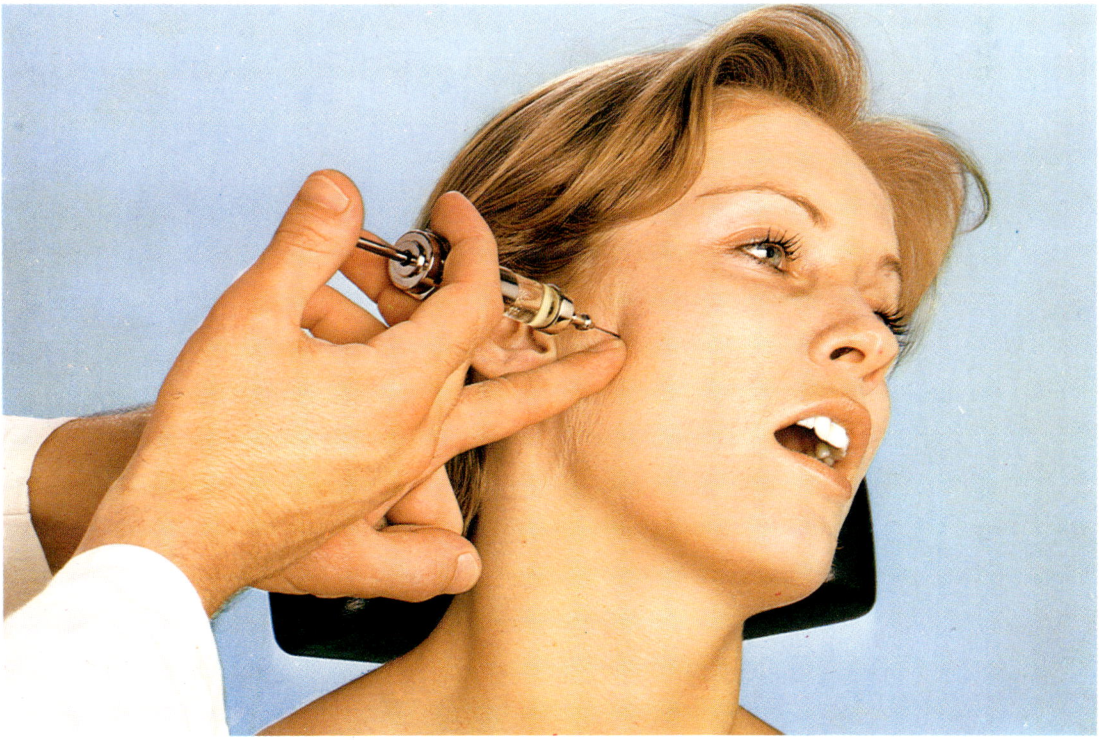

Injektion an das Ganglion sphenopalatinum und an den Nervus maxillaris

Indikation: Heuschnupfen, Rhinitis vasomotorica, Trigeminusneuralgien des 2. Astes, Sinusitis, Versuch bei therapieresistenten Kopfschmerzformen und bei Oberkieferschmerzen mit negativem Zahnbefund.

Material: Nadel: 6 cm × 0,8 mm.
Menge: 1 – 2 ml Procain oder Lidocain.

Technik: *Einstichstelle:* Am Oberrand des Jochbeinbogens, in der Mitte zwischen Ohrmuschel und Orbitarand.

Einstichrichtung: Die Nadel zeigt bei richtigem Einstichwinkel auf das Os zygomaticum der anderen Schädelseite (stumpfer Winkel nach vorn – unten).

Einstichtiefe: Nach etwa 5 – 6 cm gelangt man in die Flügelgaumengrube.

ANSAUGEN!

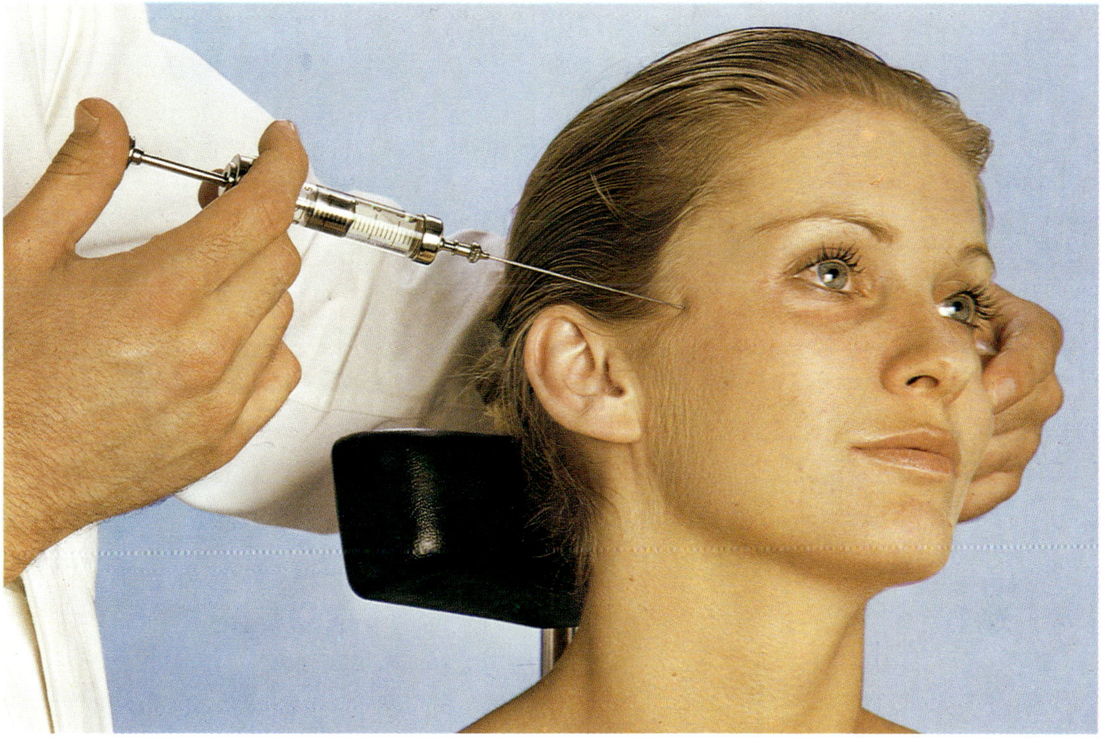

Abb. 22 u. 23: Injektion an das Ganglion sphenopalatinum und an den N. maxillaris

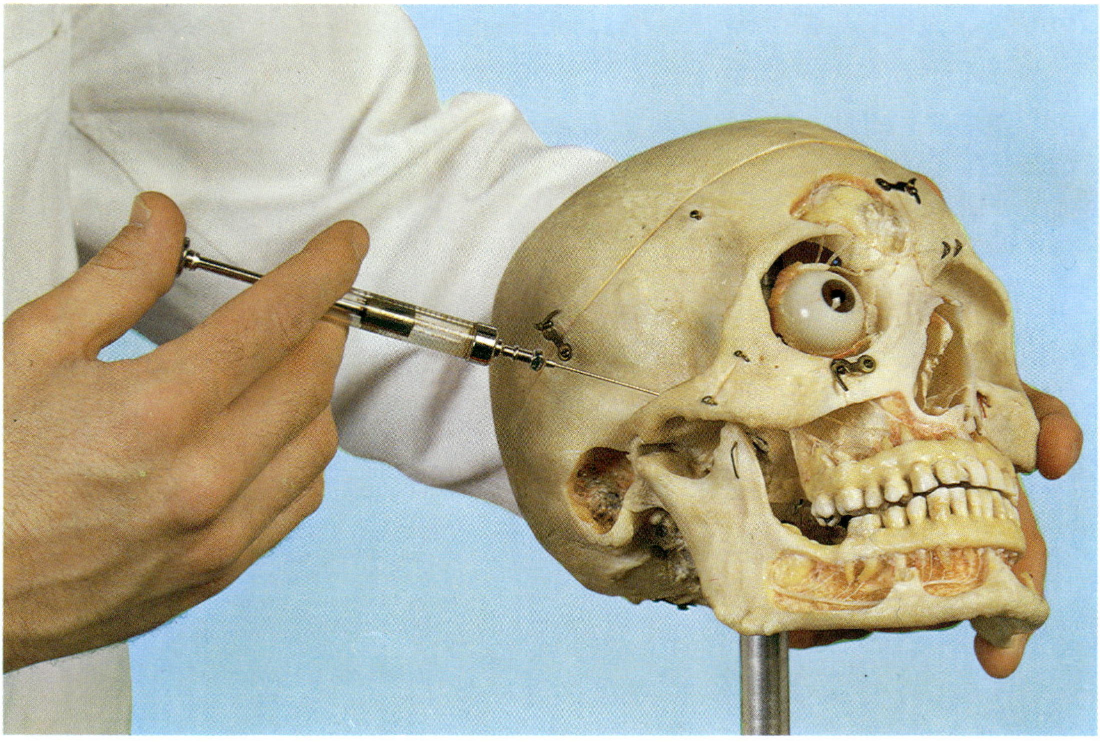

Injektion an das Ganglion stellatum

Indikation: *Kopf:* Prä- und postapoplektisches Syndrom, Hirnödem, intrakranielle Gefäßspasmen, traumatisches Kommotiosyndrom, traumatische Epilepsie, Fazialisparese, Gesichtsödem nach Erysipelen, bestimmte Kopfschmerzformen und Migräne.

Augen: Glaukom, Herpes zoster ophthalmicus, Verschluß der Zentralarterie der Netzhaut, Thromben der Zentralvene, Erkrankungen der Gefäßhaut, degenerative Makulaleiden usw.

Ohren: MÉNIÈRsche Krankheit, chronische Otitis media, Hörsturz, Zoster oticus, Innenohrschwerhörigkeit, Ohrensausen, Erfrierungen und allergische Erkrankungen usw.

Nase: Rhinitis vasomotorica, chronische Nebenhöhleneiterungen usw.

Hals: Hyperthyreosen, Neuralgien, Zervikalsyndrom, septische Angina, Migraine cervicale usw.

Schulter: Schulter-Aarm-Syndrom, Skalenussyndrom, Arthrosis deformans, Kapselarthritis, posttraumatische Gelenkversteifung usw.

Arm: Brachialgien, Kausalgien, Armplexusneuralgien, Phantomschmerzen, SUDECKsche Dystrophie, Epikondylitis, Tendinosen, Lymphödem nach Mammaamputation, Durchblutungsstörungen usw.

Lunge: Asthma bronchiale, Lungentuberkulose, Pneumonie, Pleuritis, Herpes zoster, Lungenembolie und -ödem usw.

Herz: Angina pectoris, Infarkt, Kammerflimmern, paroxysmale Tachykardie.

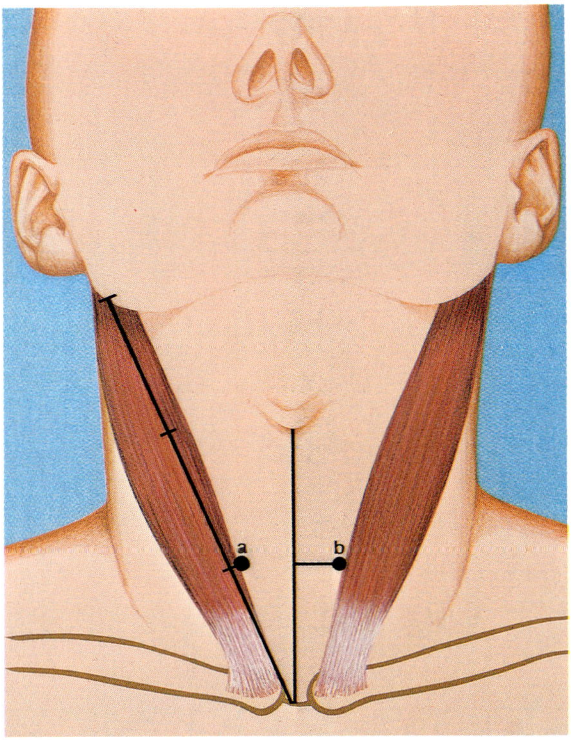

Abb. 24: Hilfslinien zum Aufsuchen der Injektionsstelle bei der Injektion an das Ganglion stellatum nach HERGET:

a) Man teilt den M. sternocleidomastoideus in drei Teile. Am Übergang vom kaudalen zum mittleren Drittel, am Vorderrand des Muskels ist die Einstichstelle.

b) Am Vorderrand des M. sternocleidomastoideus in Höhe der Mitte zwischen erstem Ringknorpel der Trachea und dem Oberrand des Sternum.

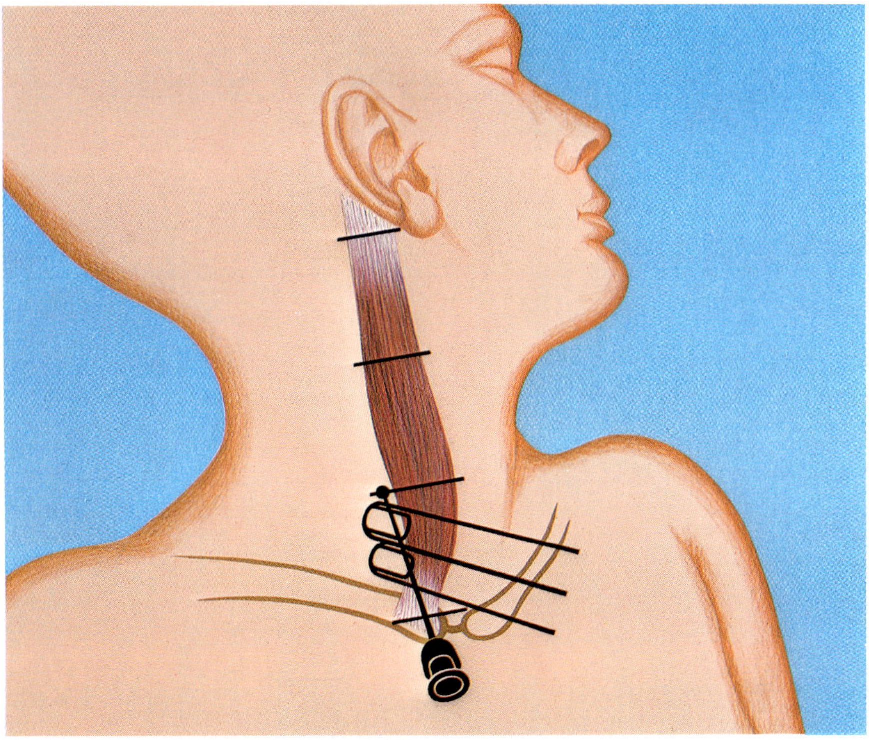

Abb. 25: Injektion an das Ganglion stellatum nach LERICHE, modifiziert nach P. DOSCH

Injektion an das Ganglion stellatum — Methode nach HERGET

Material: Nadel: 8 cm Länge.
Menge: 2 – 5 ml Procain oder Lidocain.

Technik: *Methode nach HERGET:* Der Patient liegt auf dem Rücken und hat ein Polster unter den Schultern. Der Kopf wird dadurch stark zurückgebeugt und die HWS überstreckt.

Einstichstelle: Am Übergang vom unteren zum mittleren Drittel einer Hilfslinie zwischen Mastoid und Sternoklavikulargelenk am medialen Rand des Kopfnickermuskels. Etwa 2 – 3 cm lateral der Medianlinie.

Einstichrichtung: Senkrecht zur Haut.

Einstichtiefe: Nach 6 – 7 cm trifft man auf das Köpfchen der ersten Rippe. Nadel 2 cm zurückziehen und infiltrieren.

ANSAUGEN! Bei richtigem Sitz der Injektion bekommt der Patient die HORNERsche Trias: Miosis, Enophthalmus, Ptosis. Weitere Zeichen: Wange, Gesicht, Nacken werden besser durchblutet, deutliche Injektion der Konjunktiva und Sklera, Anhidrosis von Gesicht und Nacken, Tränenfluß.

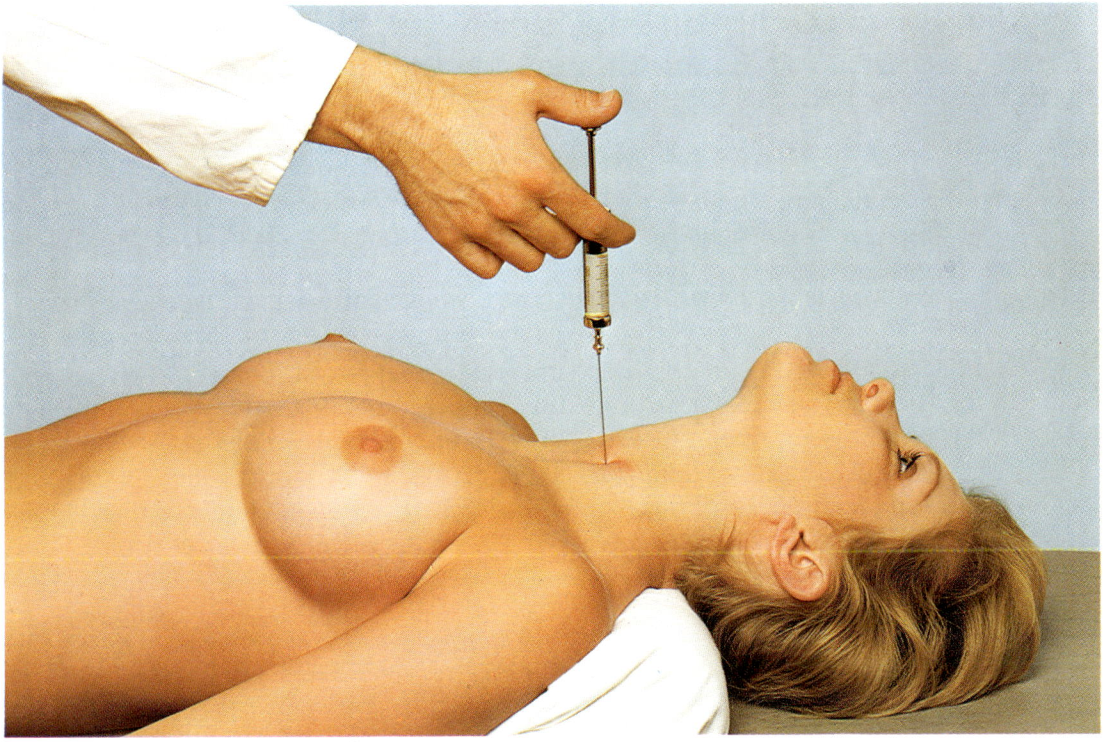

Abb. 26: Methode nach HERGET

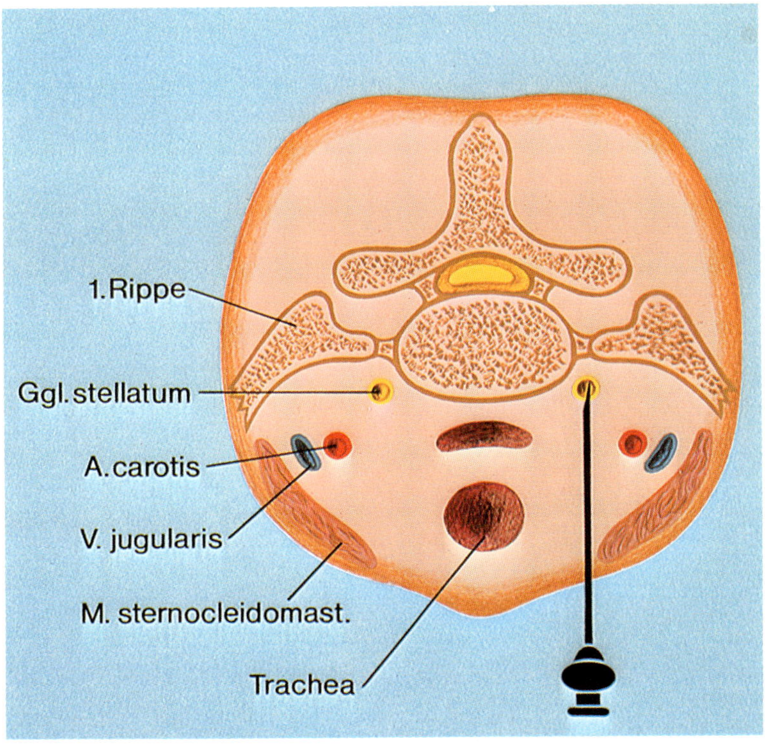

Abb. 27: Anatomie und Lage der Nadel bei der Injektion nach HERGET

Injektion an das Ganglion stellatum — Methode nach LERICHE-FONTAINE, modifiziert nach P. DOSCH

Material: Nadel: 4 cm Länge.
Menge: 4 – 5 ml Procain oder Lidocain.

Technik: *Methode nach LERICHE-FONTAINE, modifiziert nach P. DOSCH.*

Einstichstelle: Der Kopf des sitzenden Patienten wird nach hinten gebeugt und zur Gegenseite der Injektionsstelle gedreht. Mit zwei Fingern der freien Hand drängt man am Übergang vom unteren zum mittleren Drittel des M. sternokleidomastoideus das Gefäßbündel nach medial, die Pleura nach kaudal und ertastet das Köpfchen der 1. Rippe. Vor dem Finger sticht man ein.

Einstichrichtung: Auf die Dornfortsätze HWK 6 bzw. 7 zu.

Einstichtiefe: Fast subkutan bei tastbarem Rippenköpfchen, bis zu 2 cm bei adipösen Patienten.

ANSAUGEN! CAVE! Liquor, Blut, Luft.

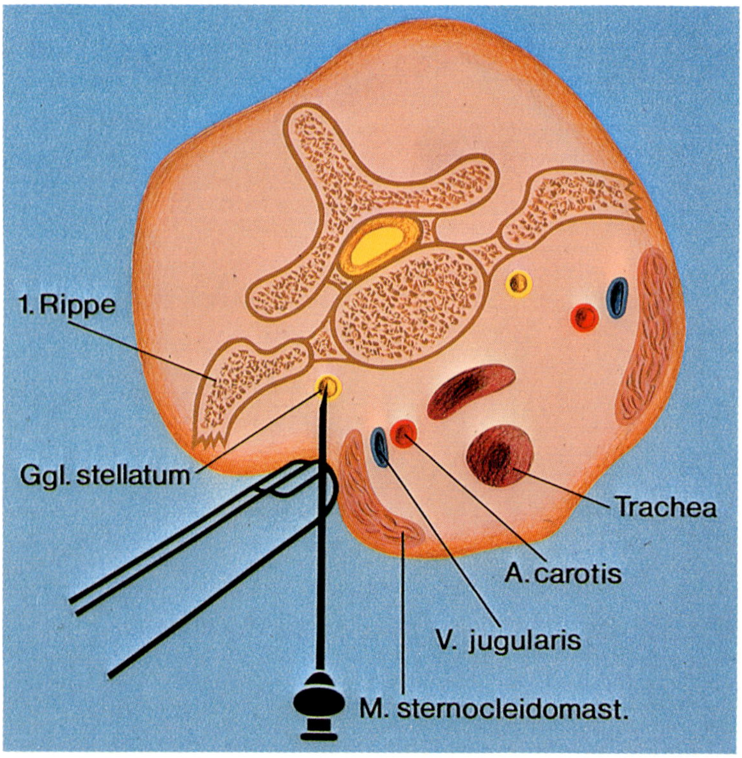

Abb. 28: Anatomie und Lage der Nadel bei der Injektion nach LERICHE-FONTAINE, modifiziert nach P. DOSCH

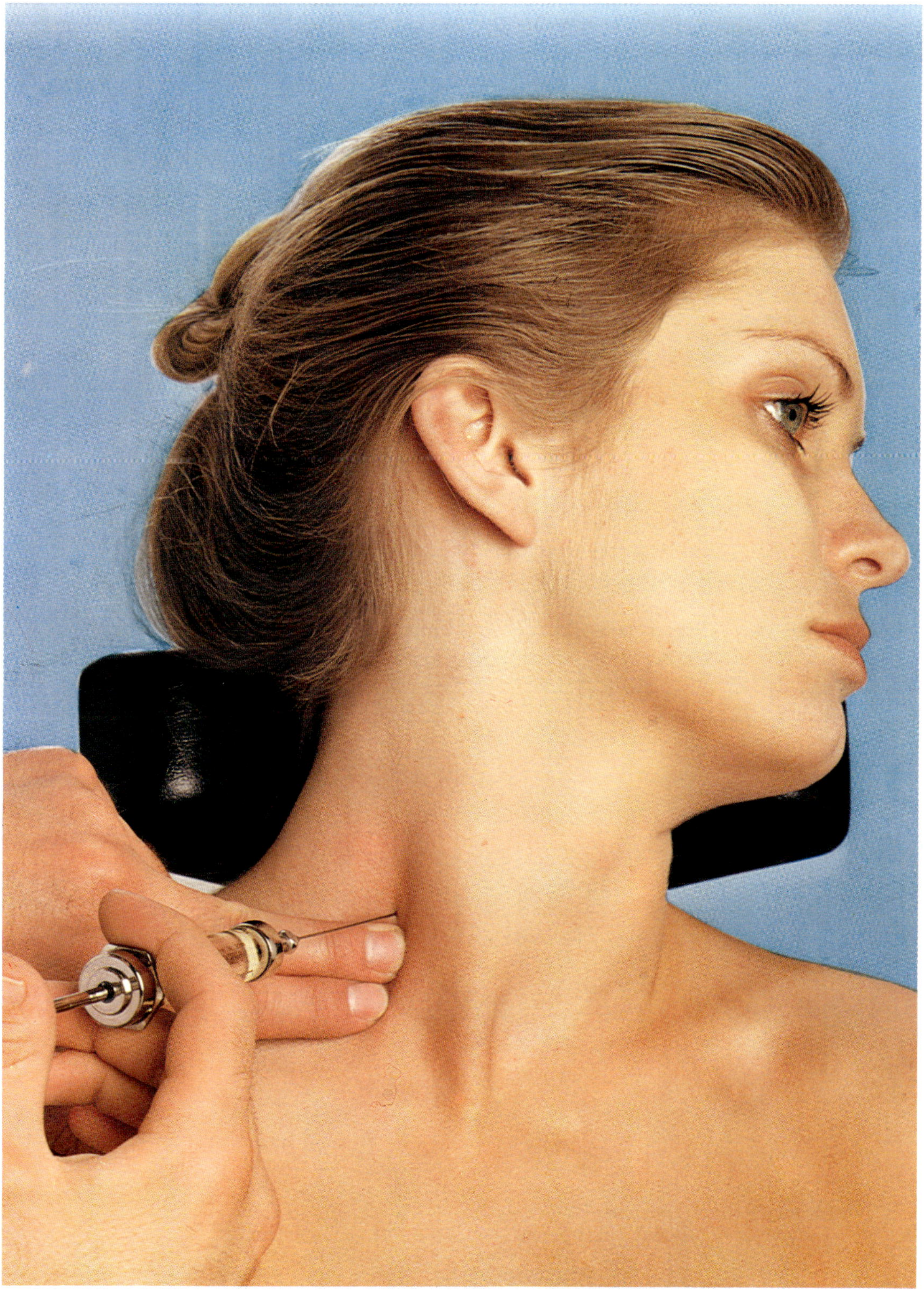

Abb. 29: Methode nach LERICHE-FONTAINE, modifiziert nach P. DOSCH

Injektion an das Ganglion stellatum — Methode nach REISCHAUER

Material: Nadel: 8 – 10 cm Länge.
Menge: 10 ml Procain oder Lidocain.

Technik: *Methode nach REISCHAUER.*

Einstichstelle: Der Patient sitzt quer auf einem Stuhl, mit dem Rücken zum Arzt und beugt seinen Kopf maximal auf die Brust, damit der Dorn des HWK 7 weit hervorspringt. 4 cm von der Mittellinie zwischen C6 und C7 stechen wir senkrecht zur Hautoberfläche ein und parallel zur Medianebene.

Einstichtiefe: In 3 – 3,5 cm Tiefe trifft man auf die Seitenmassen der Halswirbelbögen. Die Nadel wird nun 45 Grad nach kranial und 45 Grad nach lateral gedreht und am Knochen weitertastend vorgeführt. Nach Verlust der Knochenfühlung wird die Nadel noch 1 cm weiter nach ventral geführt und injiziert. Der Patient gibt bei richtigem Sitz einen Schulterschmerz an.

ANSAUGEN!

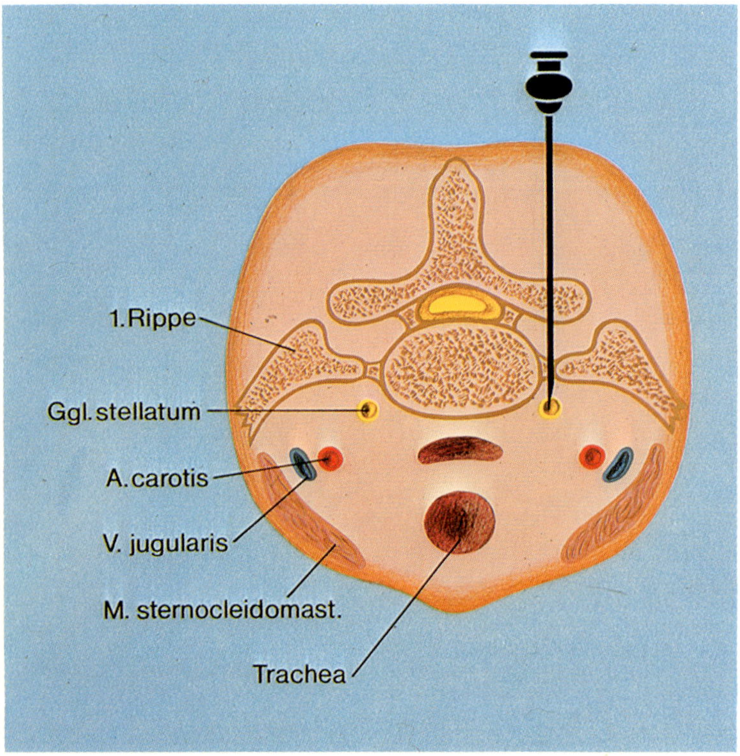

Abb. 30: Anatomie und Lage der Nadel bei der Injektion nach REISCHAUER

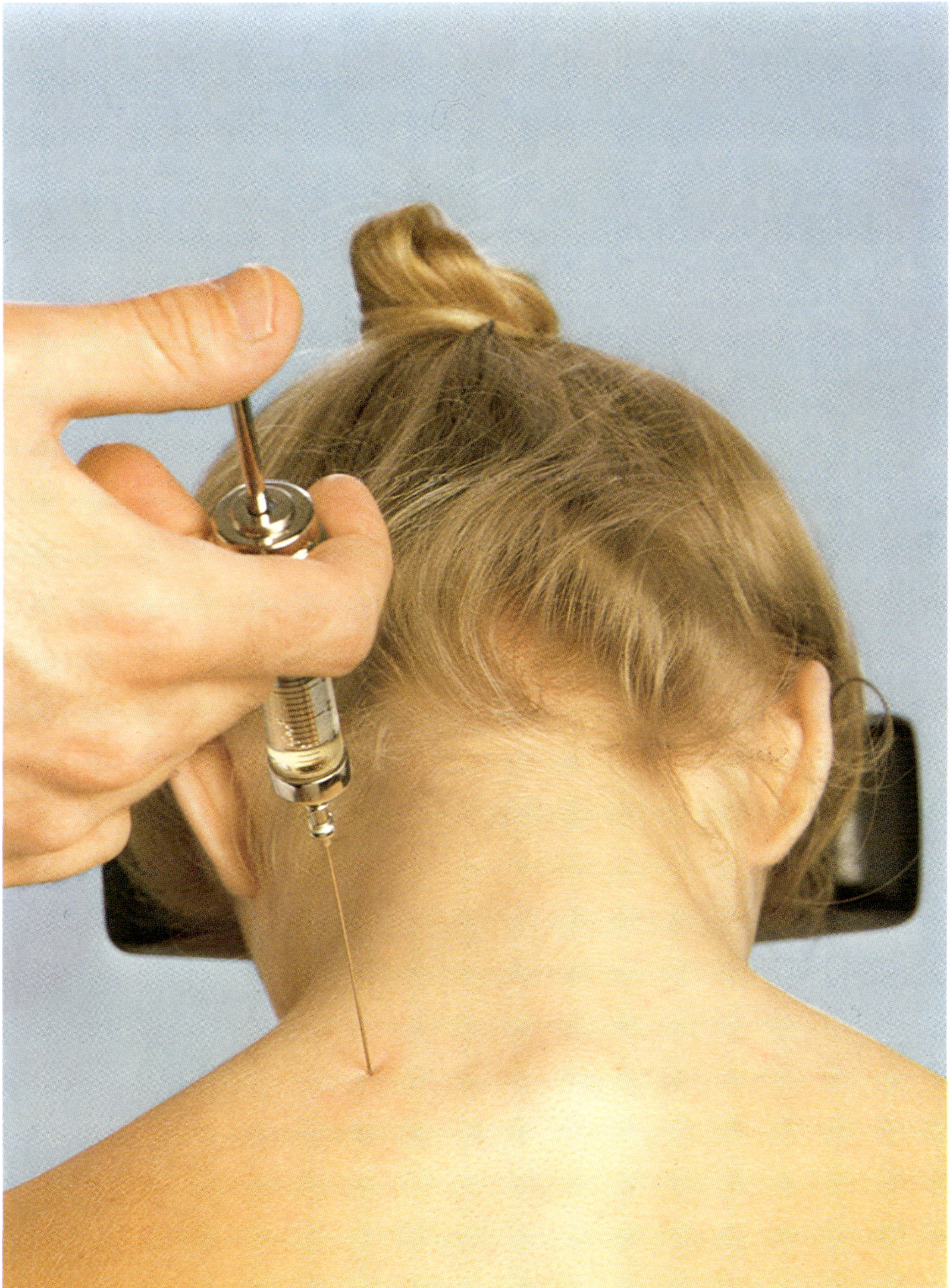

Abb. 31: Methode nach REISCHAUER

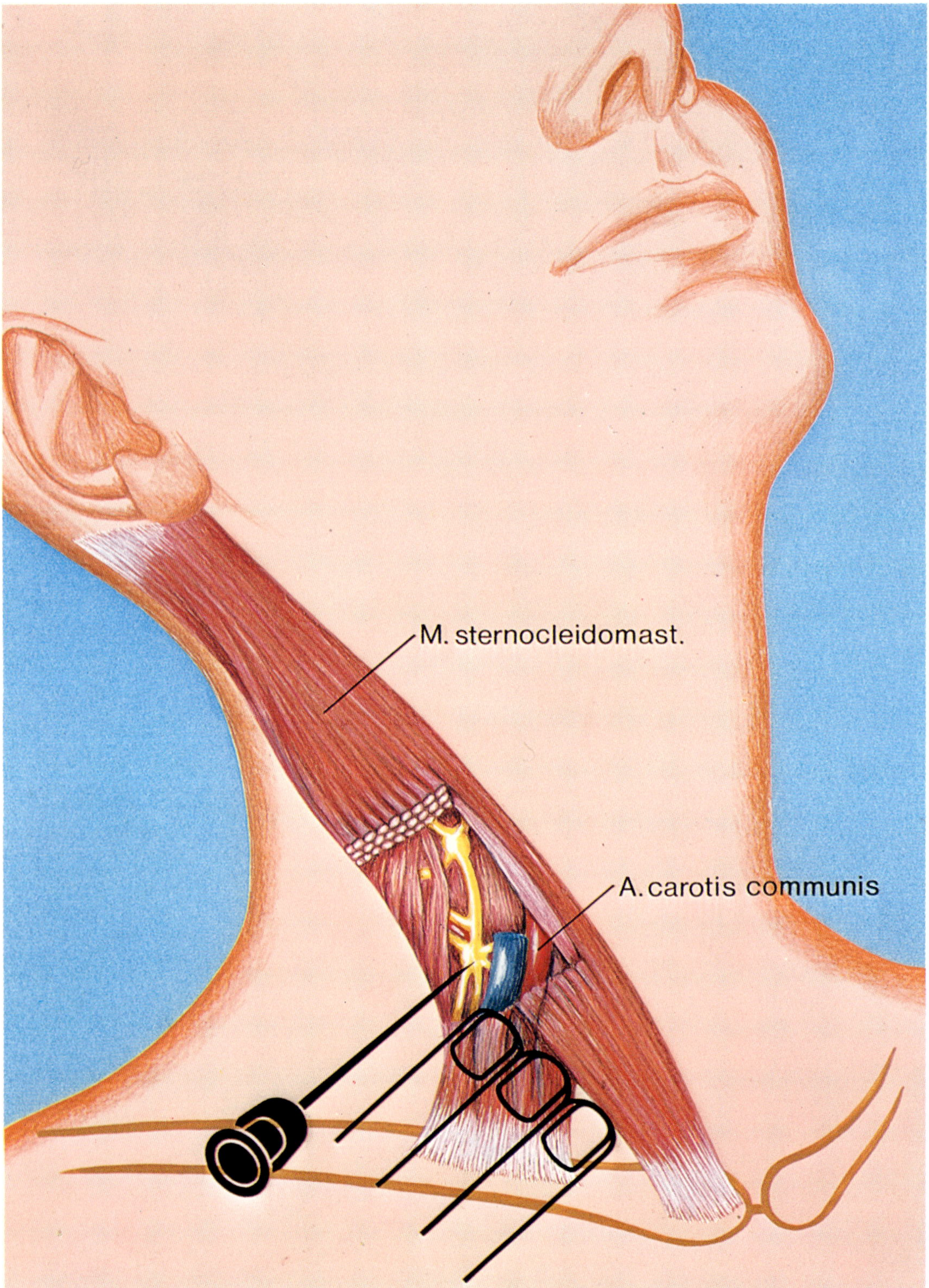

Abb. 32: Methode nach LERICHE-FONTAINE, modifiziert nach P. DOSCH

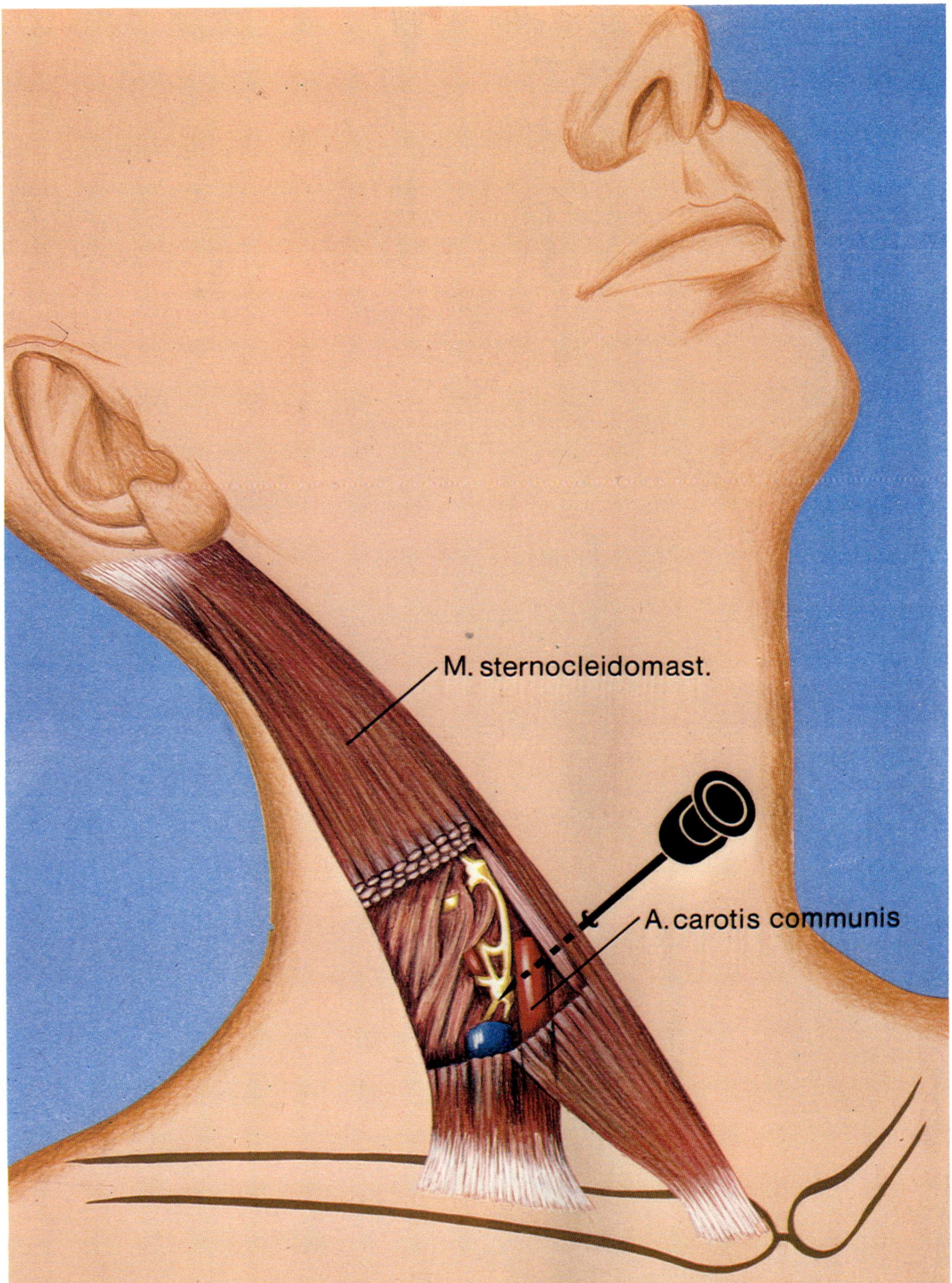

Abb. 33: Methode nach HERGET

Injektion unter die Kopfschwarte

Indikation: Kopfschmerzen, Schwindel, postkommotioneller Symptomenkomplex, traumatische Epilepsie, spastische zerebrale Zirkulationsstörungen, prä- und postapoplektische Zustände, Schlaflosigkeit.

Material: Nadel: Nr. 12.
Menge: Je 0,5 – 1 ml Procain oder Lidocain beiderseits.

Technik: *Einstichstelle:* Über Schläfen- oder Scheitelbein in Schläfenhöhe.

Einstichrichtung: Senkrecht zur Haut.

Einstichtiefe: Bis an bzw. unter das Periost.

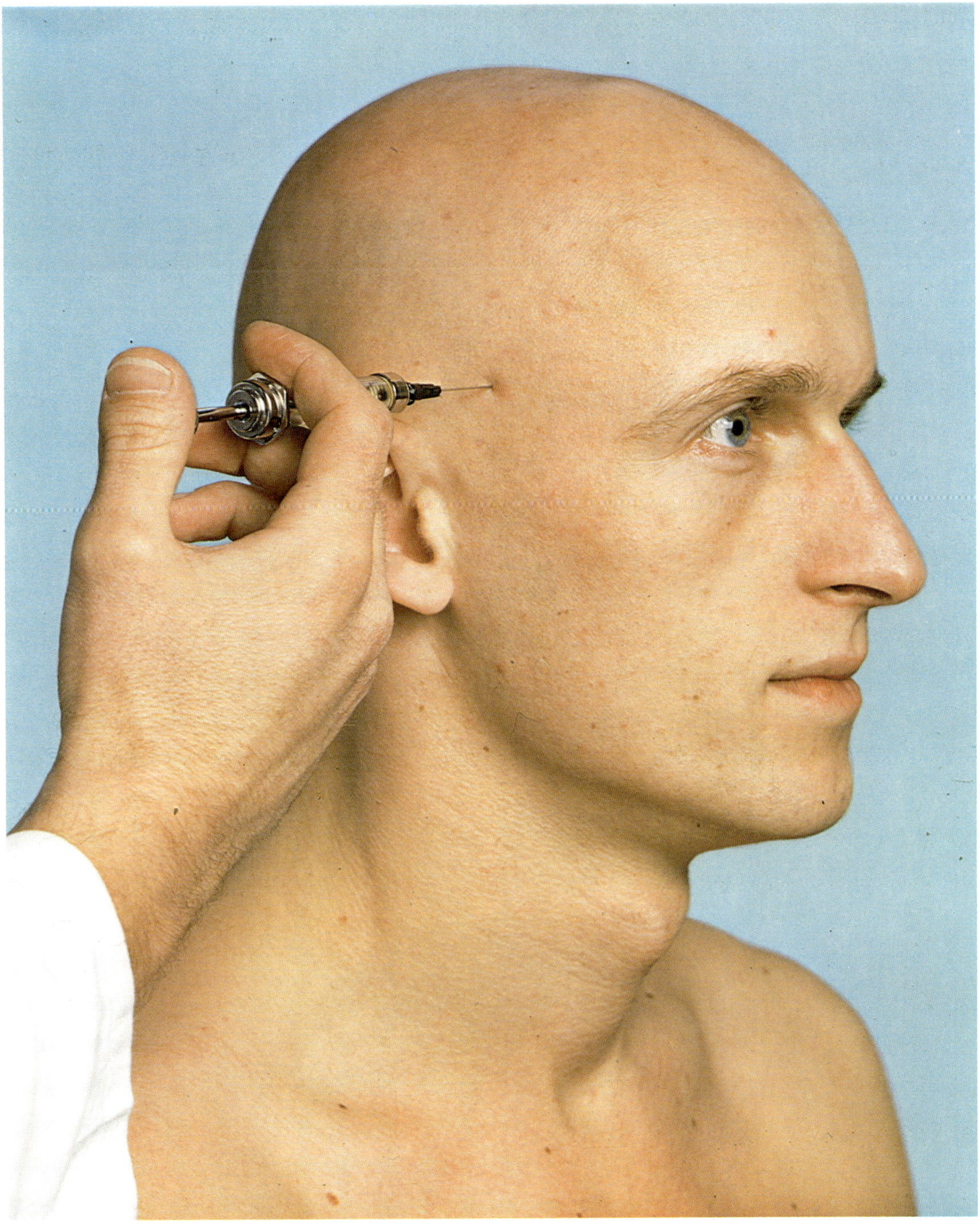

Abb. 34: Injektion unter die Kopfschwarte

Injektion an den Processus mastoideus

Indikation: a) Segmenttherapie: Otitis media acuta oder chronica, Otitis externa, Innenohrschwerhörigkeit, Ohrensausen, vestibulärer Schwindel, Fazialisparese, Fazialistic.
b) Störfeldsuche: Als Testinjektion, wenn Ohrenerkrankungen in der Anamnese angegeben werden.

Material: Nadel: Nr. 12.
Menge: 0,5 ml Procain oder Lidocain.

Technik: Das Ohrläppchen wird nach oben umgeschlagen.

Einstichstelle: Am Vorderrand des Proc. mastoideus.

Einstichtiefe: Bis Periostberührung, dann einige Teilstriche nach ventral und dorsal verteilen, um den Nervus auricularis magnus und den Nervus occipitalis minor zu erreichen.

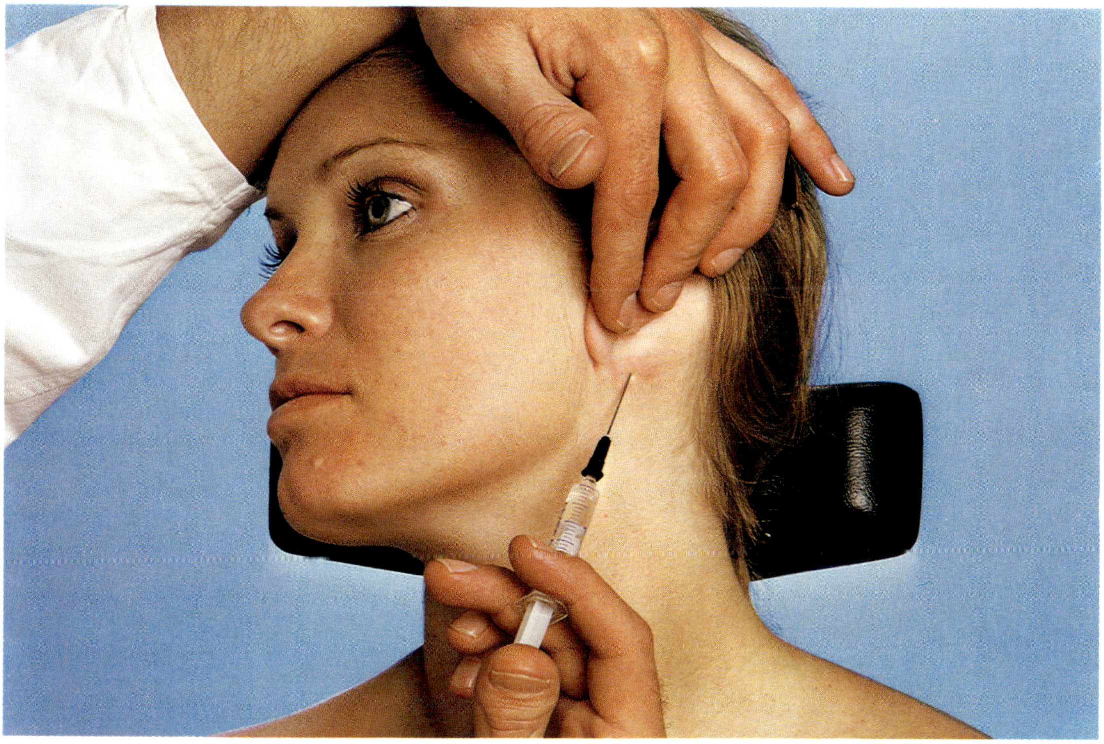

Abb. 35 u. 36: Injektion an den Proc. mastoideus

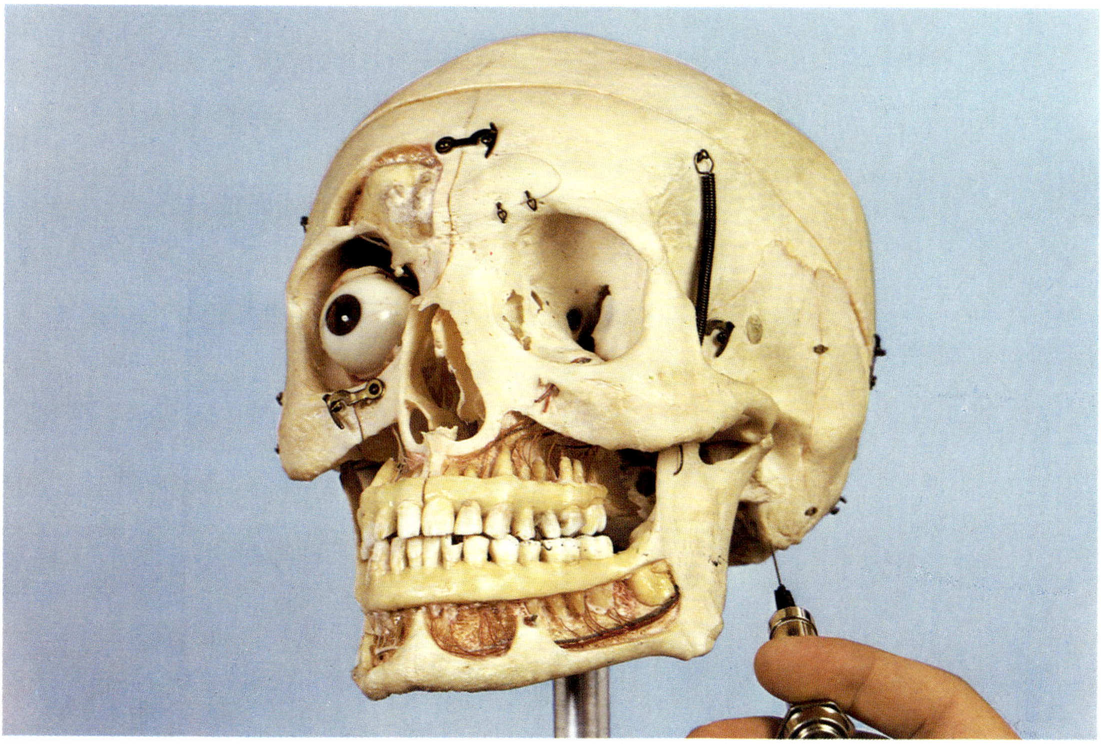

Injektion an den Nervus glossopharyngeus

Indikation: Alle Erkrankungen im Versorgungsgebiet wie: Glossopharyngeusneuralgie, atypische Trigeminusneuralgien, Schluckbeschwerden, Zungenerkrankungen.

Material: Nadel: 6 cm Länge.
Menge: 2 – 3 ml Procain oder Lidocain.

Technik: *Einstichstelle:* In der Mitte zwischen Mastoidspitze und Mandibulawinkel.

Einstichrichtung: Senkrecht zur Haut.

Einstichtiefe: Bis zur Knochenberührung mit dem Processus styloideus in 3 – 4 cm Tiefe, dann nur auf der anterioren Seite des Processus infiltrieren.

ANSAUGEN!

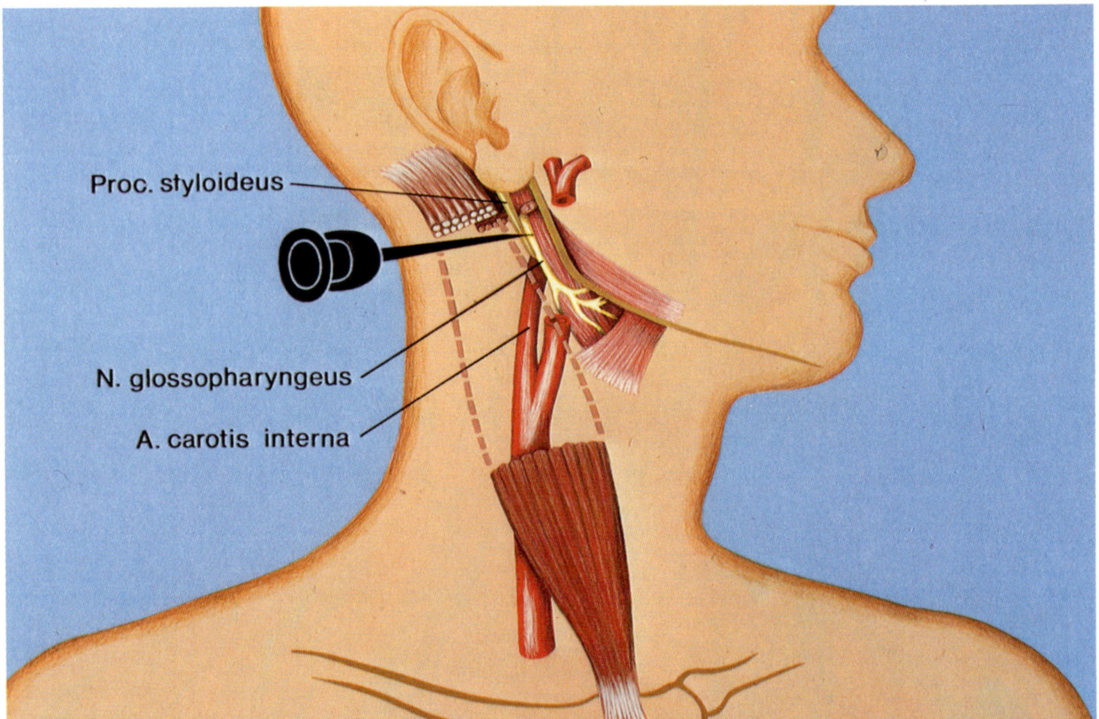

Abb. 37: Injektion an den N. glossopharyngeus; Anatomie und Lage der Nadel

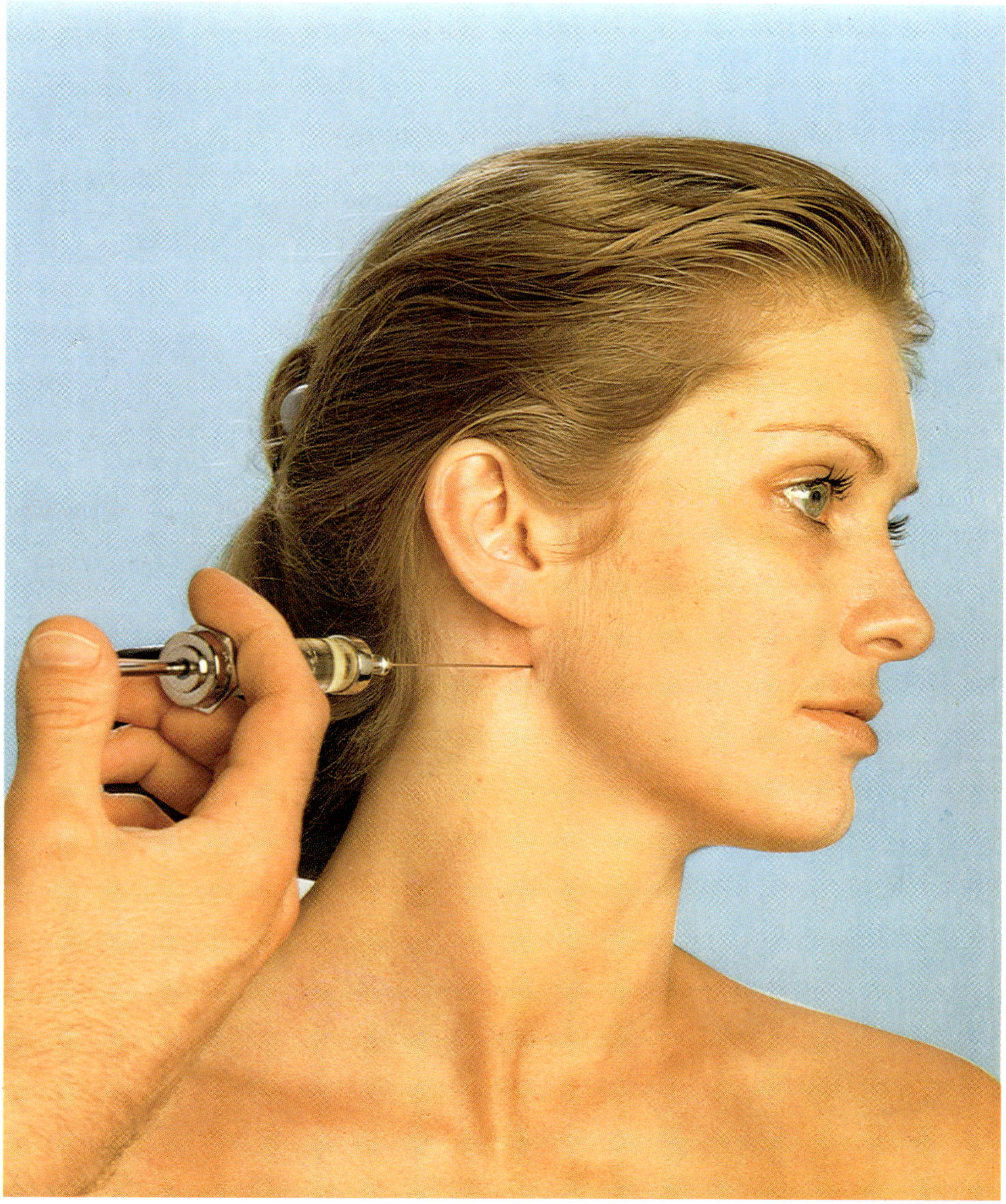

Abb. 38: Injektion an den N. glossopharyngeus

Injektion an den Nervus infraorbitalis

Indikation: Trigeminusneuralgie, Oberkieferschmerzen bei negativem Zahnbefund, Kieferhöhlenerkrankungen, Gesichtsschmerzen.

Material: Nadel: Nr. 12.
Menge: 0,5 ml Procain oder Lidocain.

Technik: *Einstichstelle:* Etwas medial von der Mitte des Orbitaunterrandes kann man eine Rauhigkeit fühlen. Etwa 8 mm senkrecht darunter liegt das Foramen infraorbitale. Unterhalb dieses Punktes stechen wir ein.

Einstichrichtung: Schräg nach kranial-medial.

Einstichtiefe: Bis Knochenkontakt und Auslösen von Parästhesien.

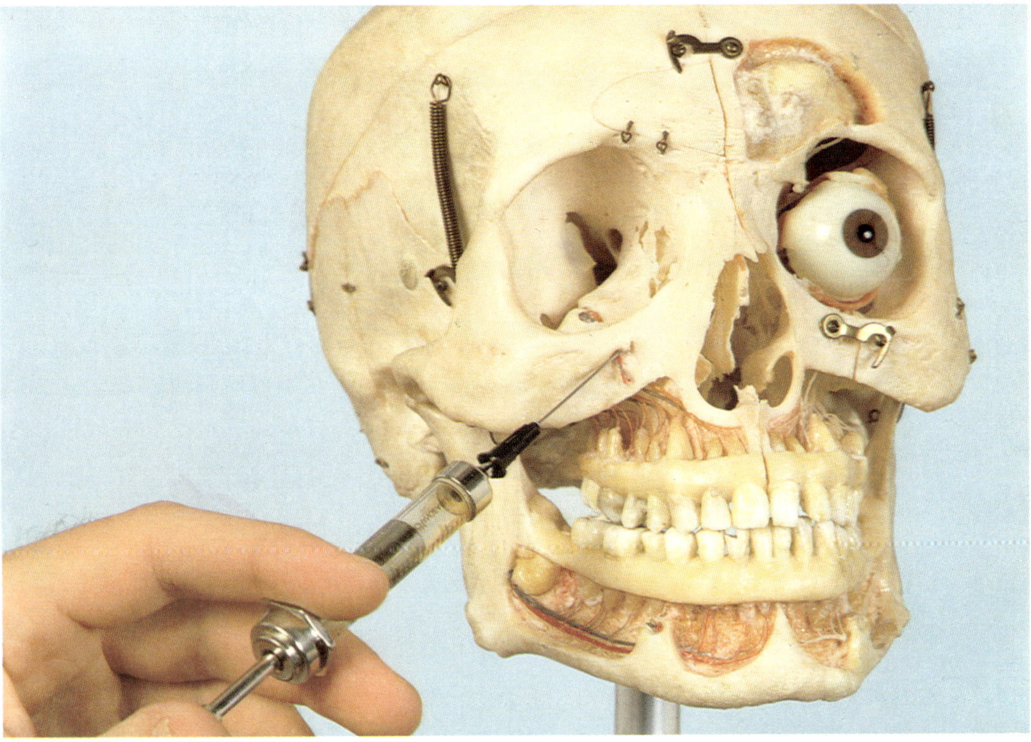

Abb. 39 u. 40: Die Injektion an den N. infraorbitalis

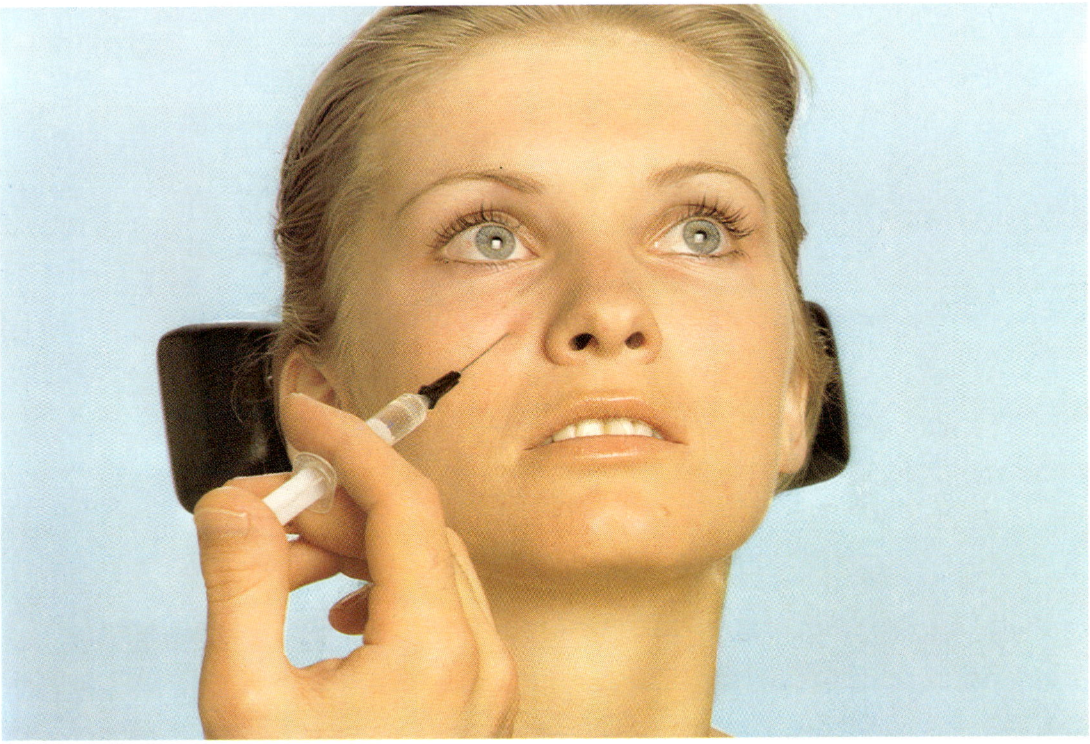

Injektion an den Nervus laryngeus superior

Indikation: Neuralgien, Schmerzen und Schluckbeschwerden des Kehlkopfes.

Material: Nadel: 6 cm.
Menge: 5 ml Procain oder Lidocain.

Technik: In der Höhe des Zungenbeines teilt sich der N. laryngeus sup. in einen äußeren und inneren Ast.

Einstichstelle: In der Mitte über der Incisura thyreoidea durch eine Hautquaddel.

Einstichrichtung: Subkutan unter Kontrolle des freien Zeigefingers schräg nach seitwärts und kranial auf das Cornu majus des Zungenbeines zu.

Einstichtiefe: Subkutan bleiben, bis der Patient Parästhesien angibt.

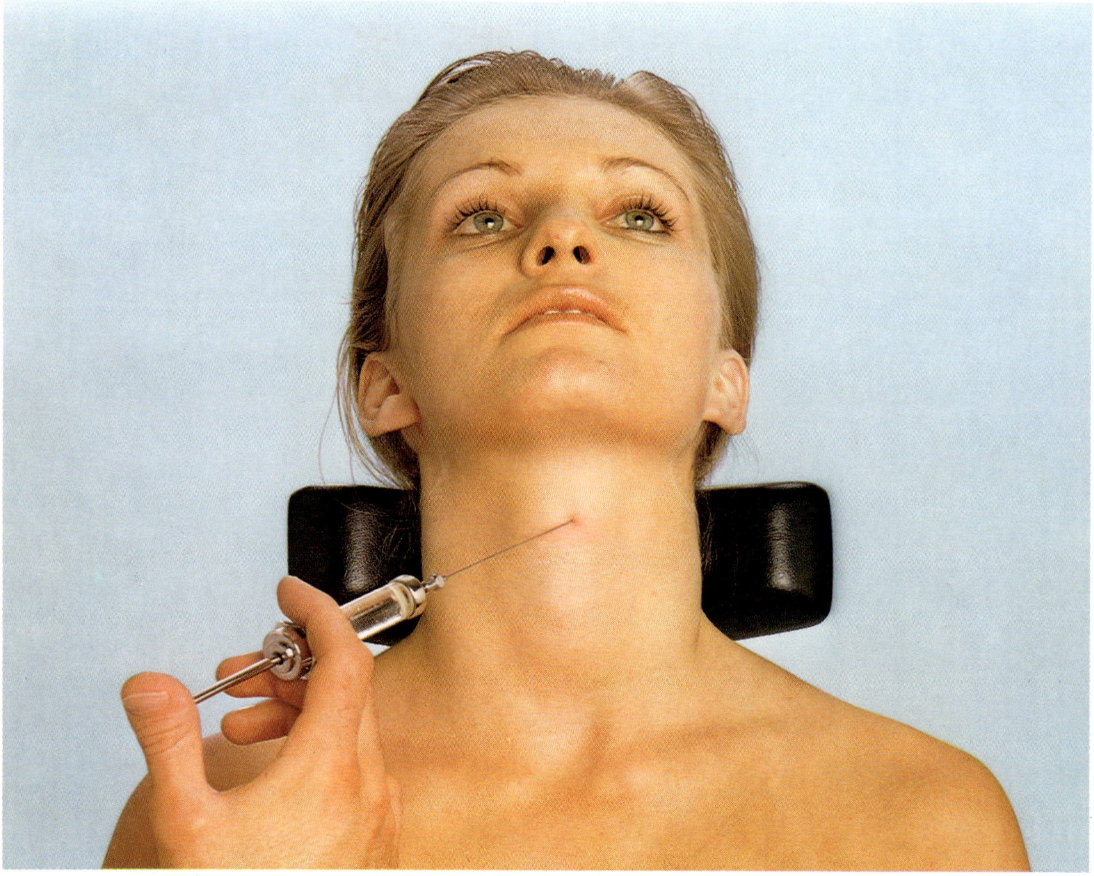

Abb. 41: Injektion an den N. laryngeus sup.: Einstichstelle und -richtung

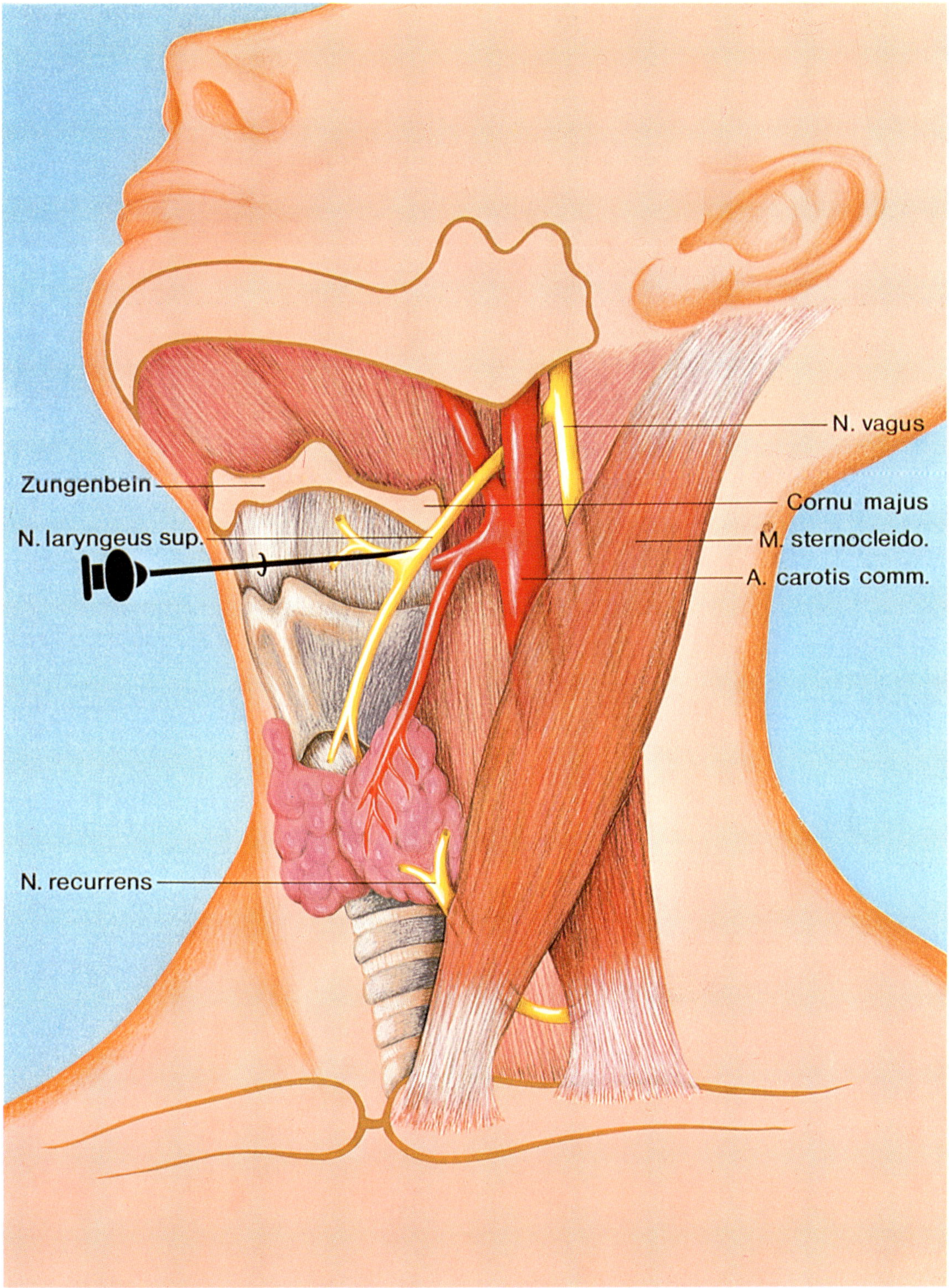

Abb. 42: Injektion an den N. laryngeus sup.

Injektion an den Nervus mentalis

Indikation: Trigeminusneuralgie, Gesichtsschmerzen, Kinn- und Unterlippenschmerzen.

Material: Nadel: Nr. 12.
Menge: 0,5 ml Procain oder Lidocain.

Technik: *Einstichstelle:* Unterhalb der unteren Prämolaren, in der Mitte zwischen Alveolarrand und Unterrand des Unterkiefers, liegt das Foramen mentale. Man kann es gut tasten.

Einstichrichtung: Senkrecht bis zum Foramen mentale und dann einige Millimeter nach kranial-medial.

Einstichtiefe: Bis Knochenkontakt und Auftreten von Parästhesien.

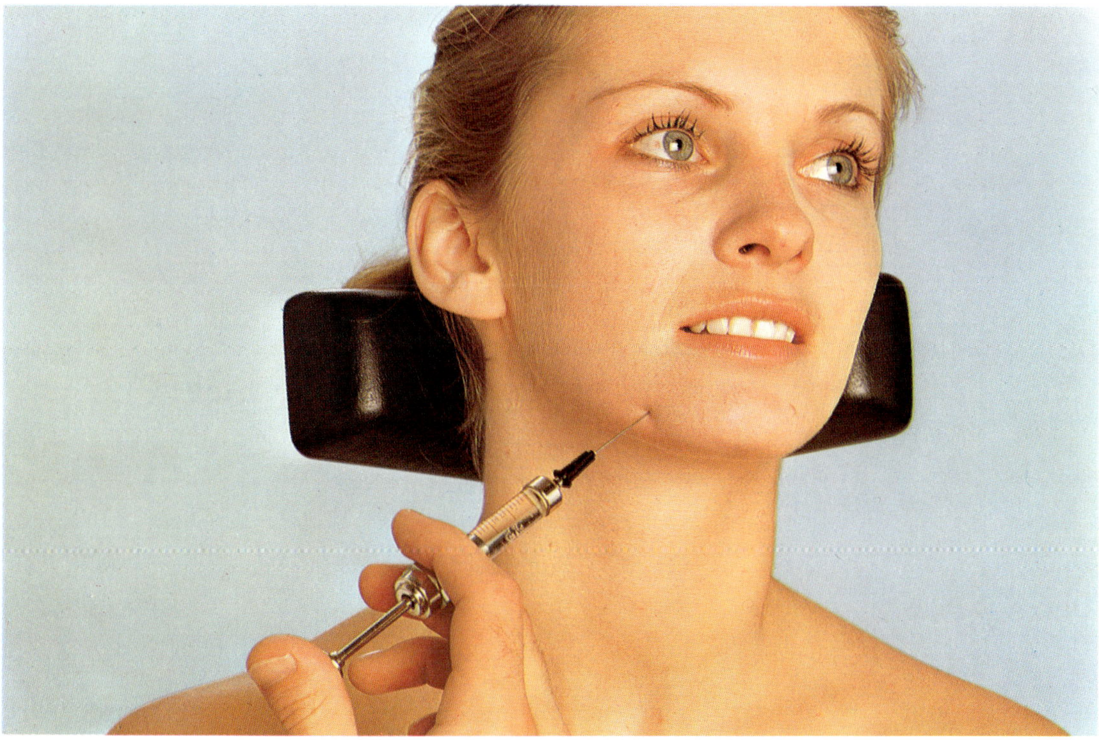

Abb. 43 u. 44: Injektion an den N. mentalis

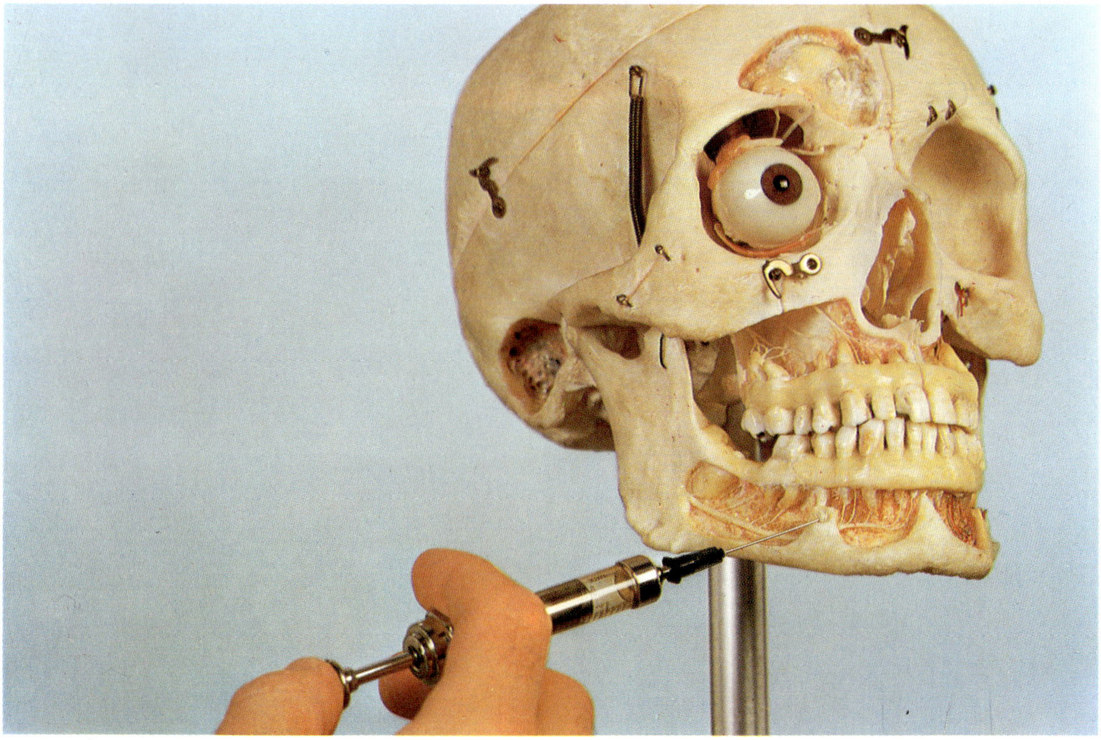

Injektion an die Nervi occipitales

Indikation: Hinterkopfneuralgien, Zervikalsyndrom, Kopfschmerzen, alle Beschwerden im Versorgungsgebiet (Haut bis zur Scheitelhöhe, seitwärts bis zur Schläfengegend, hinterer Teil des Ohres).

Material: Nadel: Nr. 12.
Menge: 0,5 – 1 ml Procain oder Lidocain.

Technik: *Einstichstelle:* Dicht medial der tastbaren A. occipitalis, etwa 2 – 4 cm von der Mittellinie entfernt, zwischen den knöchernen Ansätzen der Mm. trapezius und semispinalis kann man den Nerv tasten.

Einstichrichtung: Senkrecht zur Haut sondierend bis Parästhesien ausgelöst werden.

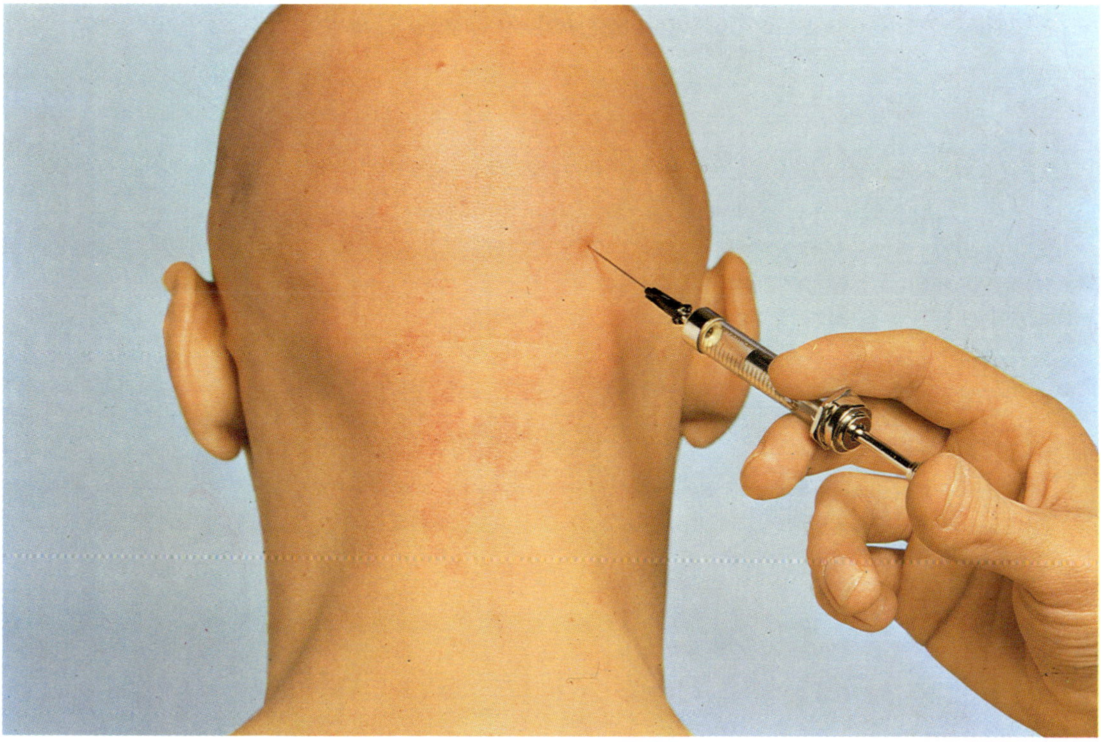

Abb. 45: Injektion an die N. occipitales

Injektion an den Nervus phrenicus C3 – C5

Indikation: Singultus, Schmerzen bei abdominellen und thorakalen Organerkrankungen, die in Schulter-, Nacken- und Halsbereich ausstrahlen.

Material: Nadel: 4 cm Länge.
Menge: 2 – 5 ml Procain oder Lidocain.

Technik: Der Kopf des Patienten wird zur Gegenseite der Injektion gedreht und zur Injektionsseite hin geneigt, damit der M. sternocleidomastoideus entspannt ist.

Einstichstelle: Dicht oberhalb des Schlüsselbeinansatzes und am lateralen Rand des Muskels.

Einstichrichtung: Fast parallel zum Schlüsselbein schräg nach medial.

Einstichtiefe: Nach etwa 3 cm tritt die Nadel in die Skalenuslücke ein.

ANSAUGEN! Wegen der möglichen Diaphragmalähmung nur einseitig spritzen.

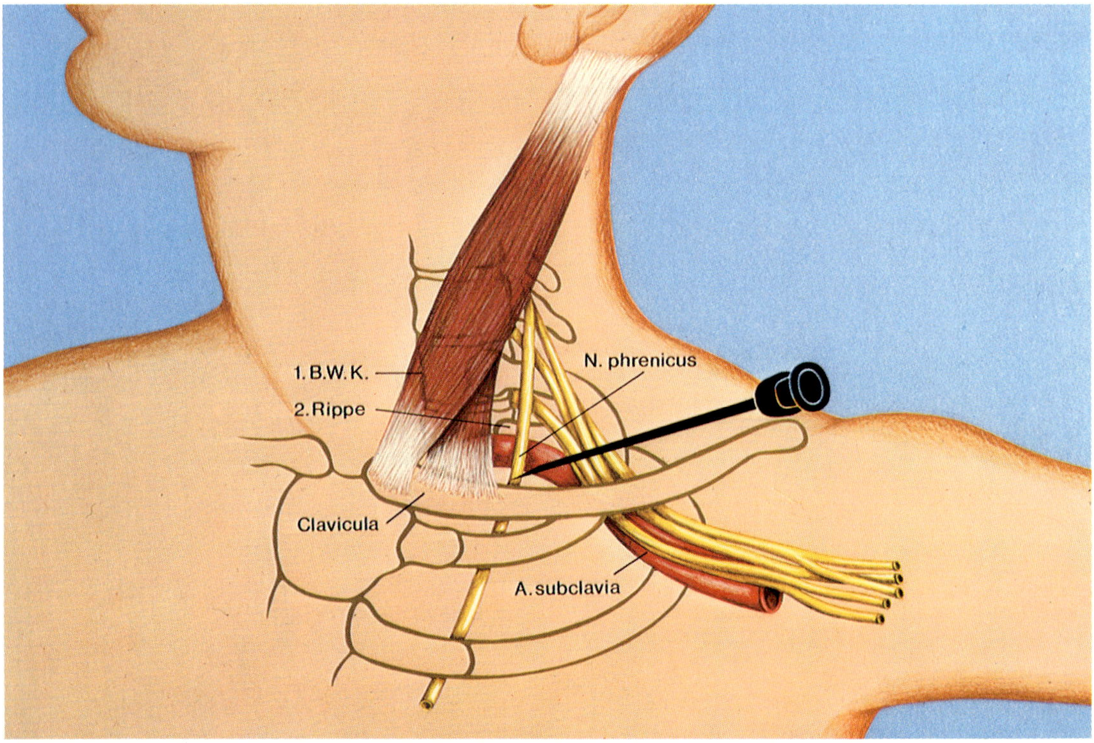

Abb. 46: Anatomie und Lage der Nadel bei der Injektion an den N. phrenicus

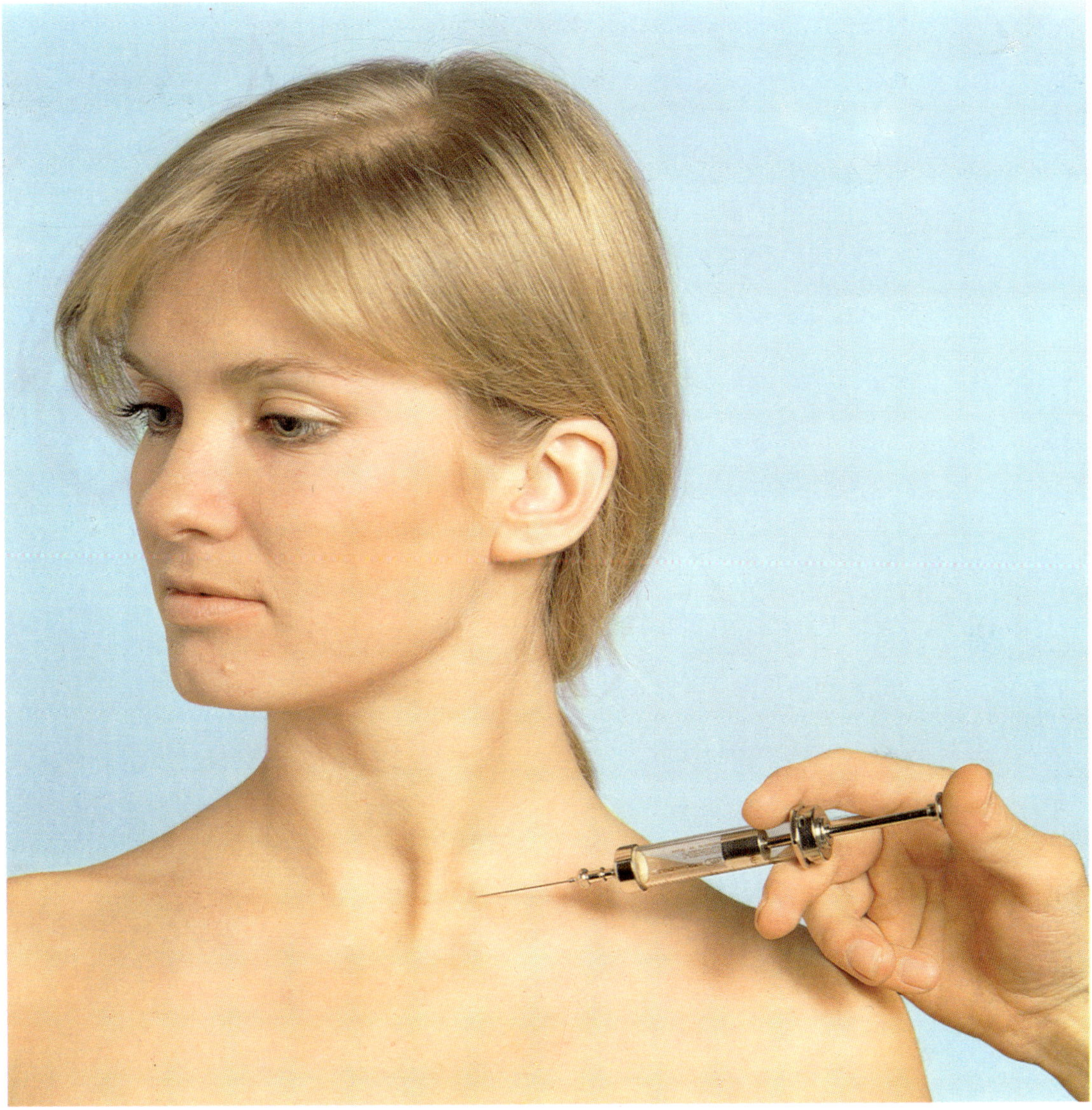

Abb. 47: Injektion an den N. phrenicus C3 – C5

Injektion an den Nervus supraorbitalis lateralis

Indikation: Trigeminusneuralgie des 1. Astes, Herpes zoster, Stirnkopfschmerz, Hordeolum, Chalazion, Sinusitis frontalis.

Material: Nadel: Nr. 12.
Menge: 0,5 ml Procain oder Lidocain.

Technik: *Einstichstelle:* Etwas medial von der Mitte des Orbitadaches ertastet man mit dem Daumen die Incisura supraorbitalis.

Einstichrichtung: Vor dem Daumennagel nach kranial.

Einstichtiefe: Bis Knochenberührung und Auftreten von Parästhesien.

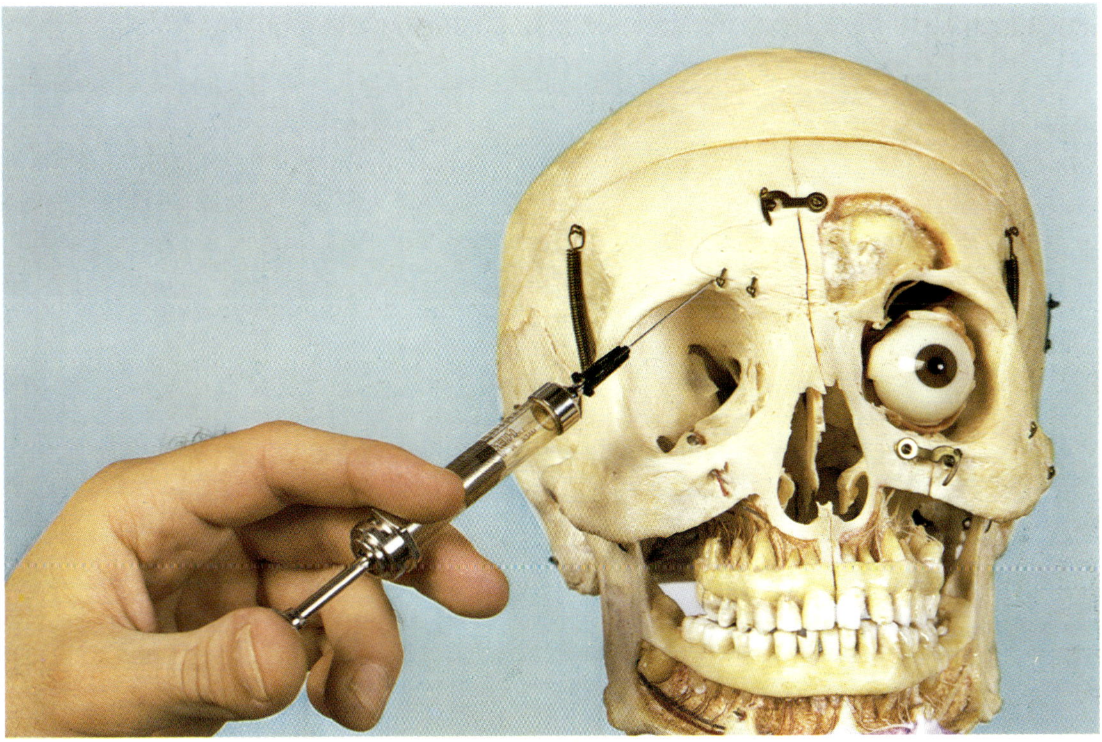

Abb. 48 u. 49: Injektion an den N. supraorbitalis lat.

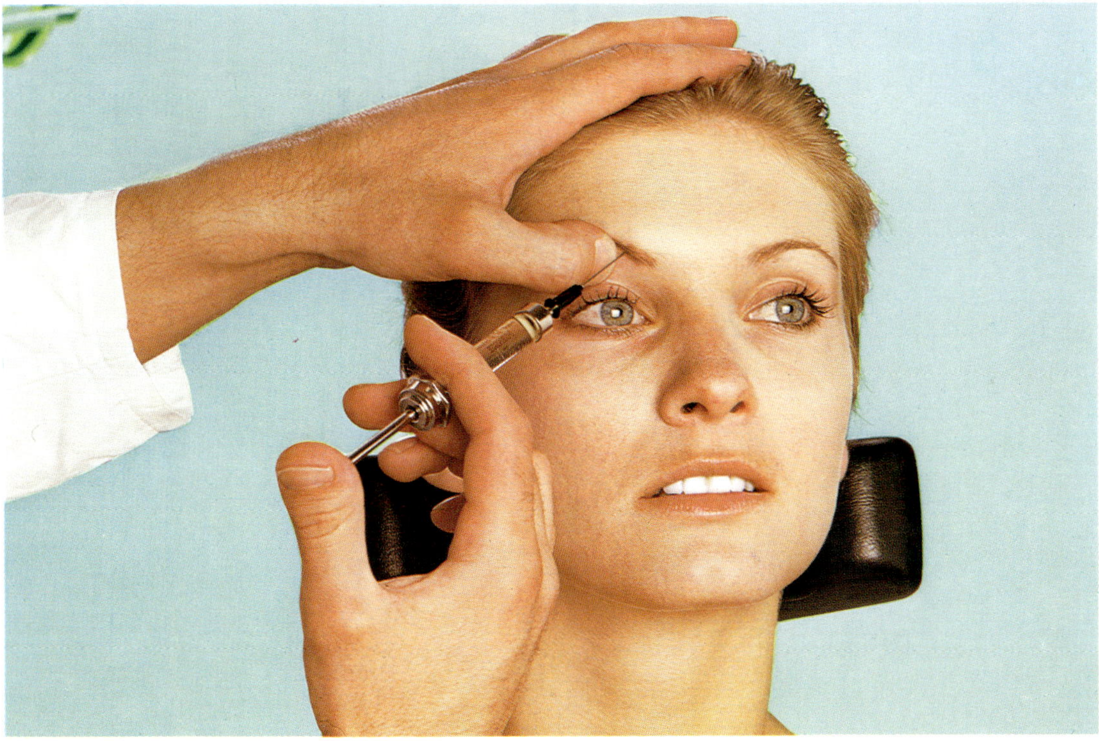

Injektion an den Plexus cervicalis profundus C2 – C4

Indikation: Zervikalsyndrom, Tortikollis, Nackenschmerzen.

Material: Nadel: 4 cm Länge.
Menge: 2 ml Procain oder Lidocain.

Technik: Der Patient liegt auf dem Rücken. Der Kopf wird zur Gegenseite der Injektion gedreht und auf eine Nackenrolle gelagert.

Einstichstelle: Man drängt mit den Fingern der freien Hand den M. sternocleidomastoideus nach ventral und sticht an seinem Hinterrand in Höhe des Kieferwinkels ein.

Einstichrichtung: Senkrecht zur Haut.

Einstichtiefe: In höchstens 1 cm Tiefe bekommt man Knochenkontakt mit dem Höckerchen des 3. Querfortsatzes. Die Nadel wird – ohne tiefer zu gleiten – einige Millimeter nach dorsal-kaudal geführt.

ANSAUGEN! CAVE! BLUT! LIQUOR. Beim richtigen Sitz der Nadel gibt der Patient Parästhesien im Schulterbereich an.

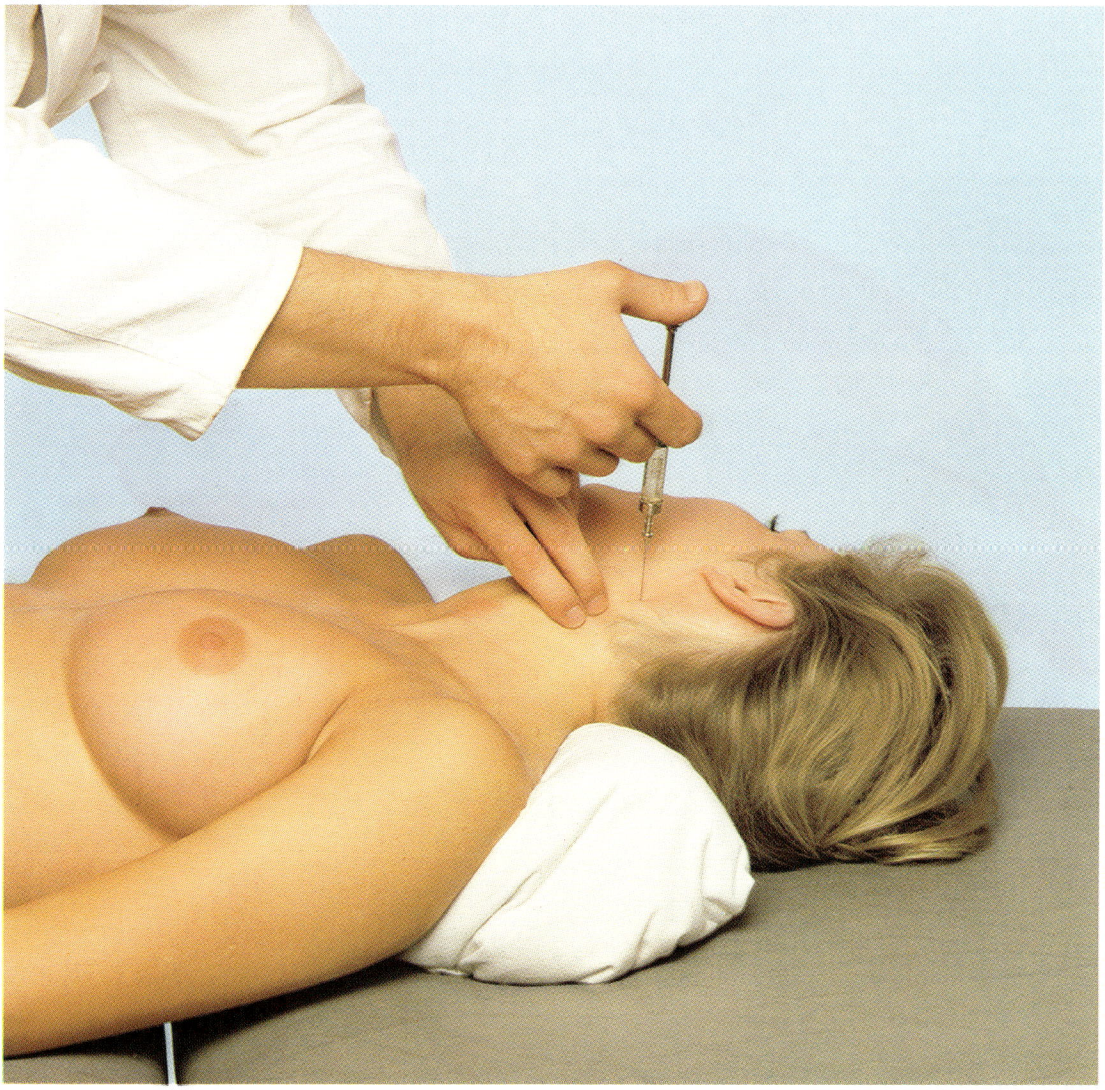

Abb. 50: Injektion an den Plexus cervicalis prof. C2 – C4

Injektion an den Plexus cervicalis superficialis

Indikation: Nacken-Schulter-Schmerzen, Tortikollis, Zervikalsyndrom.

Material: Nadel: 4 cm Länge.
Menge: 2 ml Procain oder Lidocain.

Technik: Der Patient liegt auf dem Rücken, mit einer Rolle unter dem Nacken. Der Kopf wird zur Gegenseite der Injektion gedreht.

Einstichstelle: In der Mitte zwischen Proc. mastoideus und Klavikula, am hinteren Rand des M. sternocleidomastoideus.

Einstichrichtung: Senkrecht zur Haut.

Einstichtiefe: In 2 – 3 cm Tiefe trifft man auf den Querfortsatz des 2. oder 3. Halswirbelkörpers. Die Nadel wird 0,5 – 1 cm zurückgezogen und ein Streifen von 1,5 × 3 cm infiltriert.

ANSAUGEN!

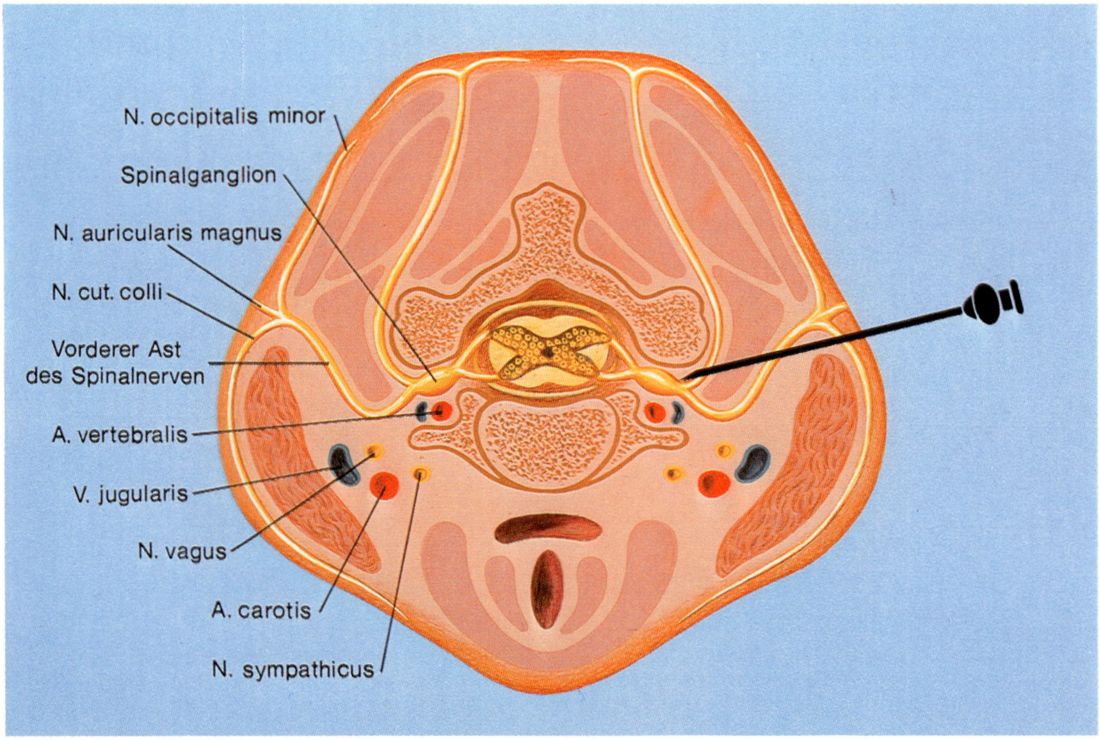

Abb. 51: Halsquerschnitt in Höhe des Plexus cervicalis sup.

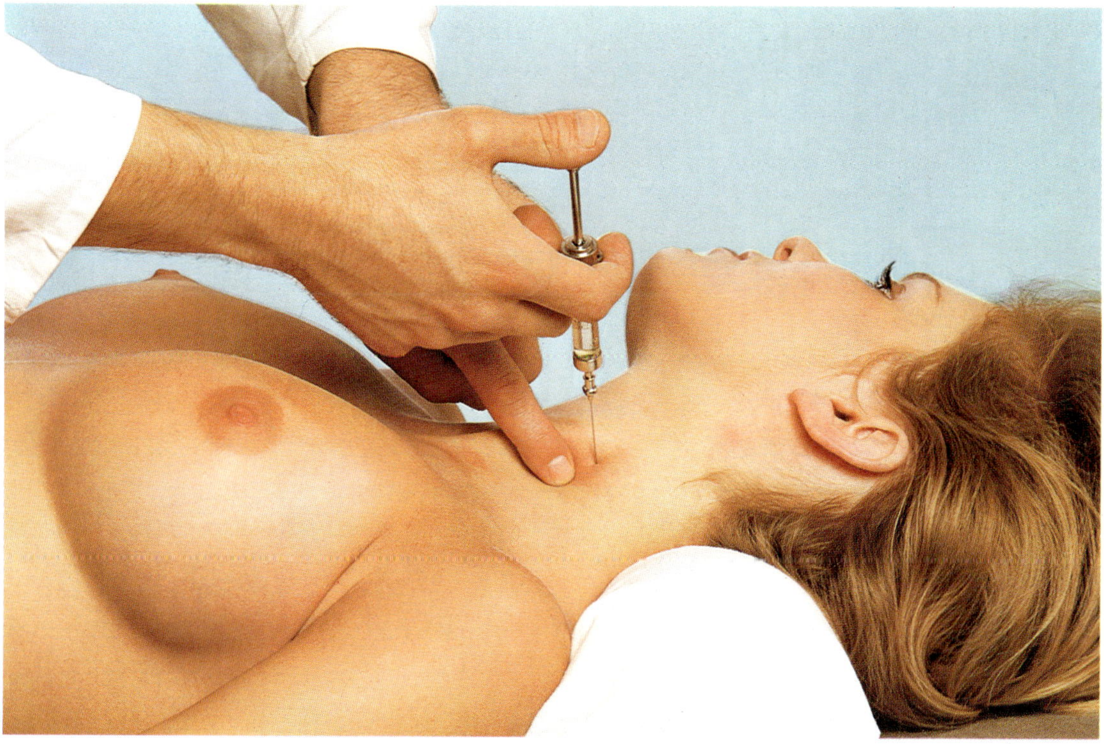

Abb. 52: Injektion an den Plexus cervicalis sup.

Injektion in die Schilddrüse

Indikation: Hypo- und Hyperthyreosen, Struma, Thyreotoxikosen, Morbus Basedow. Druck- oder Kloßgefühl im Hals, Angstzustände, Herzklopfen, Zyklusstörungen, habituelle Aborte. Versuch bei Haarausfall, Tachykardien und Fieber unbekannter Genese. Vegetative Dystonie, nervöse Magen- und Darmstörungen, gesteigerte Nervosität und Übererregbarkeit. Bei Frauen sollte man zusätzlich die FRANKENHÄUSERschen Plexus injizieren (siehe Seite 118).

Material: Nadel: Nr. 18.
Menge: 0,5 – 1 ml Procain oder Lidocain je Drüsenlappen.

Technik: *Einstichstelle:* Am liegenden oder sitzenden Patienten tastet man die Lage und Größe der Schilddrüse, während man den Patienten schlucken läßt.

Einstichrichtung: Senkrecht zur Haut.

Einstichtiefe: Ca. 1 – 2 cm in das Parenchym der Drüse.

CAVE! ANSAUGEN! Wenn Blut aspiriert wird, Lage der Nadel ändern.

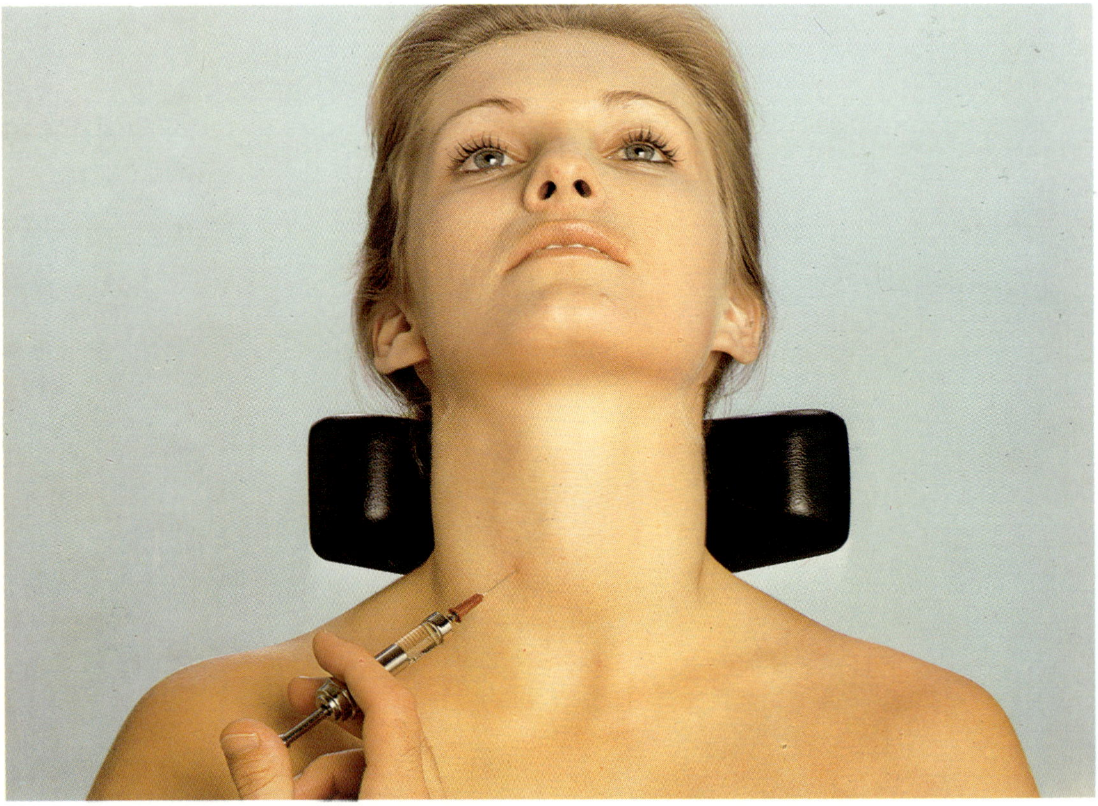

Abb. 53: Injektion in die Schilddrüse

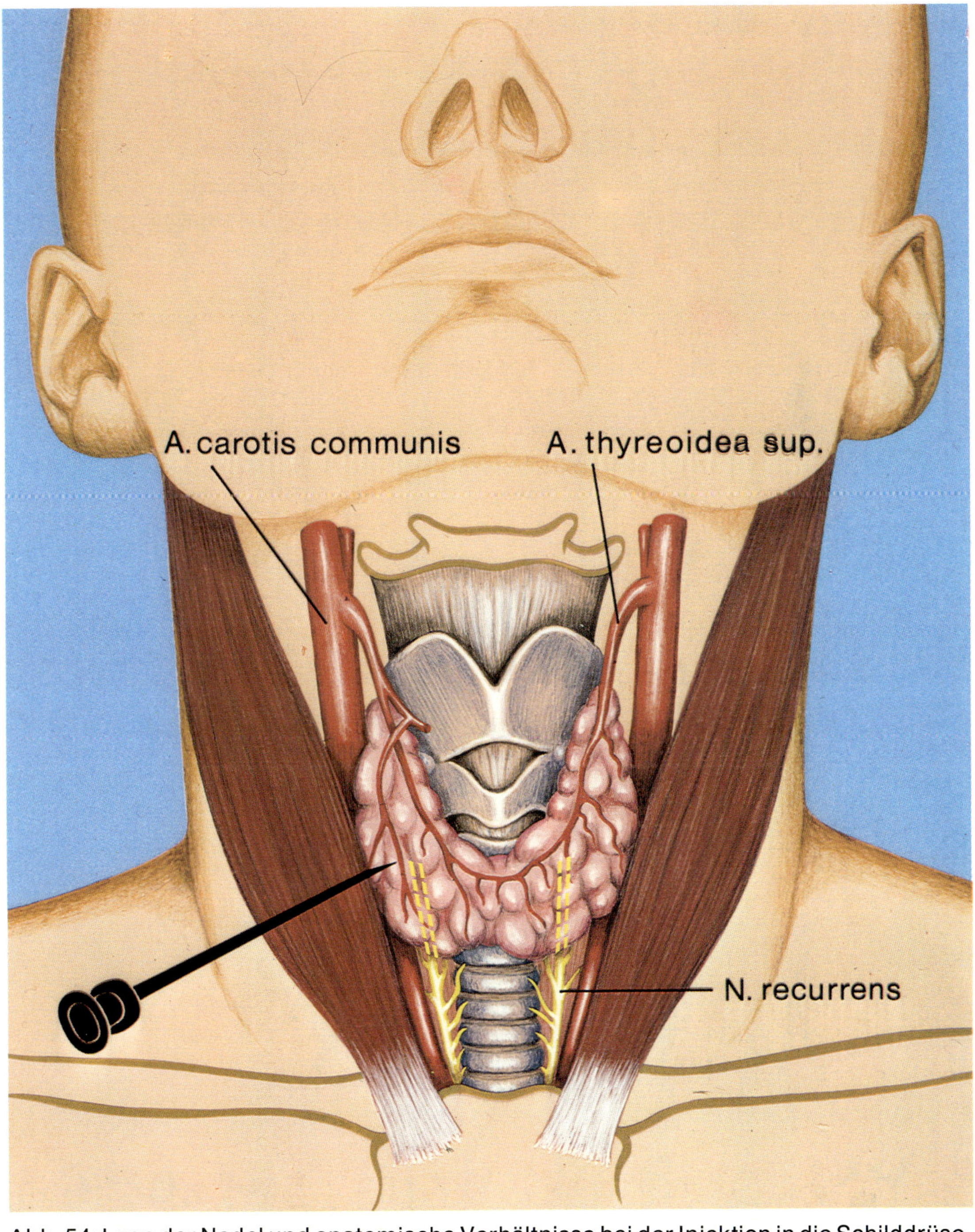

Abb. 54: Lage der Nadel und anatomische Verhältnisse bei der Injektion in die Schilddrüse

Injektion an die Tonsilla palatina

Indikation: a) Segmenttherapie: Chronische Tonsillitis, rezidivierende Anginen.
b) Störfeldsuche: Als Testinjektion, wenn die Anamnese ergibt: Gehäufte Anginen, Scharlach, Diphtherie, Tonsillotomien und Tonsillektomie.

Material: Nadel: 8 cm × 0,8 mm.
Menge: 0,5 ml Procain oder Lidocain.

Technik: Der Kopf des Patienten wird fixiert und die Mundhöhle gut ausgeleuchtet.

Einstichstelle: Oberhalb der Tonsillenpole. Für die Injektion an die unteren Pole drängt man die Zunge etwas nach medial ab und sticht zwischen Weisheitszahn und Zungenansatz ein.

Einstichtiefe: Submukös.

Bei Tonsillektomienarben:

Einstichstelle: Die Mitte der Narben.

Einstichtiefe: Stets dicht unter der Oberfläche des Narbengewebes bleiben.

CAVE! ANSAUGEN! wegen der Nähe der zum Gehirn führenden Gefäße.

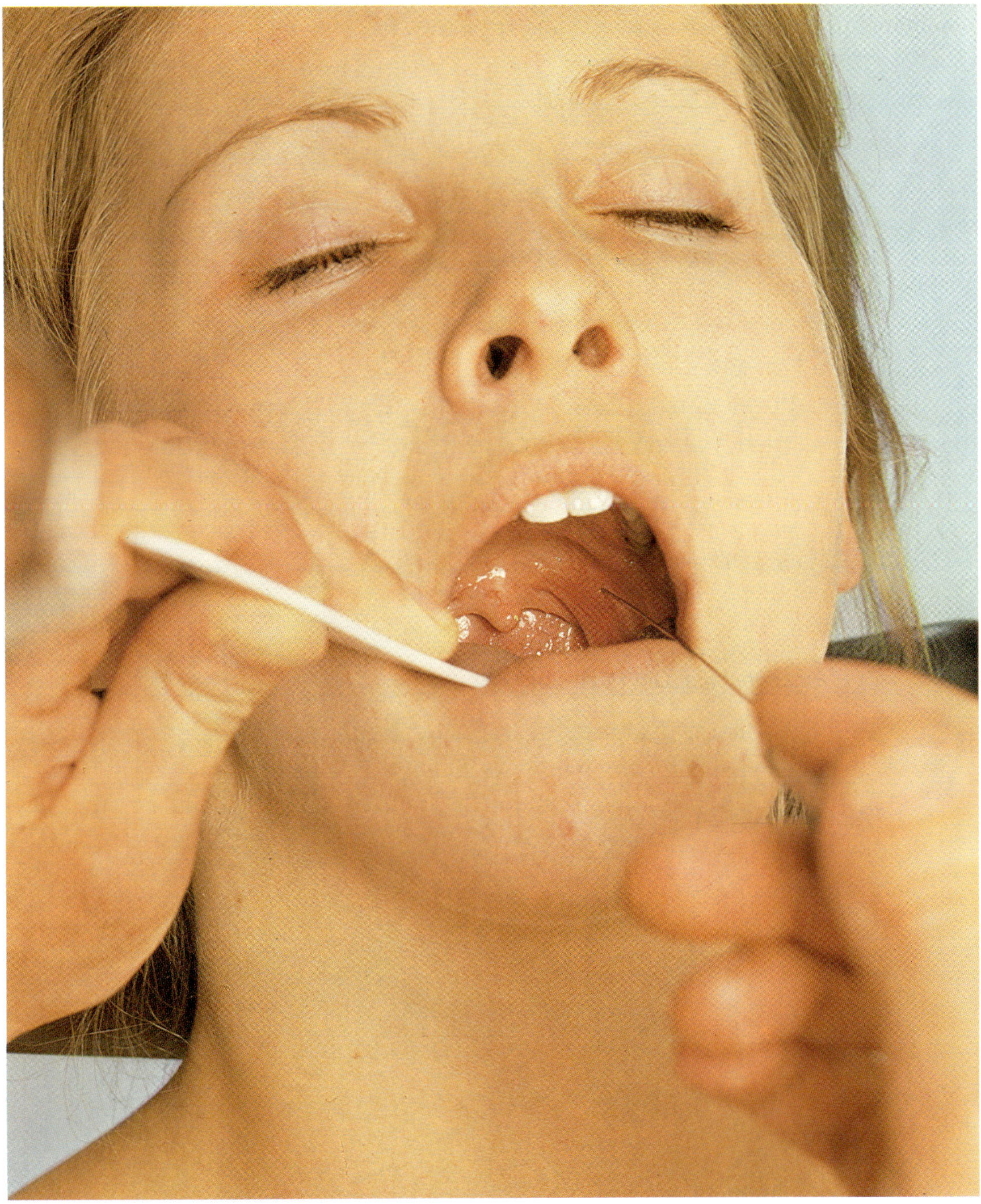

Abb. 55: Injektion an die Tonsilla palatina (oberer Pol)

Injektion in die Tonsilla pharyngea und Rachendach-Hypophyse

Indikation: Adenoide Wucherungen, Rhinoallergose, Geruchs- und Geschmacksstörungen, angioneurotisches Ödem, pluriglanduläre Störungen, Asthma bronchiale, Trigeminusneuralgie, Arthrosen, Rheuma.

Material: Nadel: 8 cm × 0,8 mm.
Menge: 0,5 – 1 ml Procain oder Lidocain.

Technik: Nach LEGER stechen wir oberhalb der Uvula dicht an der Grenze zwischen weichem und knöchernem Gaumen ein.

Einstichtiefe: Weiteres Vorgehen bis zur Knochenberührung mit der Rachen-Hinterwand. Die Rachendach-Hypophyse erreichen wir, wenn wir die Nadelspitze etwas umbiegen, um noch weiter nach kranial zu gelangen, bis an die Vorderwand der Keilbeinhöhle.

Bei Knochenkontakt wird die Nadel 1 mm zurückgezogen und nach ANSAUGEN! CAVE! BLUT! injiziert.

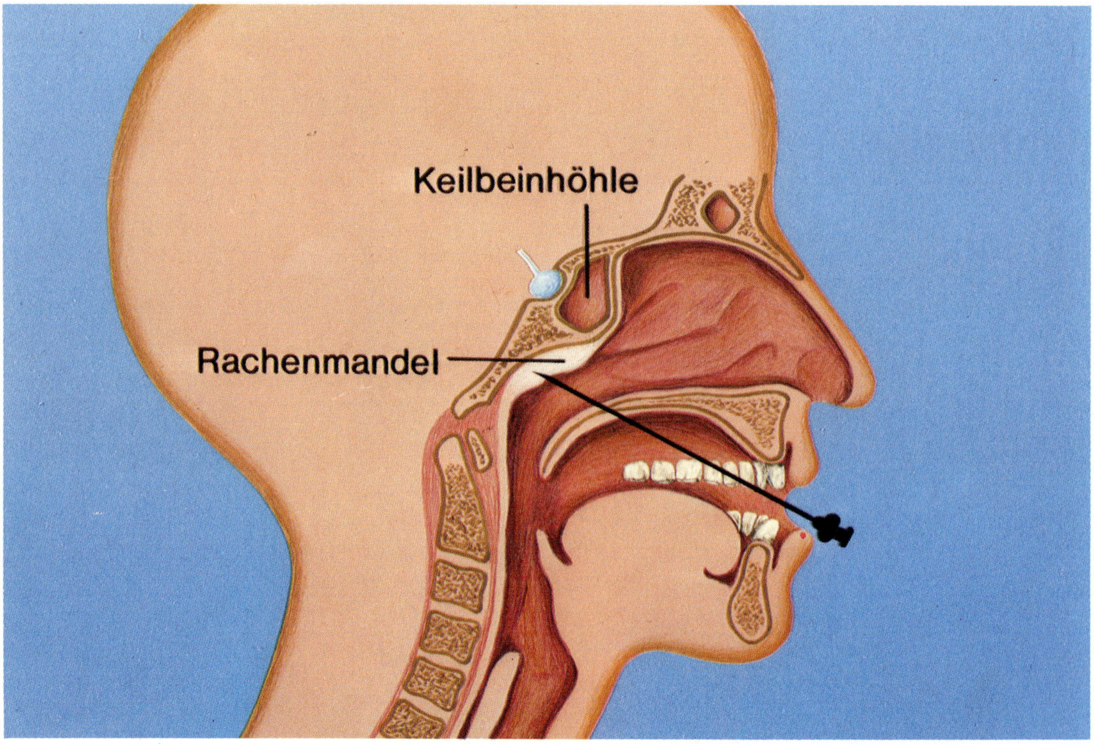

Abb. 56: Anatomie und Lage der Nadel bei der Injektion in die Tonsilla pharyngea

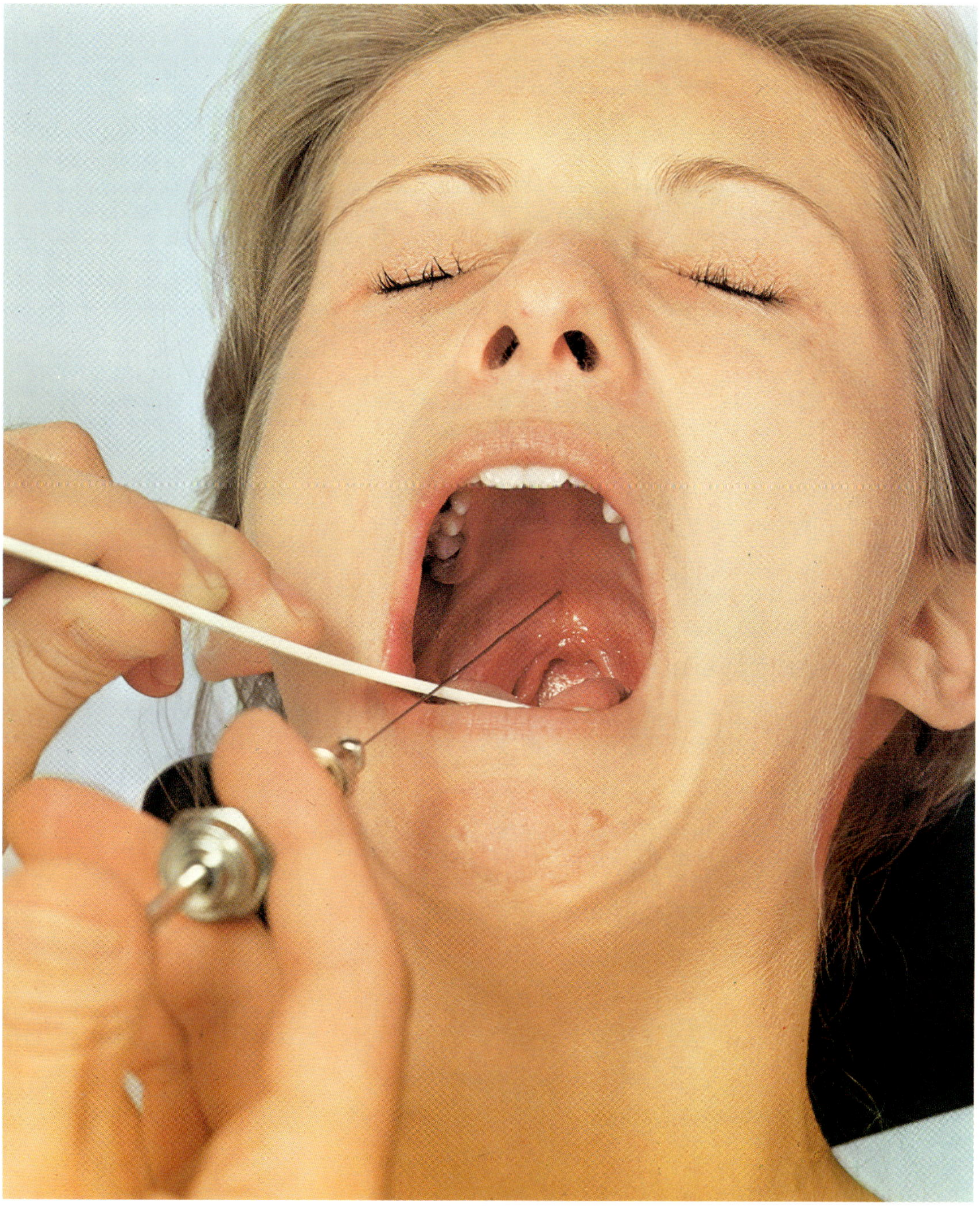

Abb. 57: Injektion an die Tonsilla pharyngea

Testen der Zähne

Indikation: a) Segmenttherapie: Bei allen entzündlichen Prozessen im Zahn-Mund- und Kieferbereich. Alveolitis, Dolor post extraktionem, Parodontopathien, verzögerte Wundheilung usw.
b) Störfeldsuche: Störfelder im Zahnbereich können sein: Tote, beherdete, verlagerte Zähne, Wurzelreste, Restostitis, Zahntaschen, Extraktionsnarben, Narben nach Wurzelresektionen und Kieferhöhlenoperationen, Zysten, Parodontosen, Gingivitis und Stomatitis.

Material: Nadel: Carpulen-, Fischer- oder Tutocitospritze.
Menge: 0,2 ml Procain oder Lidocain.

Technik: Über jeder zu testenden Zahnwurzel bukkal und palatinal je 0,2 – 0,3 ml Procain oder Lidocain.

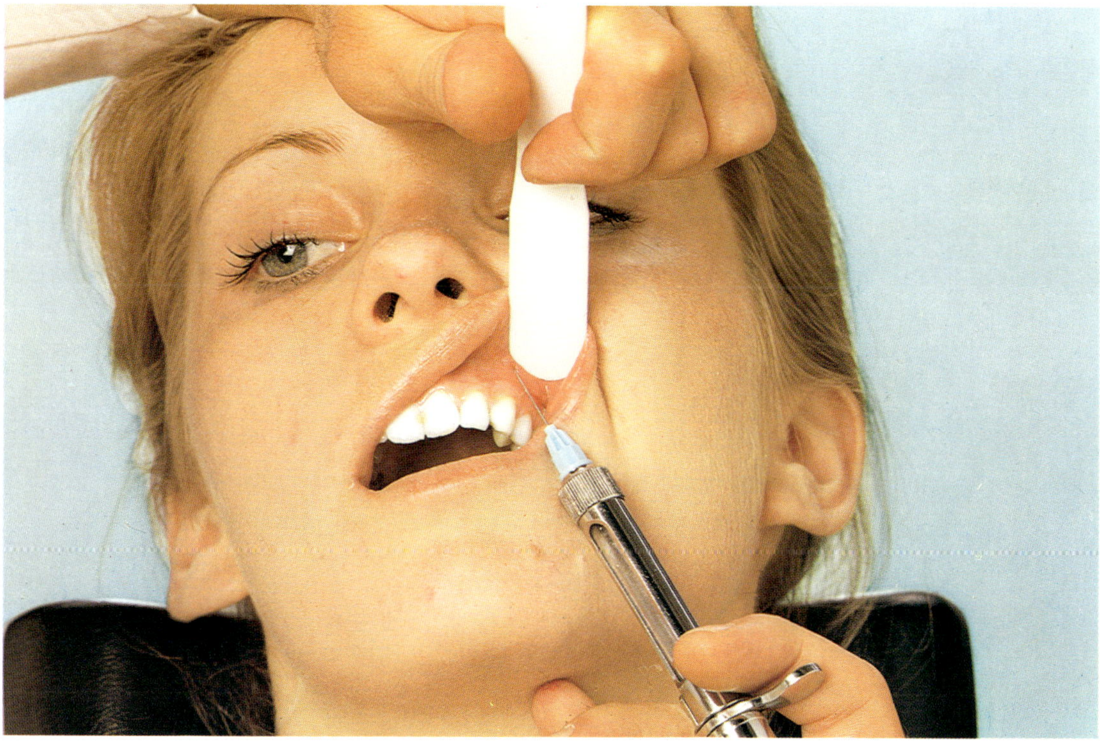

Abb. 58 u. 59: Das Testen der Zähne

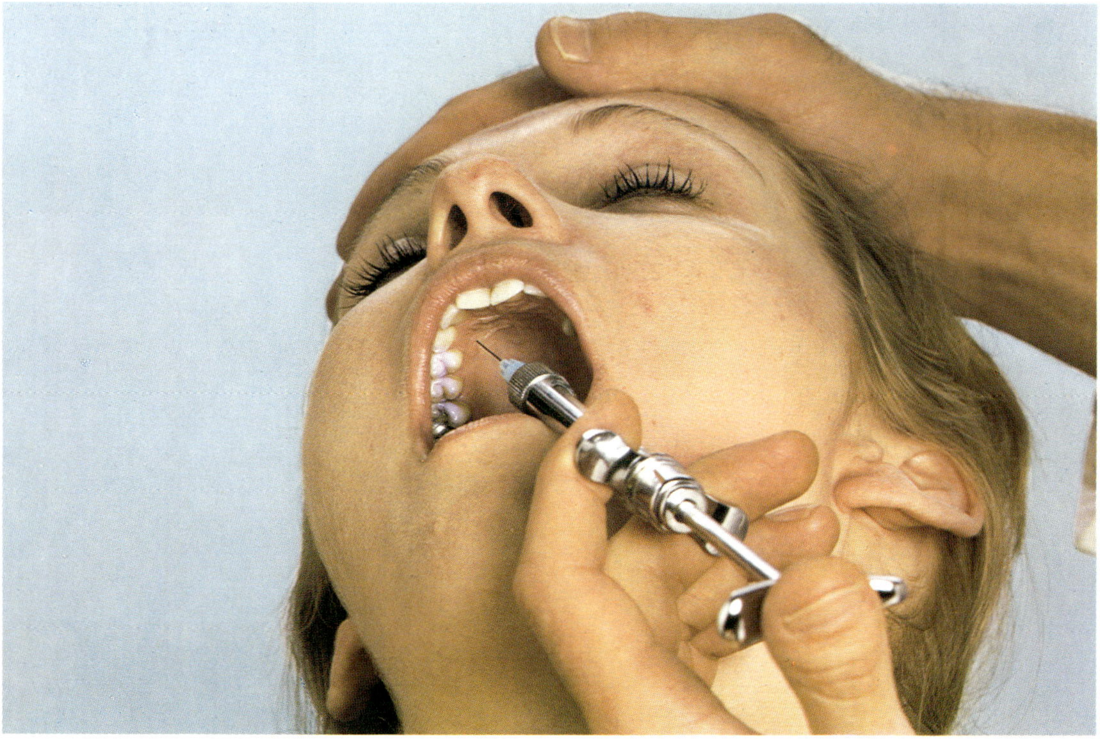

Brust — Rücken — Bauch — Unterleib

Injektion an die Interkostalnerven

Indikation: Interkostalneuralgien, Herpes zoster, zur Schmerzbekämpfung bei Rippenfrakturen.

Material: Nadel: Nr. 12.
Menge: 0,5 – 1 ml Procain oder Lidocain.

Technik: *Einstichstelle:* Je nach Lage der Schmerzen: Im hinteren Abschnitt mehr in der Mitte des Interkostalraumes, im vorderen am Unterrand der Rippe.

Einstichrichtung: Bis Nervenberührung.

Einstichtiefe: 0,5 – 1 cm. Richtiger Sitz der Nadel: Schmerzreaktion des Patienten.

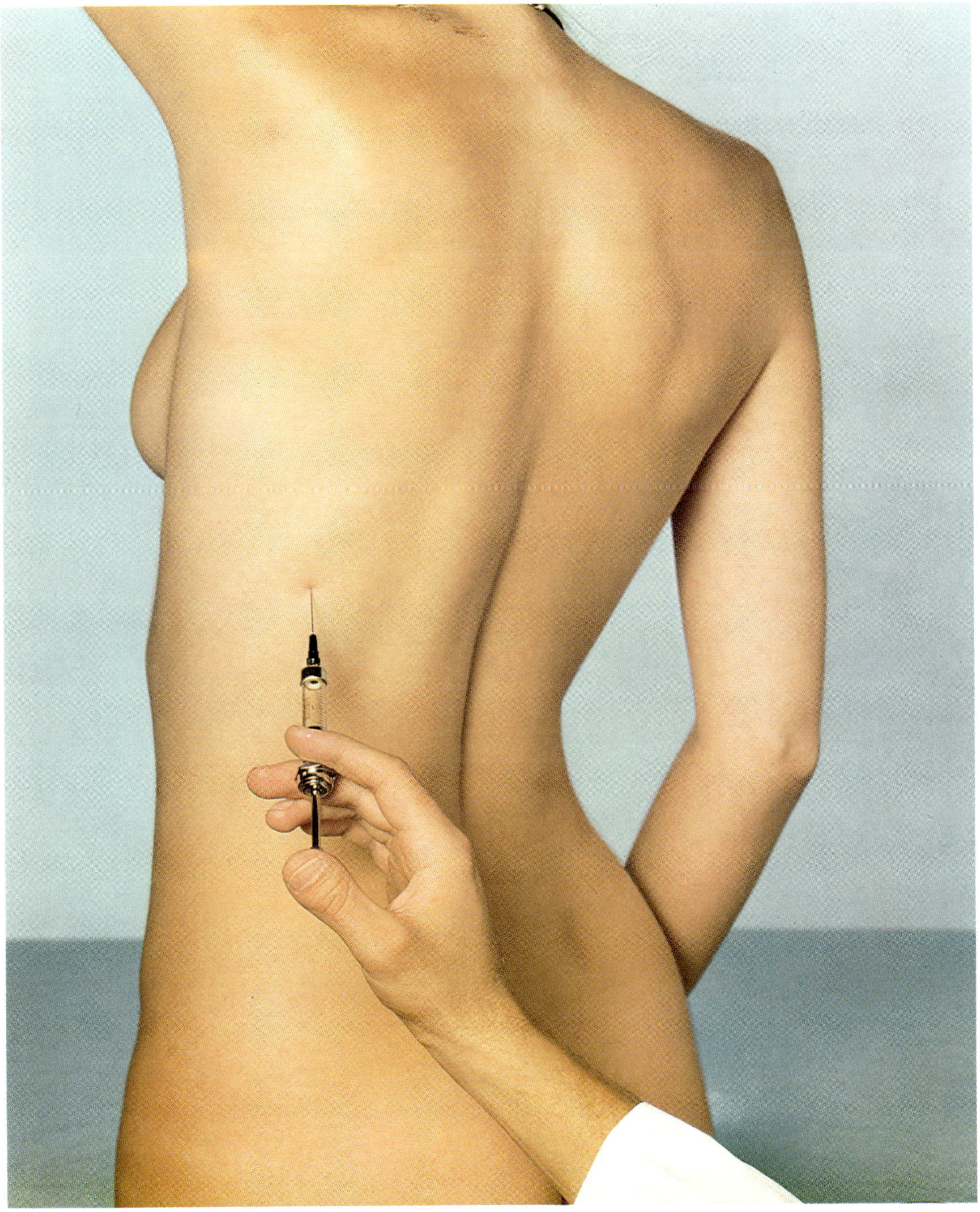

Abb. 60: Injektion an die Interkostalnerven

Epidural-Anästhesie

Indikation: Alle Erkrankungen im Versorgungsgebiet des Plexus sacralis: Entzündungen, Schmerzen, Juckreiz, sexuelle Störungen, Hämorrhoiden, Ischialgien, Geburtshilfe.
Versorgungsgebiet des Plexus sacralis:
Haut: After, Damm, Skrotum, Penis.
Organe: Unterer Mastdarm, Scheide bis Portio uteri, Harnröhre, Beckenboden, Prostata und Sphinkter ani.

Material: Nadel: 6 cm × 1 mm.
Menge: 5 ml (Geburtshilfe 20 ml).

Technik: Der Patient steht rechtwinklig nach vorn übergebeugt an einer Liege.

Einstichstelle: Etwa 2 cm oberhalb vom Anfang der Gesäßfurche tastet man die Knochenhöcker der Cornua sacralia und findet zwischen ihnen die federnde Membran, die die Sakralöffnung verschließt. Bei Adipösen geht man 4 – 5 cm oberhalb der Steißbeinspitze ein.

Einstichrichtung: Die Nadel wird durch den oberen Teil der Membran **steil** eingestoßen, dann gesenkt.

Einstichtiefe: Noch 4 – 6 cm kranialwärts in den Kanal eingeführt. Der Duralsack endet 6 – 9 cm oberhalb des Einstiches.

ANSAUGEN: CAVE BLUT, LIQUOR.

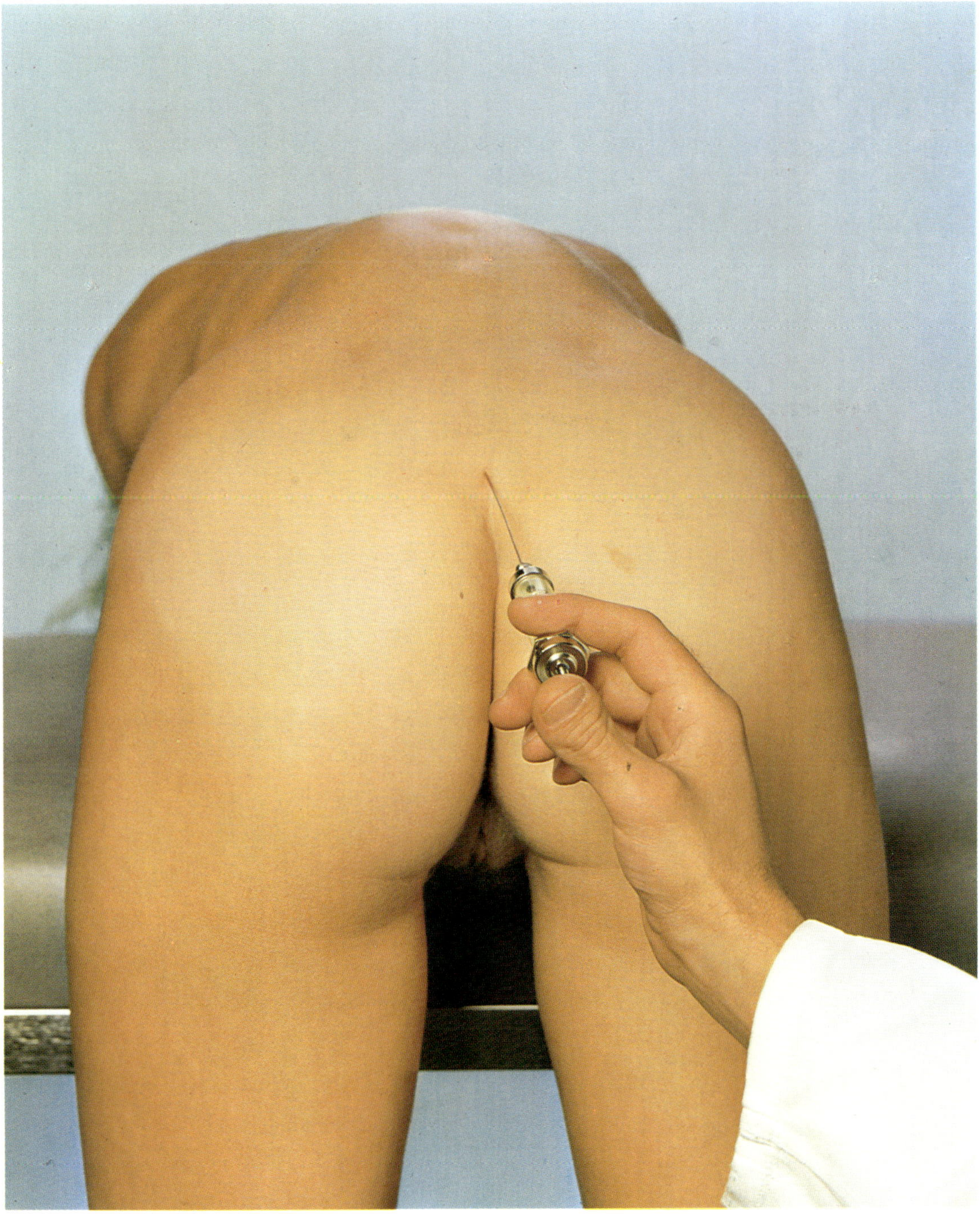

Abb. 61: Epidural-Anästhesie

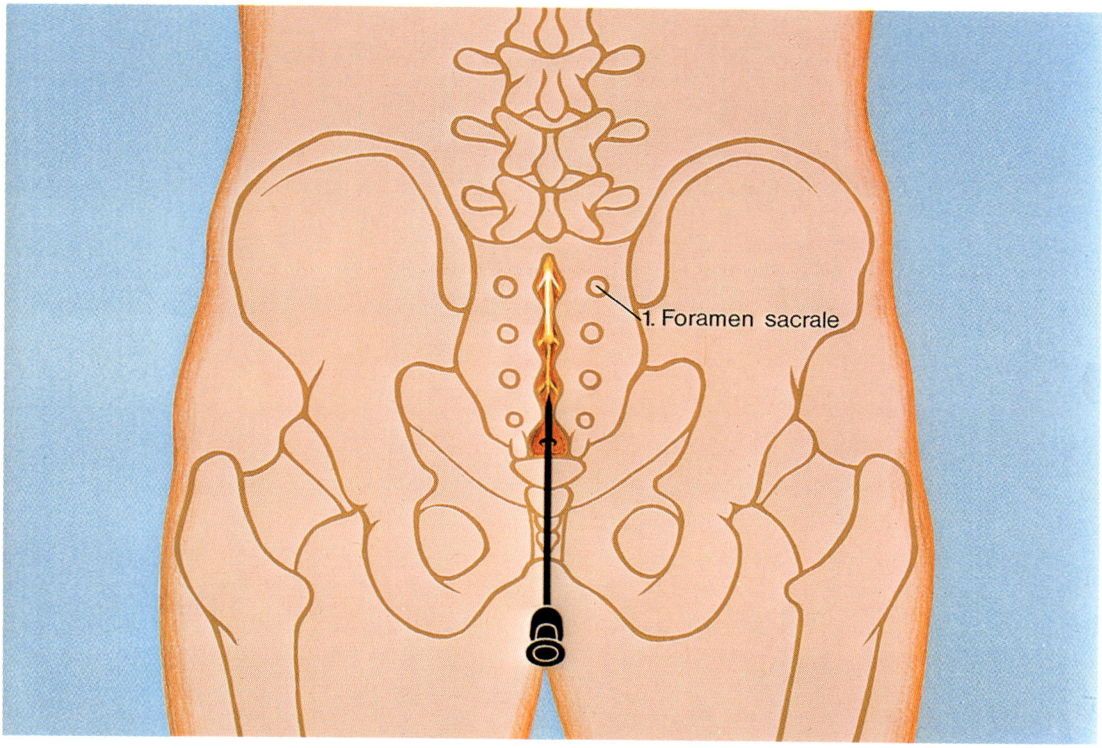

Abb. 62: Epidural(Sakral)-Anästhesie

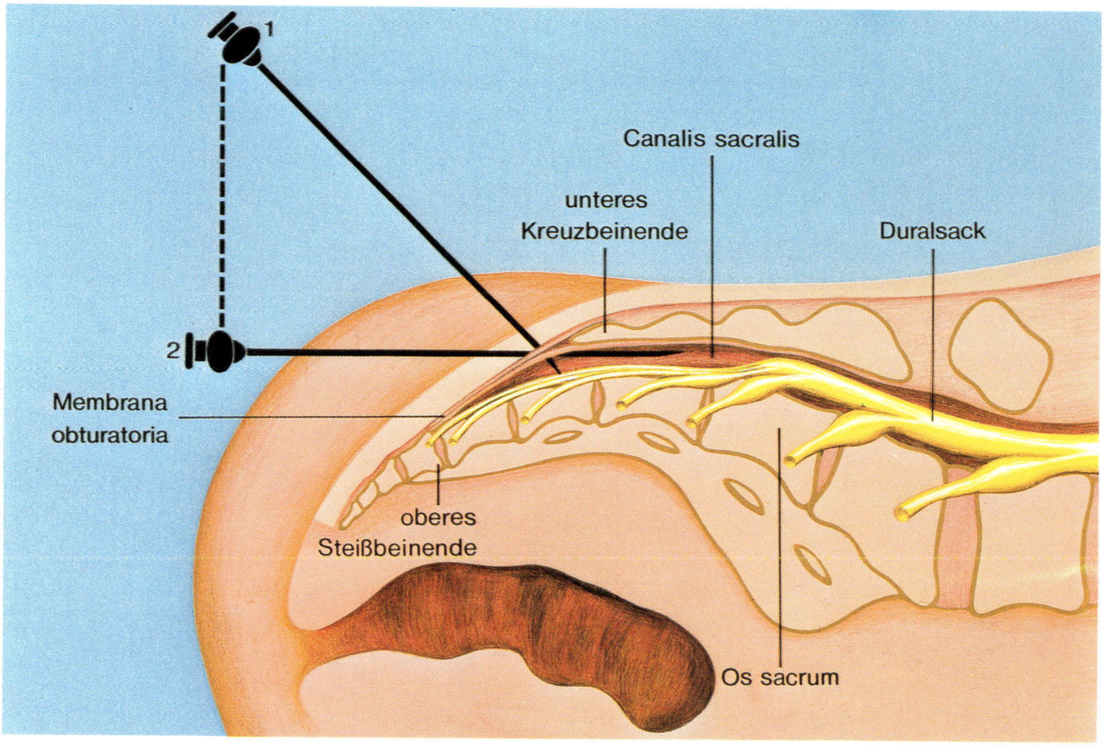

Abb. 63: Schema zur Epidural-Anästhesie
1. Einstich der Nadel durch den oberen Teil der Membran
2. Die Nadel wird gesenkt und 4 – 6 cm kranialwärts in den Kanal eingeführt

Injektion in die Foramina sacralia posterior

Indikation: Ischias, einseitige Kreuzschmerzen, Prostata- und Mastdarmstörungen, Kokzygodynie, ischialgiforme Schmerzen bei Prostatakarzinom, Sphinkterspasmus der Harnblase.

Material: Nadel: 6 cm.
Menge: 2 – 5 ml Procain oder Lidocain.

Technik: *Einstichstelle:* Am stehenden oder in Bauchlage liegenden Patienten sucht man die Verbindung beider Darmbeinkämme, die den 4. Lendenwirbeldornfortsatz schneidet. Zwei Dornfortsätze weiter kaudal ist der 1. Sakralwirbel. Ein Querfinger lateral seiner Unterkante liegt das Foramen.

Einstichtiefe: Die Nadel wird etwa 1 – 2 cm tief eingeführt.

ANSAUGEN! CAVE Liquor. Die Injektionen an die anderen Foramina werden analog durchgeführt.

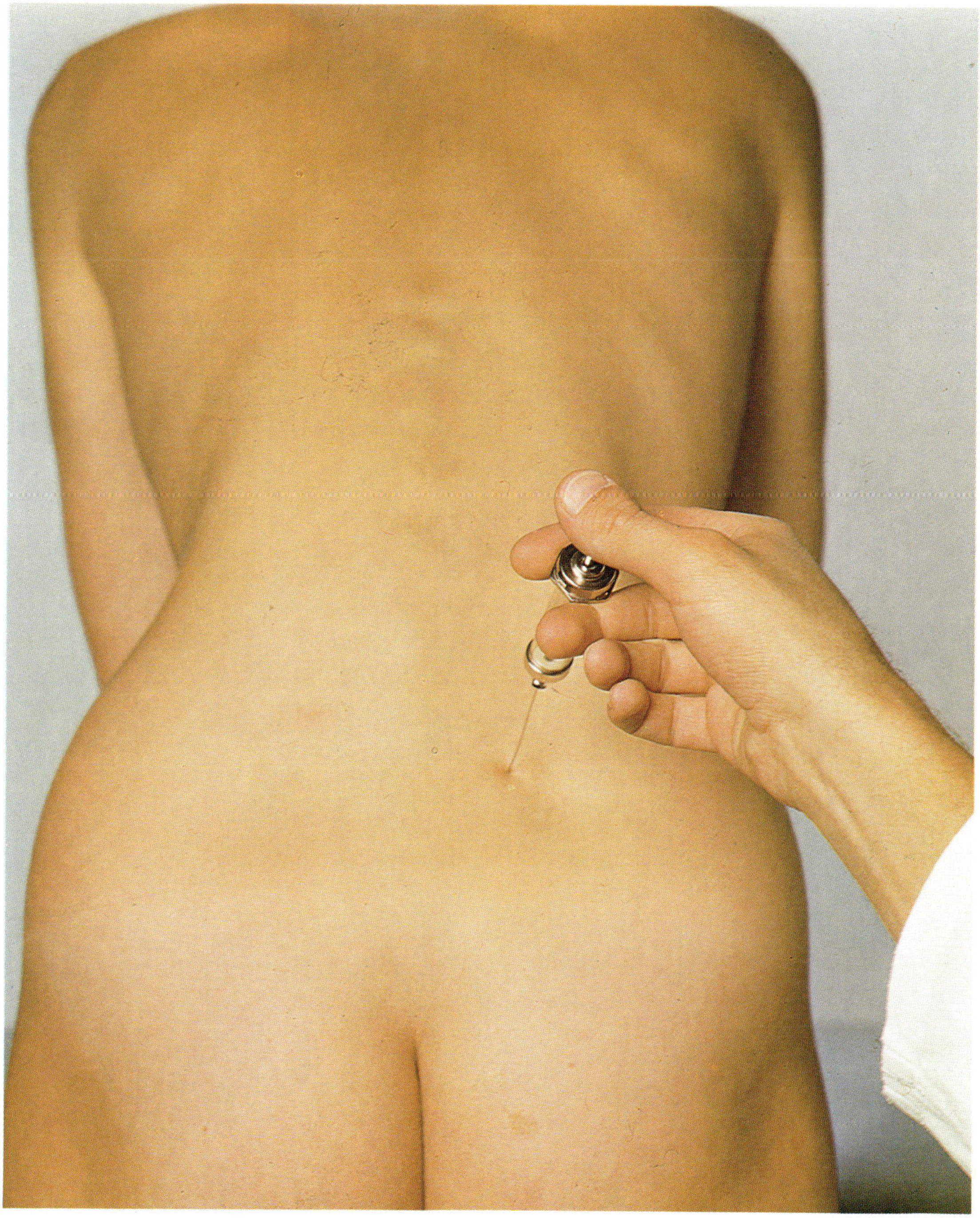

Abb. 64: Injektion in die Foramina sacralia posterior

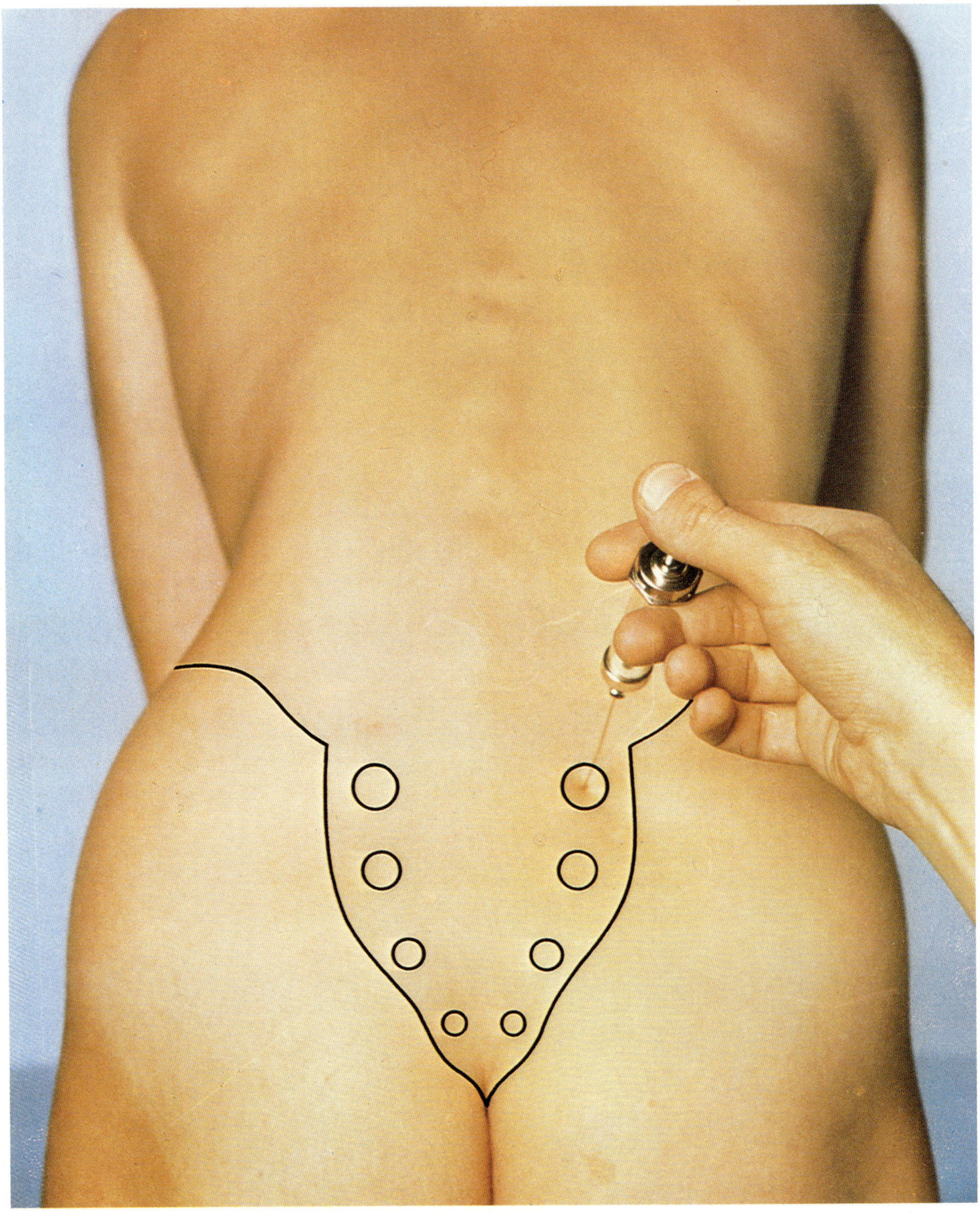

Abb. 65: Injektion an das Foramen sacrale posterior

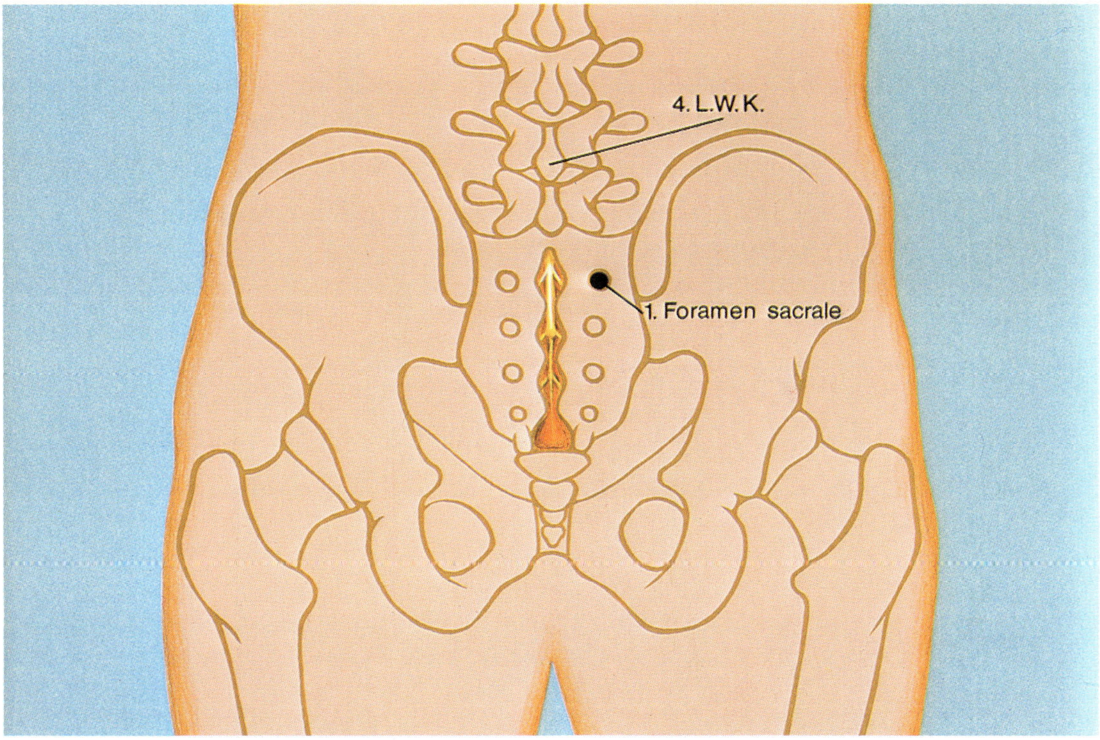

Abb. 66: Injektion an das erste Foramen sacrale posterior

Injektion an den abdominalen Grenzstrang nach WISCHNEWSKI

Indikation a) Segmenttherapie: Oberbaucherkrankungen an Magen, Darm, Leber, Galle, Pankreas, Niere.
b) Störfeldsuche: Als Testinjektion, wenn nach Oberbaucherkrankungen ein Störfeld vermutet werden kann.

Material: Nadel: 12 cm Länge, 1 mm Dicke.
Menge: 2 – 5 ml Procain oder Lidocain.

Technik: *Einstichstelle:* Der Patient lehnt vornübergebeugt an einem Tisch oder dem Kopfende einer Untersuchungsliege. Am Unterrand der letzten tastbaren Rippe geht man nach medial, bis etwa 3 Querfinger neben der Dornfortsatzlinie der Rand der langen Rückenstrecker zu tasten ist. Hier zwischen Rippenrand und Muskelrand ist die Einstichstelle. Man läßt den Patienten extrem ausatmen und die Luft anhalten, damit die Lungengrenze nach oben rückt.

Einstichrichtung: 30 Grad medialwärts und 60 Grad kranialwärts. Also etwa auf die normal sitzende Brustwarze der Gegenseite zu.

Einstichtiefe: In 8 – 10 cm Tiefe überwindet man den Muskel-Faszien-Widerstand. Noch 1 cm tiefer kommt man in die Nähe des Grenzstranges.

ANSAUGEN!

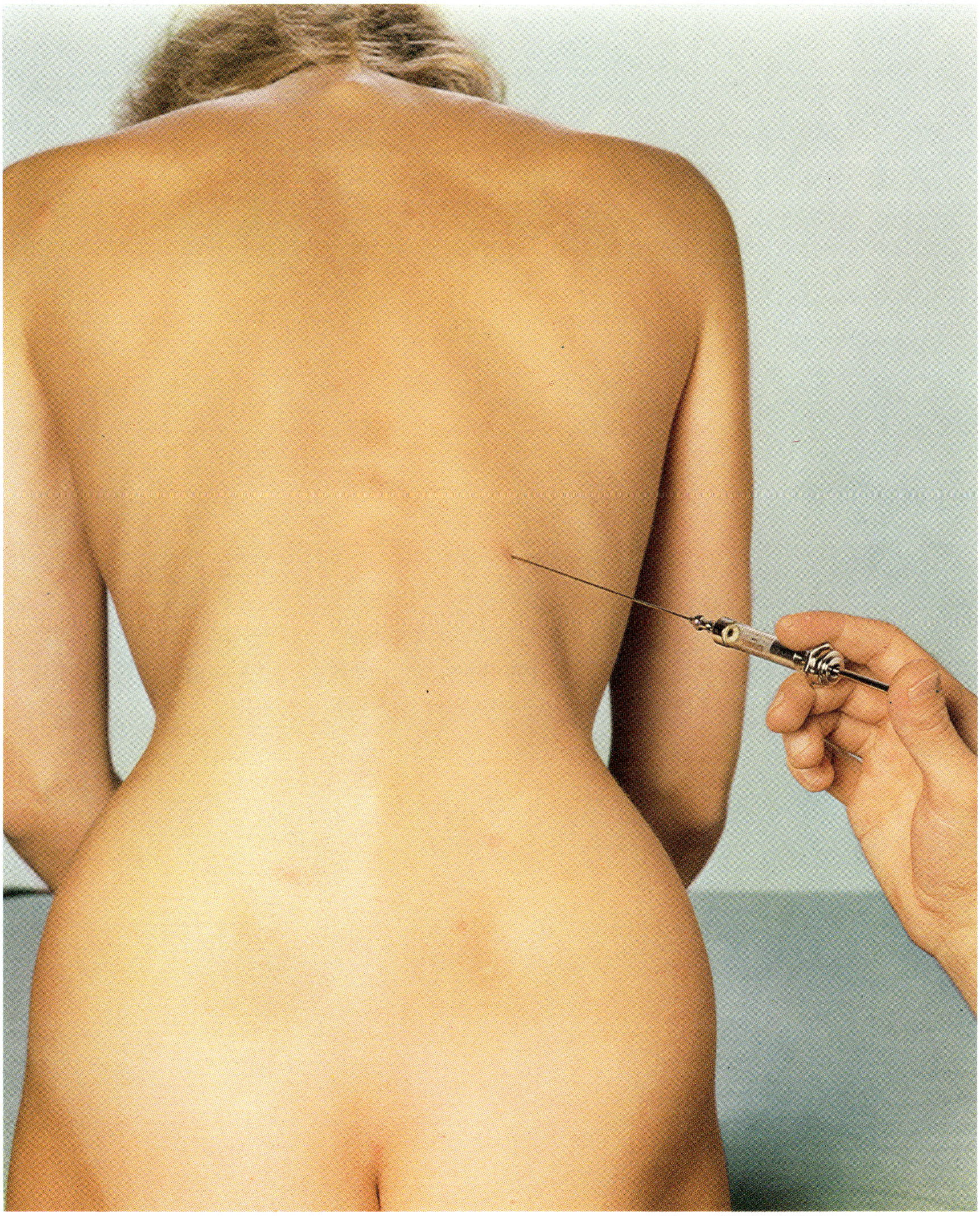

Abb. 67: Injektion an den abdominalen Grenzstrang

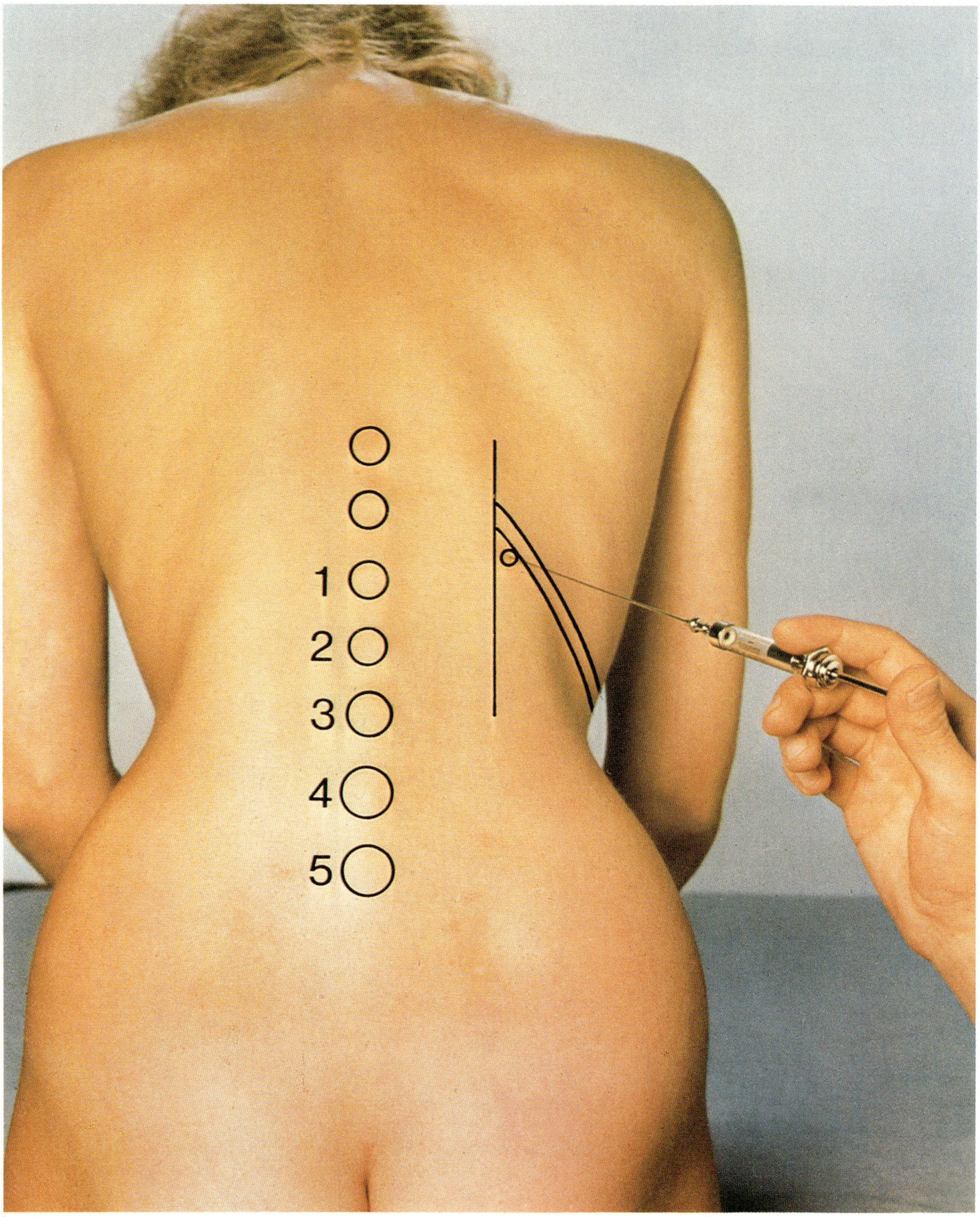

Abb. 68: Injektion an den abdominalen Grenzstrang. Die Abb. zeigt die Hilfslinien zum Auffinden der Einstichstelle

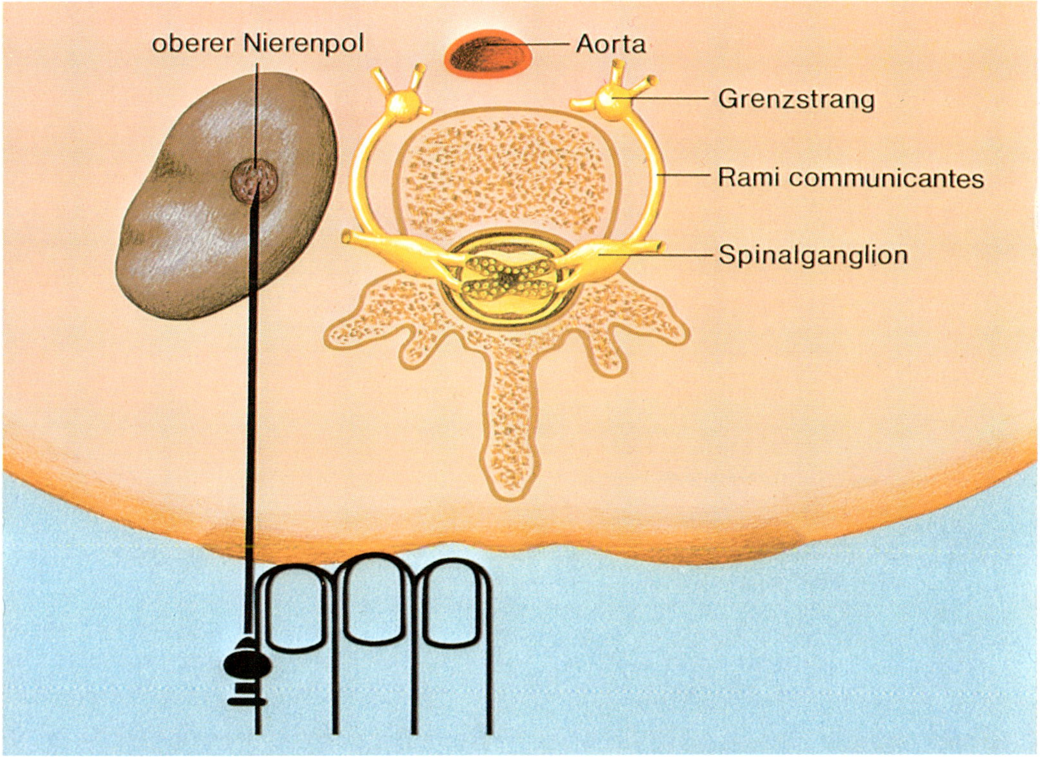

Abb. 69: Lage und Nadelführung bei der Injektion an den oberen Nierenpol nach WISCHNEWSKI

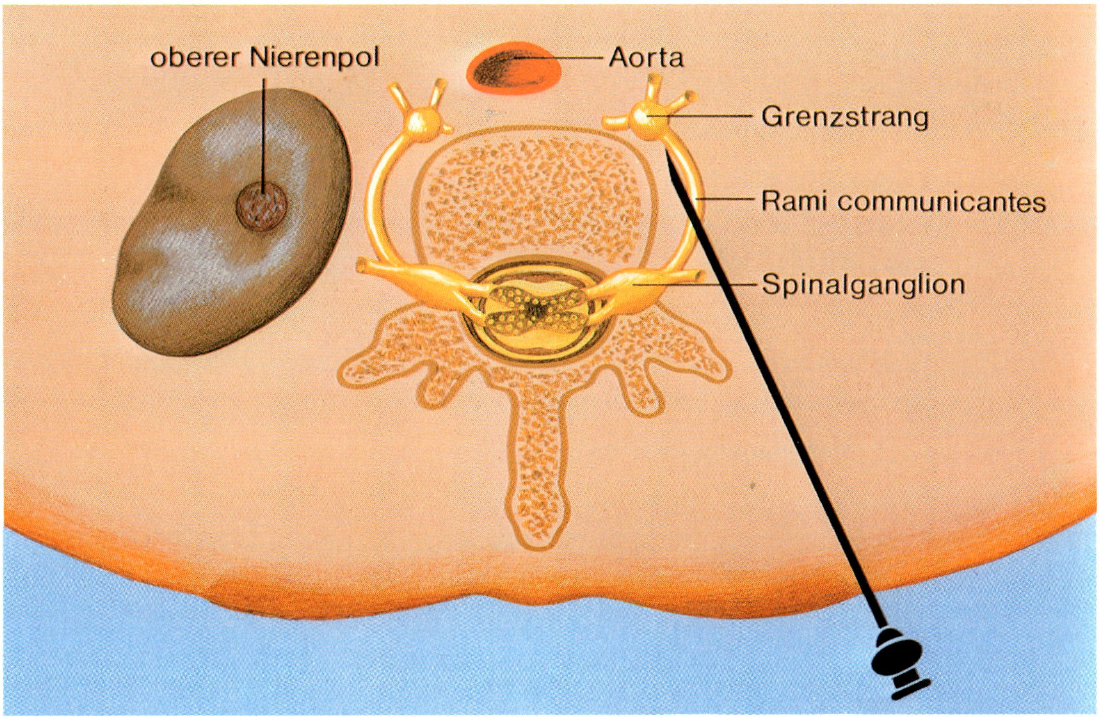

Abb. 70: Lage und Nadelführung bei der Injektion direkt an den Grenzstrang des Sympathikus

Injektion an den lumbalen Grenzstrang

Indikation: Durchblutungsstörungen der unteren Extremitäten, Verbrennungen, Erfrierungen, Ulcus cruris, Thrombose, schlecht heilende Amputationsstümpfe, Phantomschmerz, SUDECKsche Dystrophie, posttraumatische Osteoporosen.

Material: Nadel: 12 cm Länge × 1 mm.
Menge: 2 – 5 ml Procain oder Lidocain.

Technik: *Einstichstelle:* Die Verbindungslinie der Darmbeinkämme geht über den Dornfortsatz des 4. Lendenwirbels. Von hier wählt man die Etage, meist das zweite Lumbalganglion. Am stehenden oder liegenden Patienten sticht man 3 Querfinger neben den Dornfortsatz des 2. Lendenwirbels ein.

Einstichrichtung: Etwa 60 Grad nach medial.

Einstichtiefe: Nach etwa 3 cm stößt man an den Querfortsatz, der durch Anheben der Nadelspitze nach oben und außen umgangen werden kann. In etwa 7 cm erreicht man die Seitenfläche des Wirbelkörpers; nach Zurückziehen die Nadel unter stumpferem Winkel weitervorführen, bis der Knochenkontakt verloren geht.

ANSAUGEN!

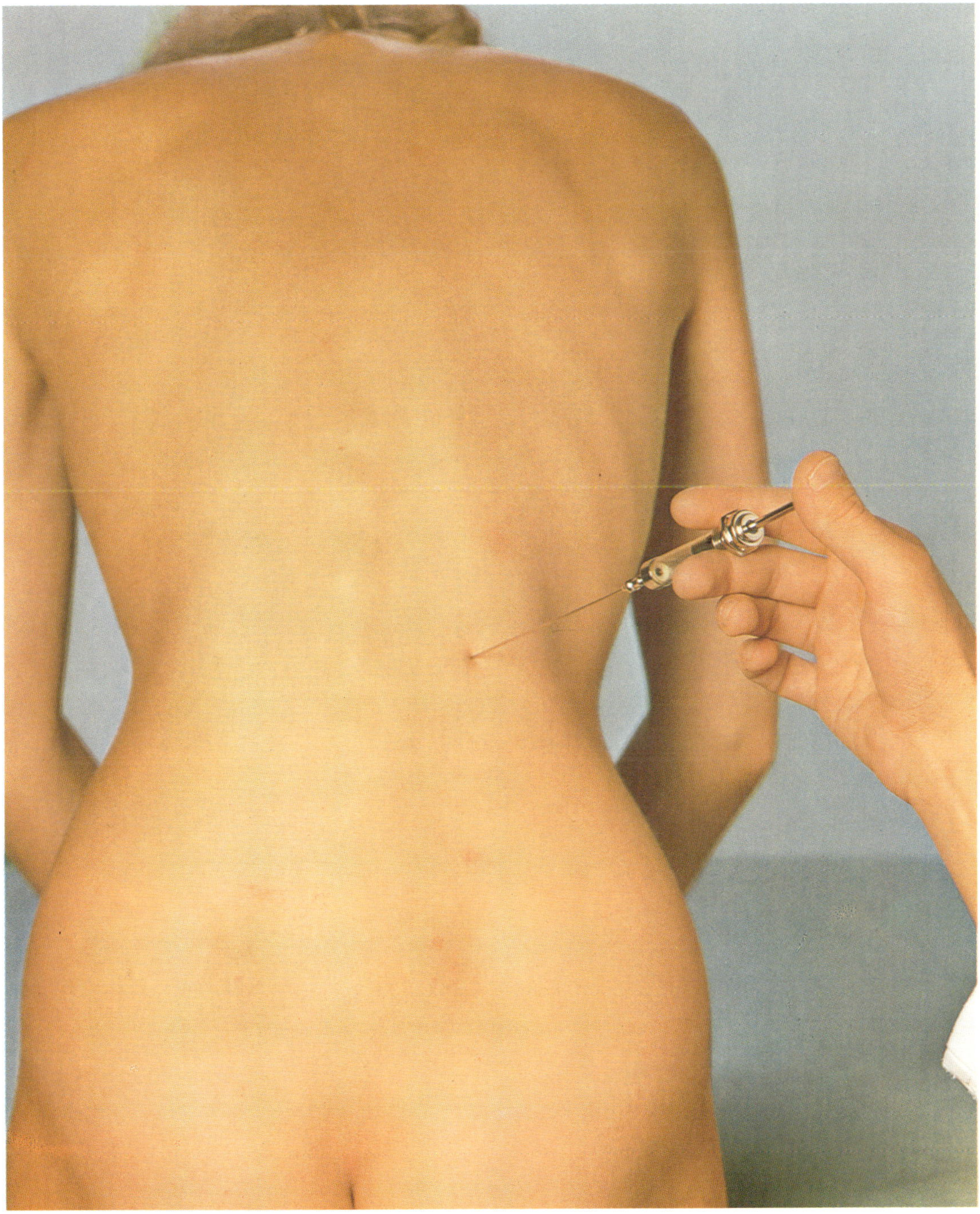

Abb. 71: Injektion an den lumbalen Grenzstrang

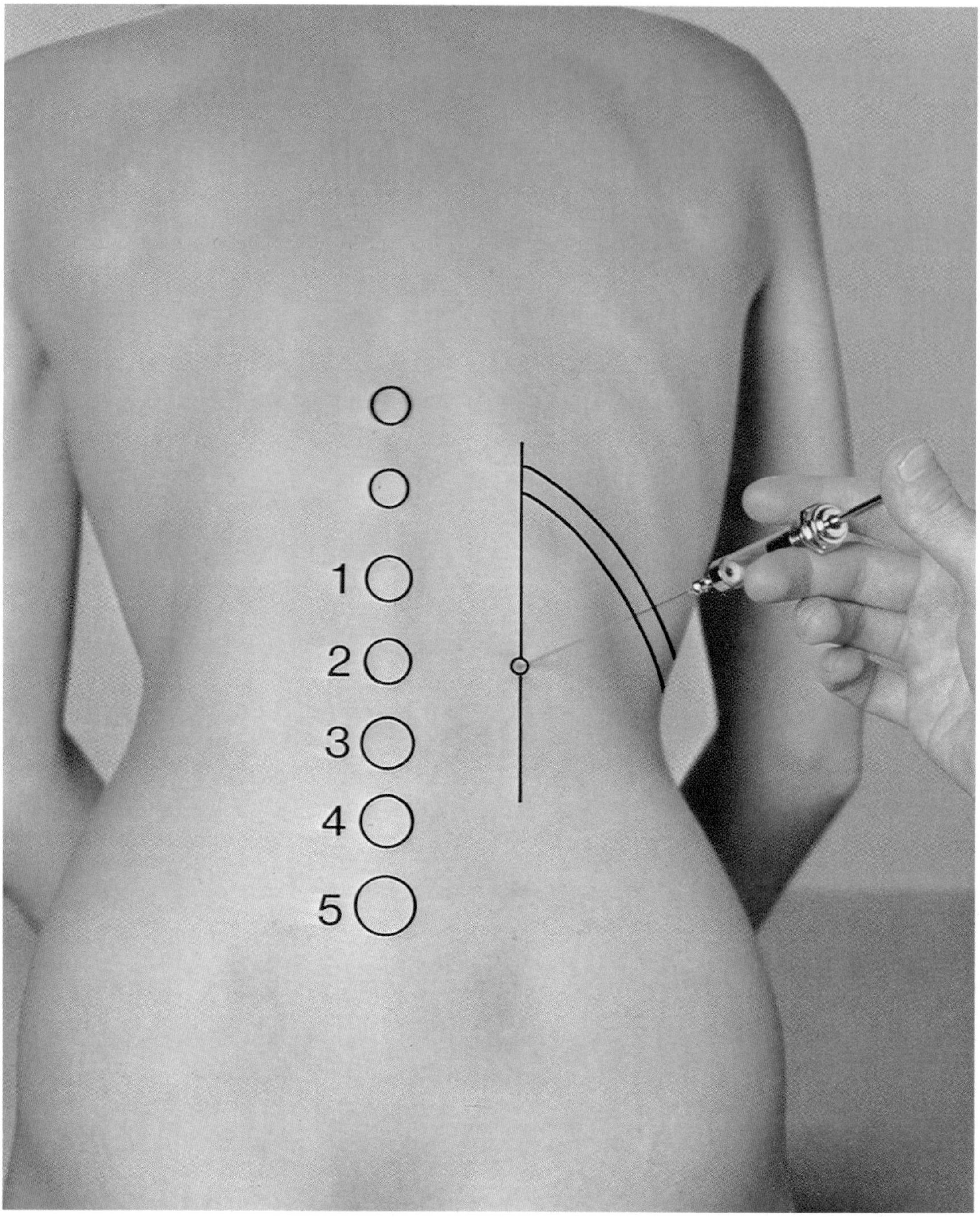

Abb. 72: Injektion an den lumbalen Grenzstrang

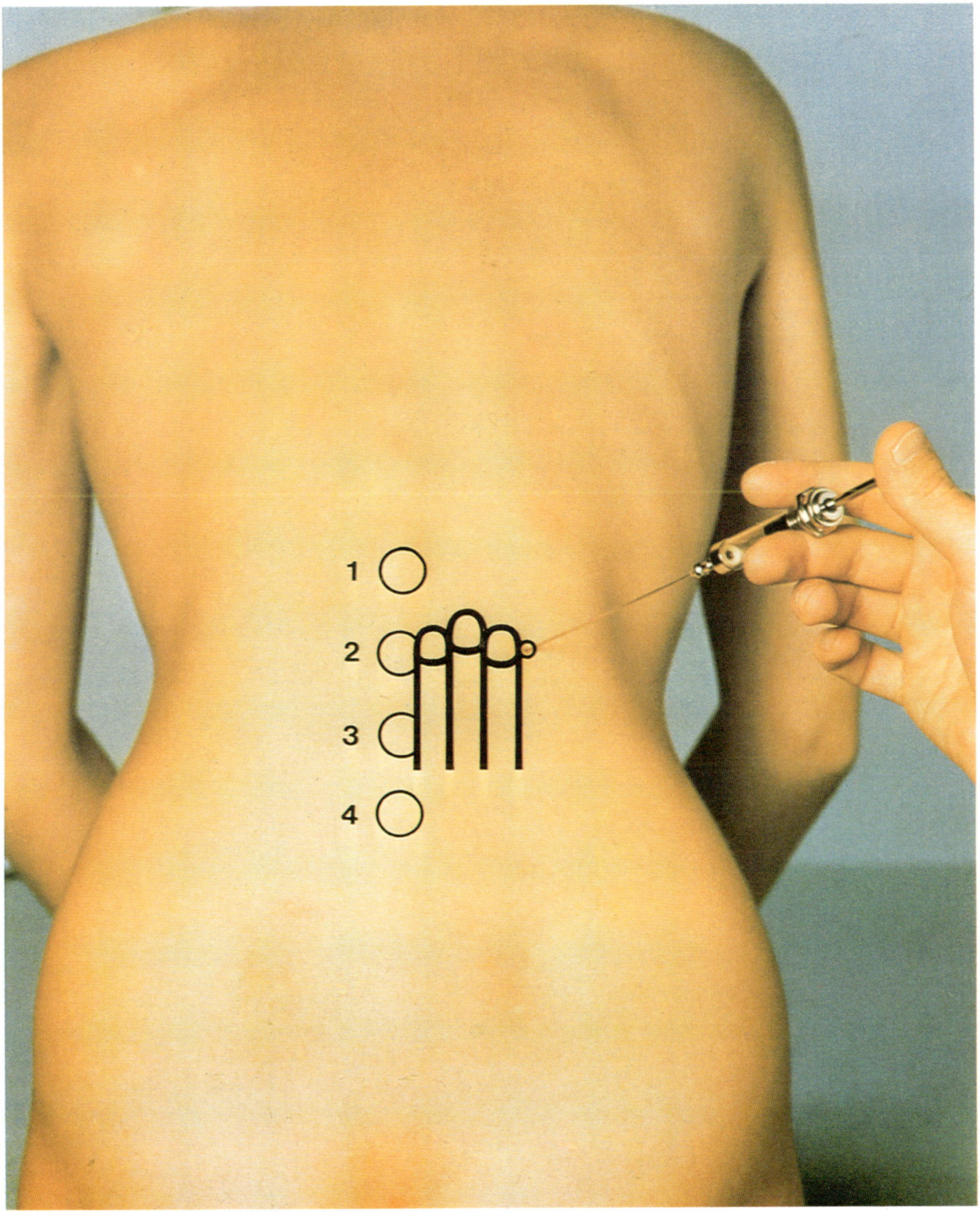

Abb. 73: Injektion an den lumbalen Grenzstrang

Injektion in das Gebiet der Ischiaswurzel L3 – L5

Indikation: Ischias, Bandscheibenschäden im Lendenbereich, Neuralgien, Durchblutungsstörungen und Parästhesien der unteren Extremität.

Material: Nadel: 10 – 12 cm × 1 mm.
Menge: 2 – 5 ml Procain oder Lidocain.

Technik: Der Patient steht an einem Tisch oder am Kopfende einer Untersuchungsliege.

Einstichstelle: Man tastet am Rand des Beckens zur Wirbelsäule hin, bis Beckenrand, Querfortsatz des 5. Lendenwirbels und Körper des 1. Kreuzbeinwirbels eine tastbare Vertiefung bilden.

Einstichrichtung: Senkrecht zur Haut.

Einstichtiefe: In 5 – 8 cm wird der Ischiasreflex ausgelöst.

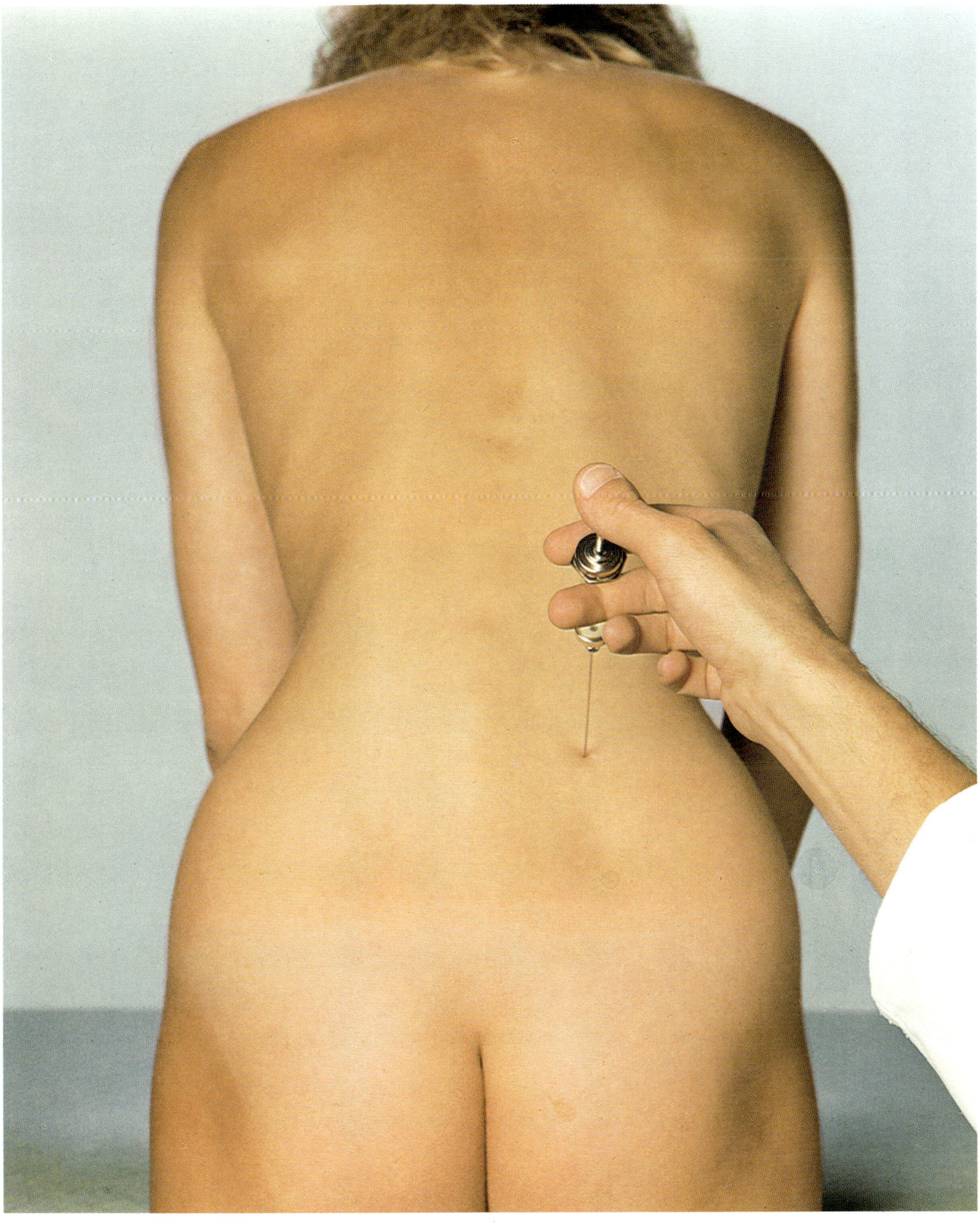

Abb. 74: Injektion in das Gebiet der Ischiaswurzel L3 – L5

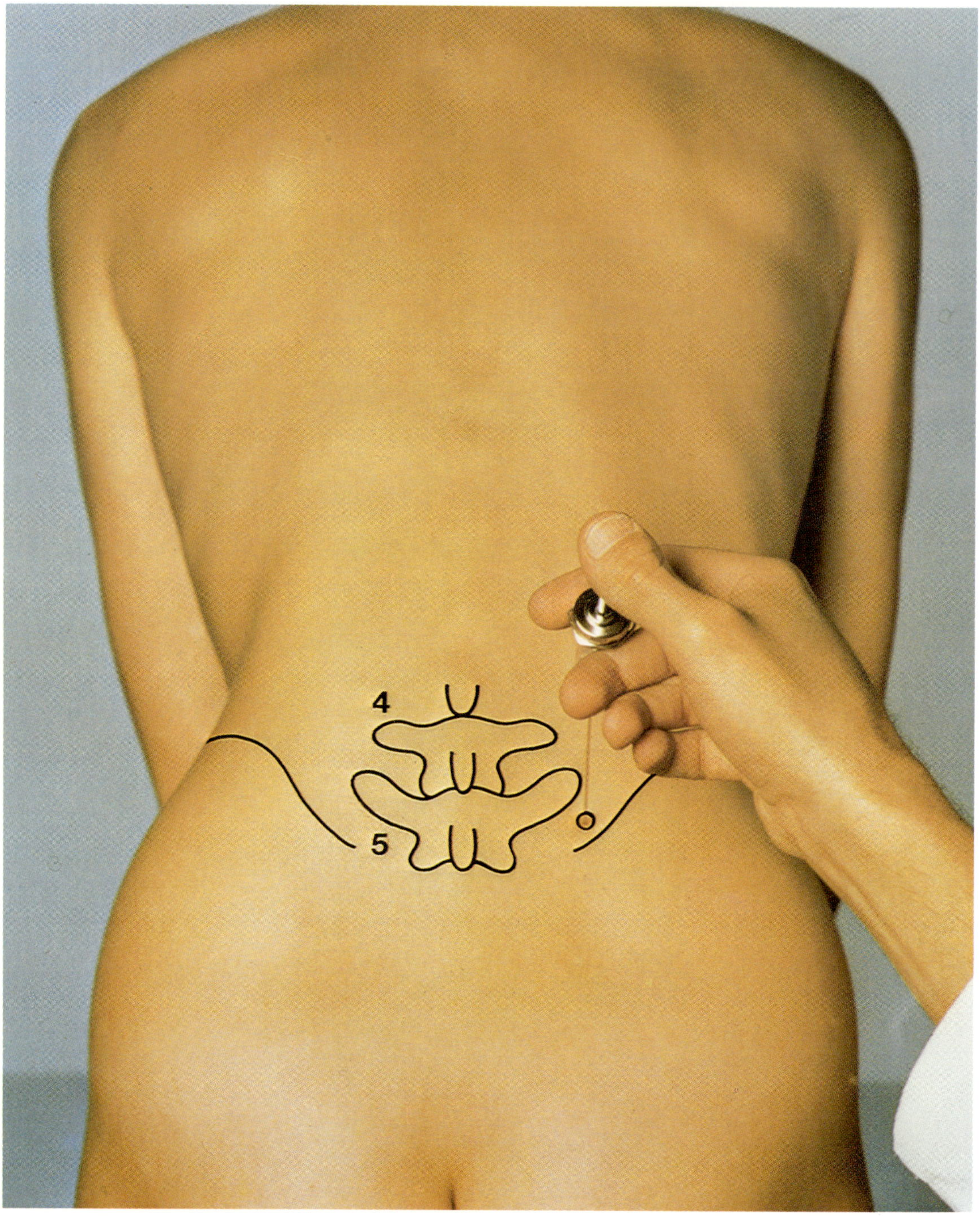

Abb. 75: Injektion in das Gebiet der Ischiaswurzel L3 – L5

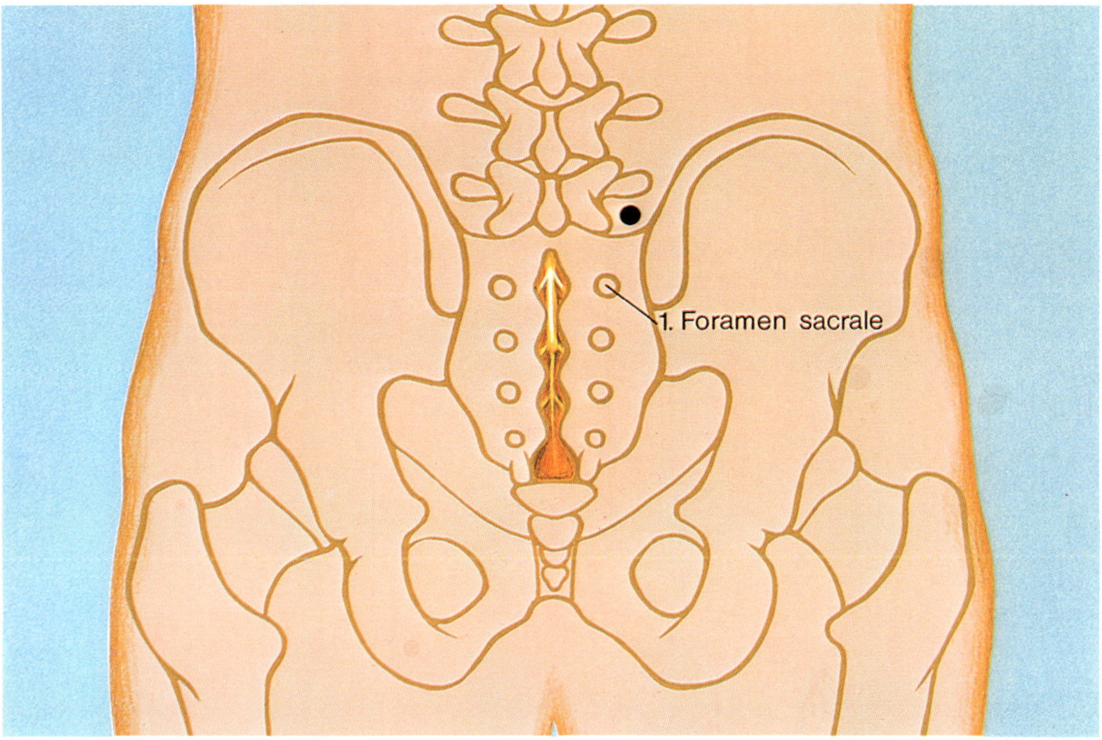

Abb. 76: Injektion in das Gebiet der Ischiaswurzel, Einstich in den Kanal zwischen Beckenrand und 5. Lendenwirbelkörper

Injektion in und an den Plexus sacralis

Indikation: Erkrankungen im Versorgungsgebiet:
1. Plexus pudendus mit Nervus pudendus,
2. Nn. clunium inferiores,
3. N. cutaneus femoris post.,
4. N. ischiadicus,
5. S1 – S4,
6. Truncus lumbosacralis L4 – L5.

Material: Nadel: 12 – 15 cm × 1 mm.
Menge: 5 ml Procain oder Lidocain.

Technik: *Einstichstelle:* Am Kreuzungspunkt zweier Hilfslinien:
1. Eine horizontale Linie von der oberen Gesäßfurche zum Oberrand des Trochanter major.
2. Eine senkrechte Linie von der Spina iliaca post. sup. zum Außenrand des Tuber ischii.

Einstichrichtung: Senkrecht zur Haut.

Einstichtiefe: Bis Knochenberührung. Die Nervenplatte ist etwa 3,5 cm breit und wird nach schräg – oben – außen abtastend infiltriert. Der richtige Sitz der Nadel wird vom Patienten mit Parästhesien angegeben.
Von innen nach außen: Hoden, Penis, Damm, Oberschenkel, Gesäß, Unterschenkel und Fuß.

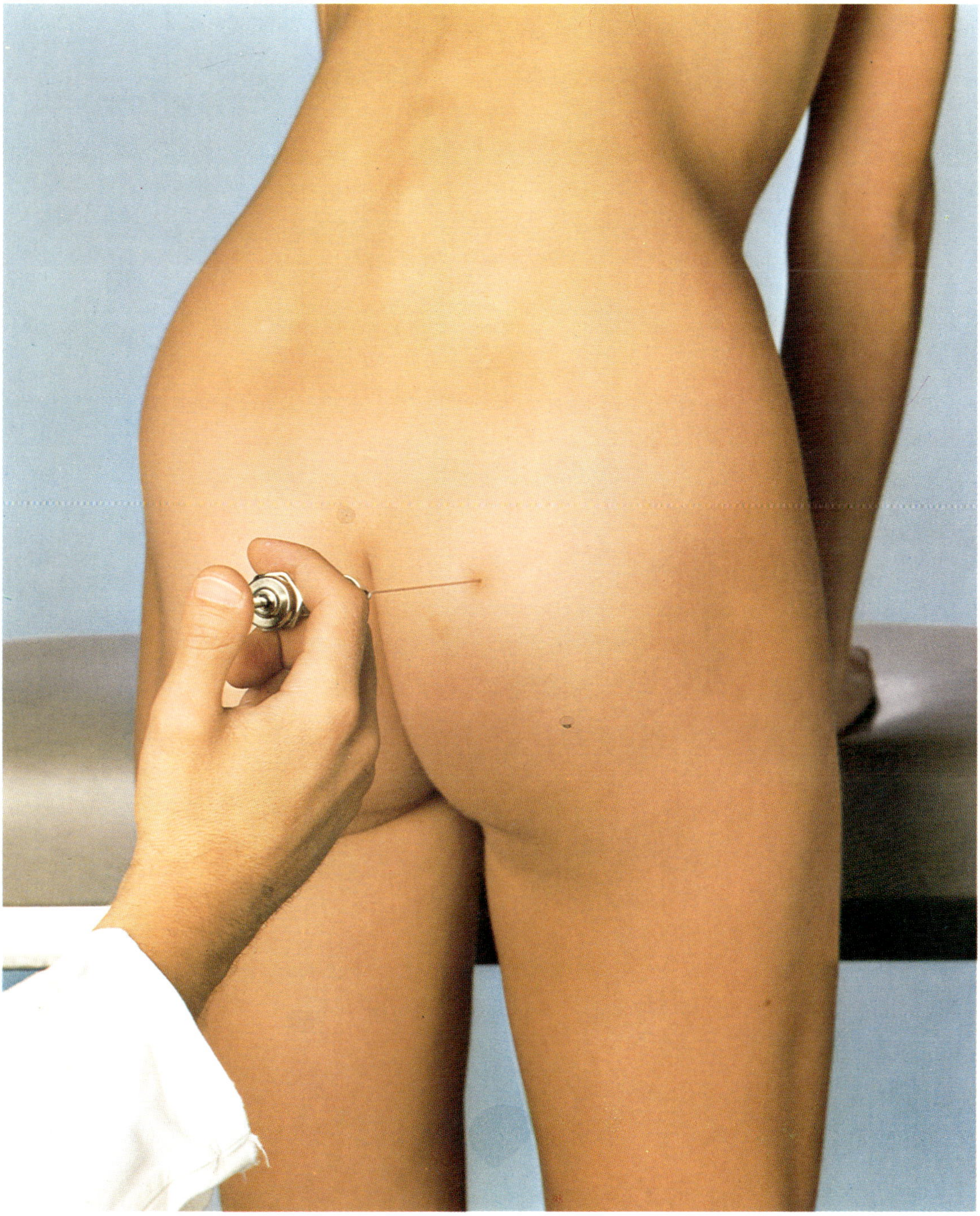

Abb. 77: Injektion an den Plexus sacralis

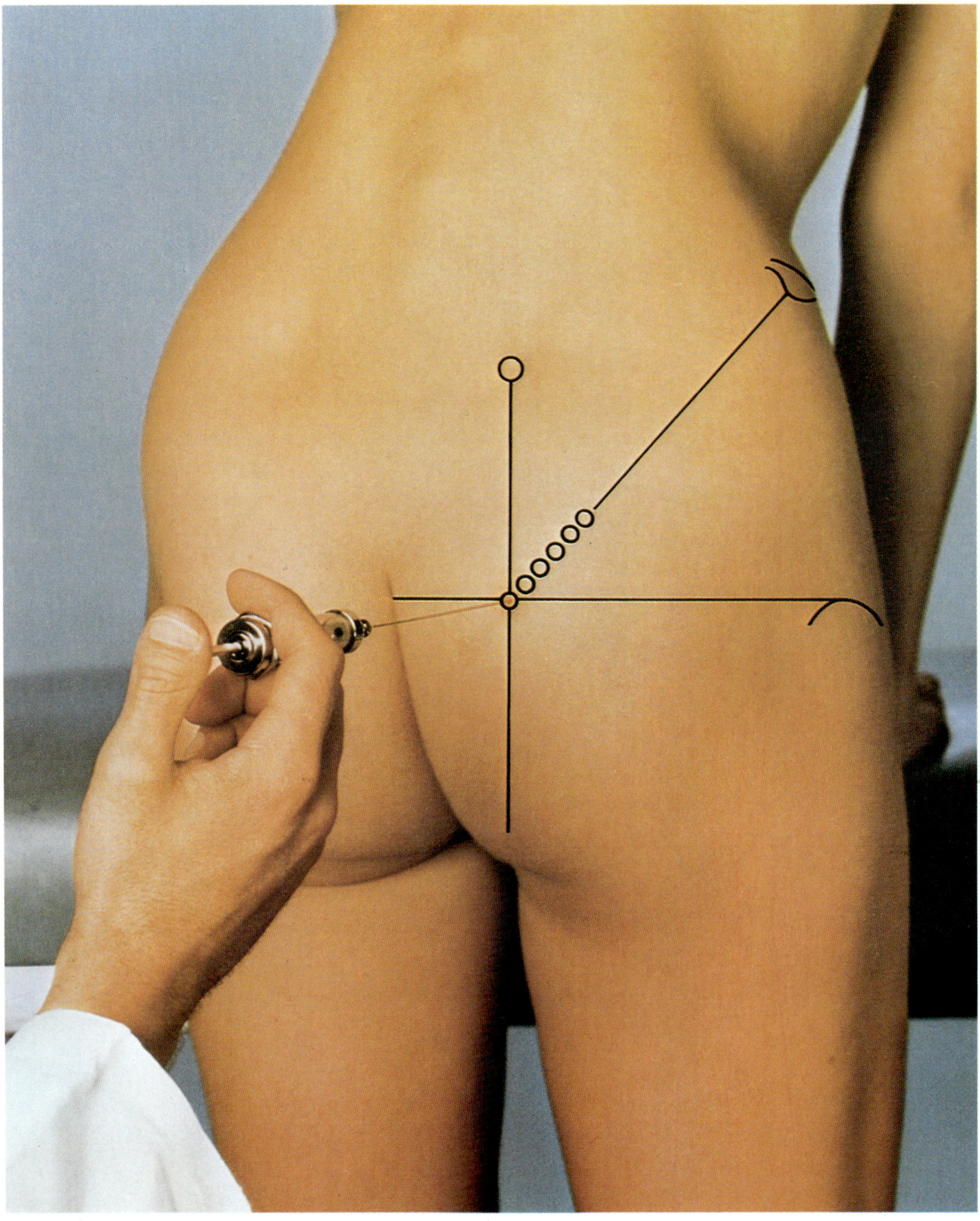

Abb. 78: Injektion an den Plexus sacralis. Hilfslinien zum Auffinden des Plexus

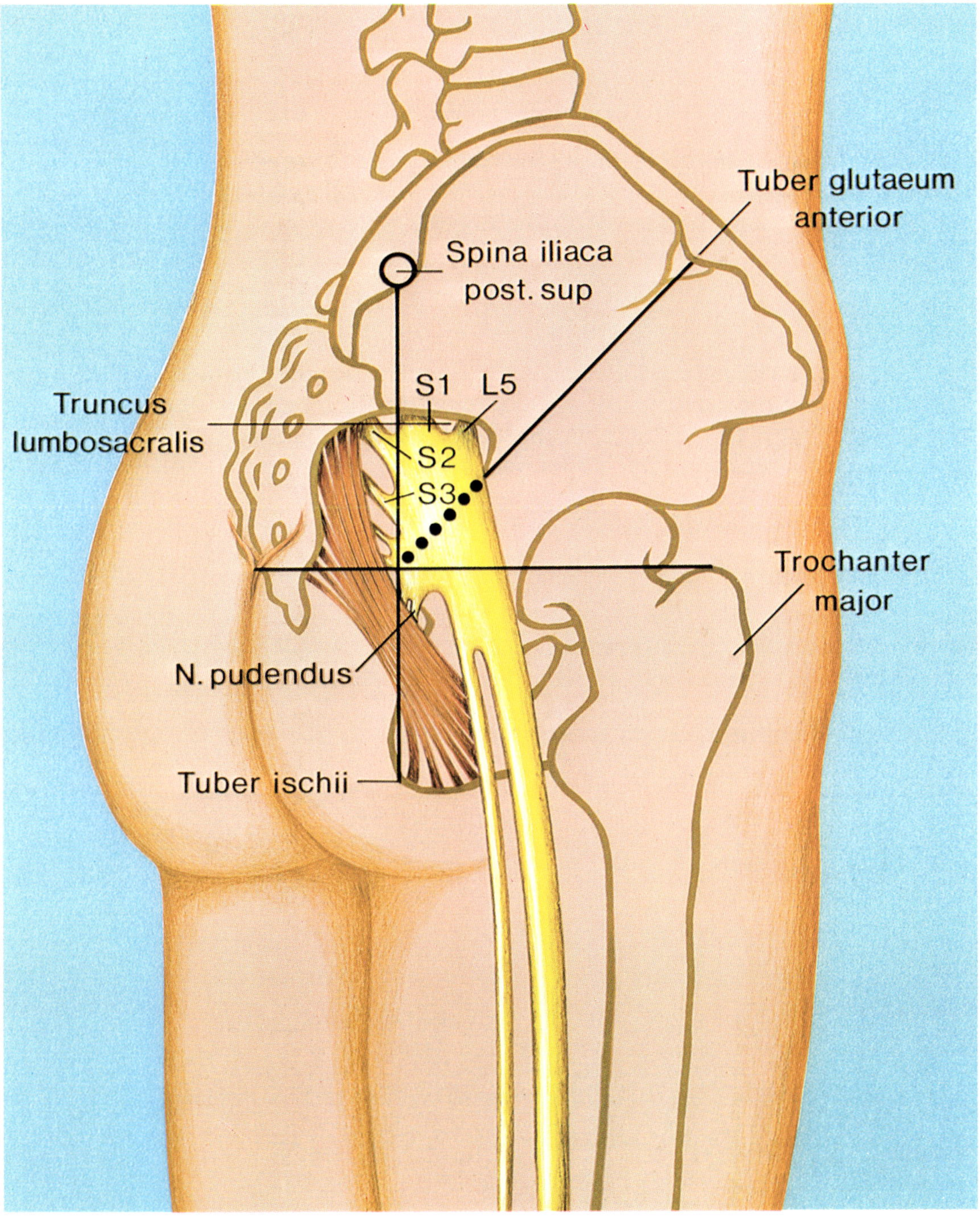

Abb. 79: Injektion an den Plexus sacralis

Präsakrale Infiltration nach PENDL

Indikation: Erkrankungen an: Mastdarm, After, Damm, Harnröhre, Blase, Pruritus ani et vulvae, Prostataerkrankungen, gynäkologische Erkrankungen, Ischias, Durchblutungsstörungen und Erkrankungen der unteren Extremität.

Material: Nadel: 12 cm.
Menge: 5 ml Procain oder Lidocain.

Technik: Der Patient steht an einem Tisch und hat seinen Oberkörper rechtwinklig vorgebeugt.

Einstichstelle: Einen Querfinger seitlich und unterhalb der Steißbeinspitze.

Einstichrichtung: Neben dem Steißbein nach kranial auf der Ventralseite des Kreuzbeines.

Einstichtiefe: Das oberste Sakralloch liegt 10 – 12 cm, das nächste 8 – 9 cm von der Einstichstelle entfernt.
Vorgehen unter lockerem Knochenkontakt.

CAVE! REKTUMPERFORATION.

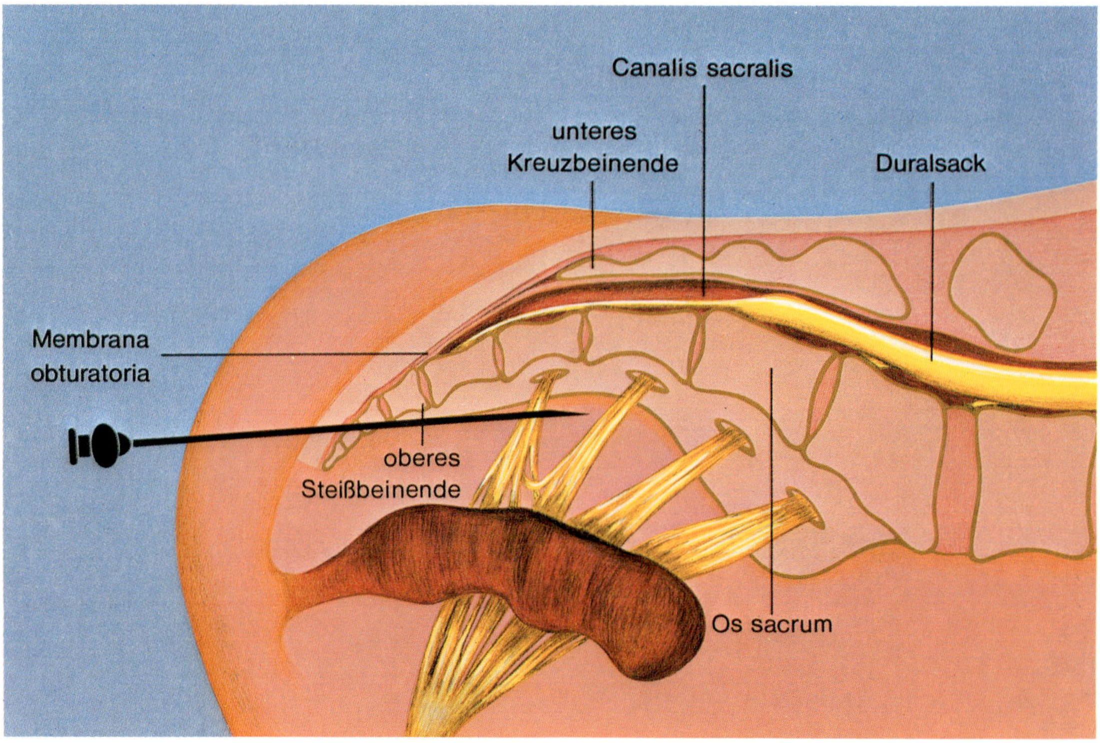

Abb. 80: Präsakrale Infiltration nach PENDL (topographische Verhältnisse)

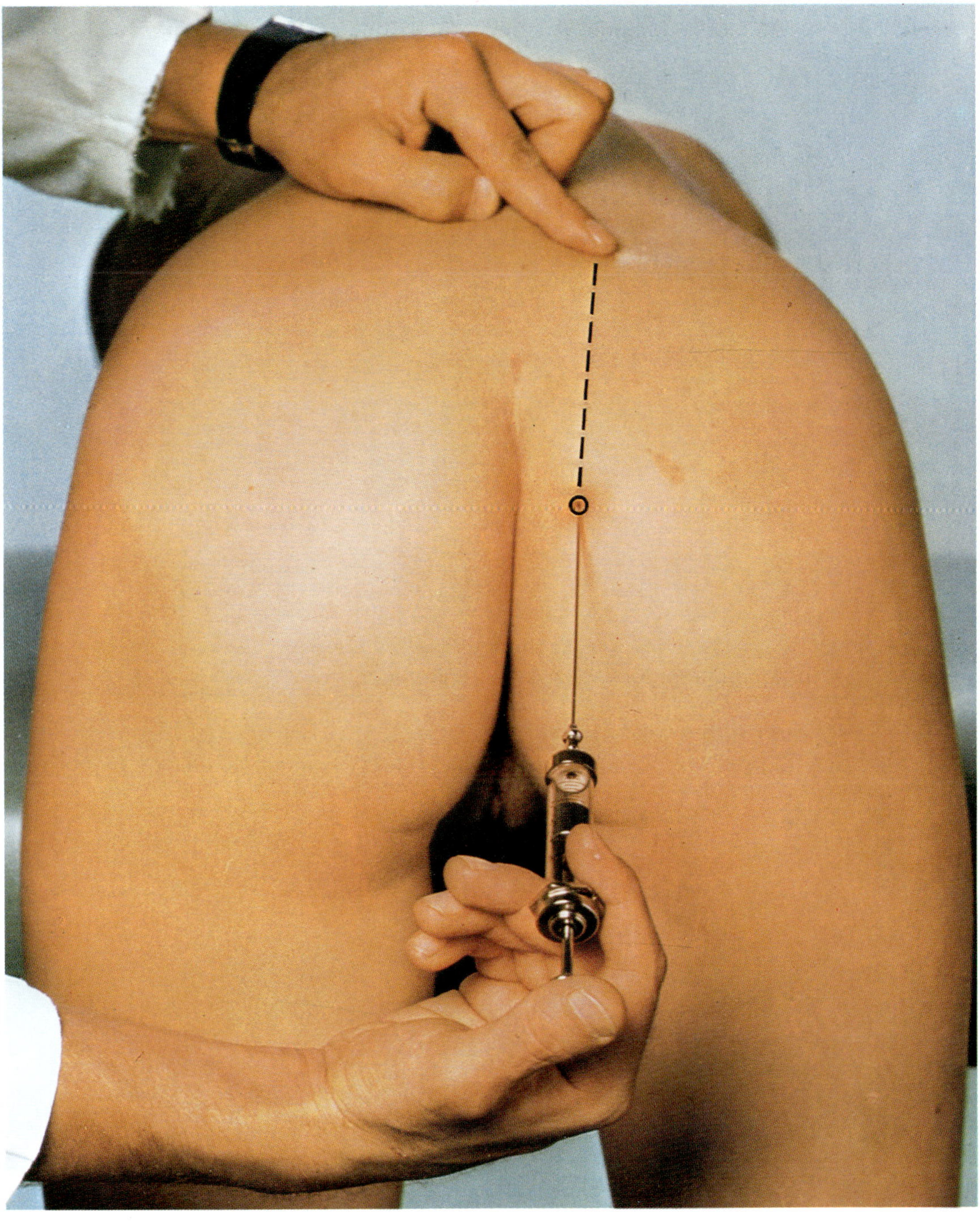

Abb. 81: Präsakrale Infiltration nach PENDL

Injektion in das Sakroiliakalgelenk

Indikation: Kreuzschmerzen, Lumbago, Ischias

Material: Nadel: 6 – 8 cm Länge.
Menge: 2 – 4 ml Procain oder Lidocain.

Technik: Der Patient steht vorgebeugt an einer Liege.

Einstichstelle: 3 Querfinger neben dem Dornfortsatz S 1.

Einstichrichtung: Im Winkel von 45 Grad zur Haut in Richtung nach lateral.

Einstichtiefe: Etwa 3 – 5 cm.

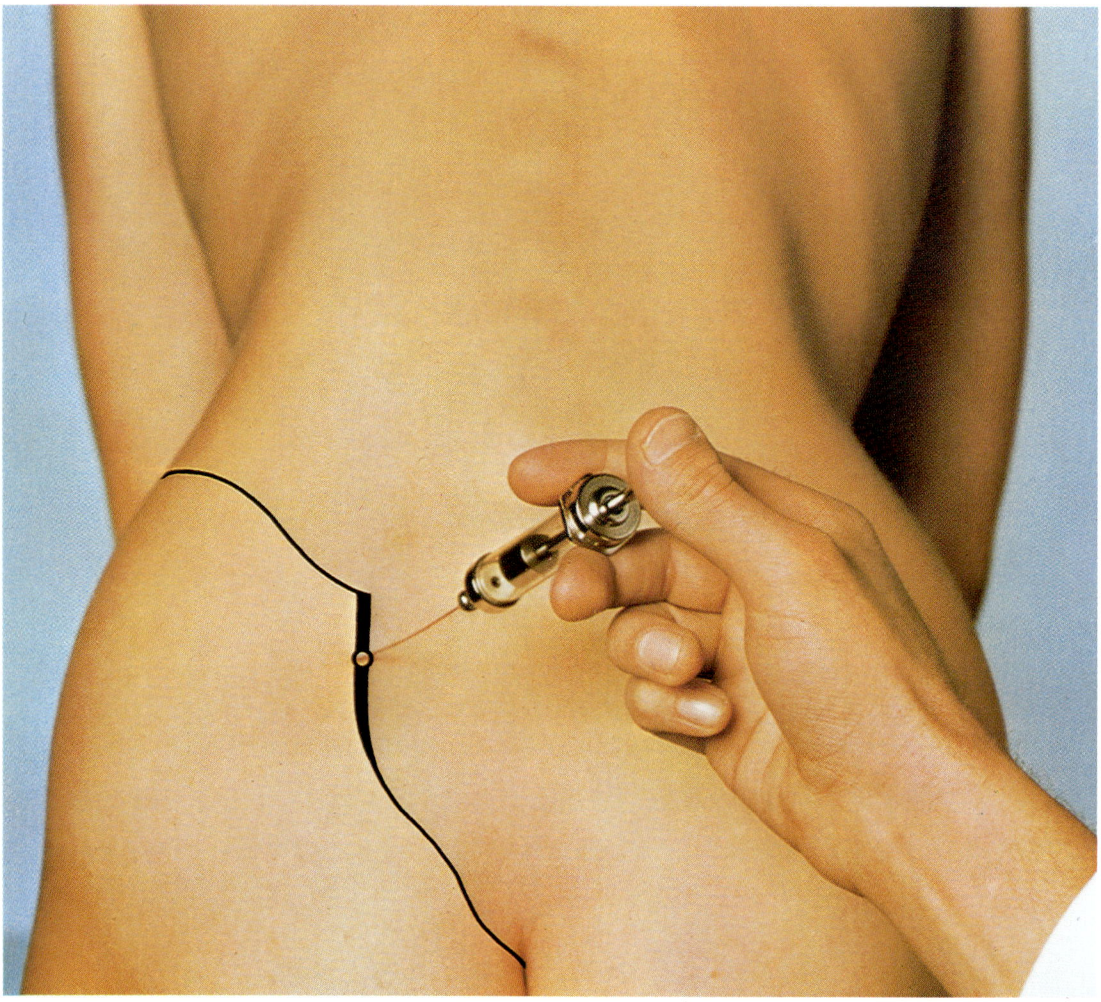

Abb. 82: Injektion in das Sakroiliakalgelenk (Orientierungslinie)

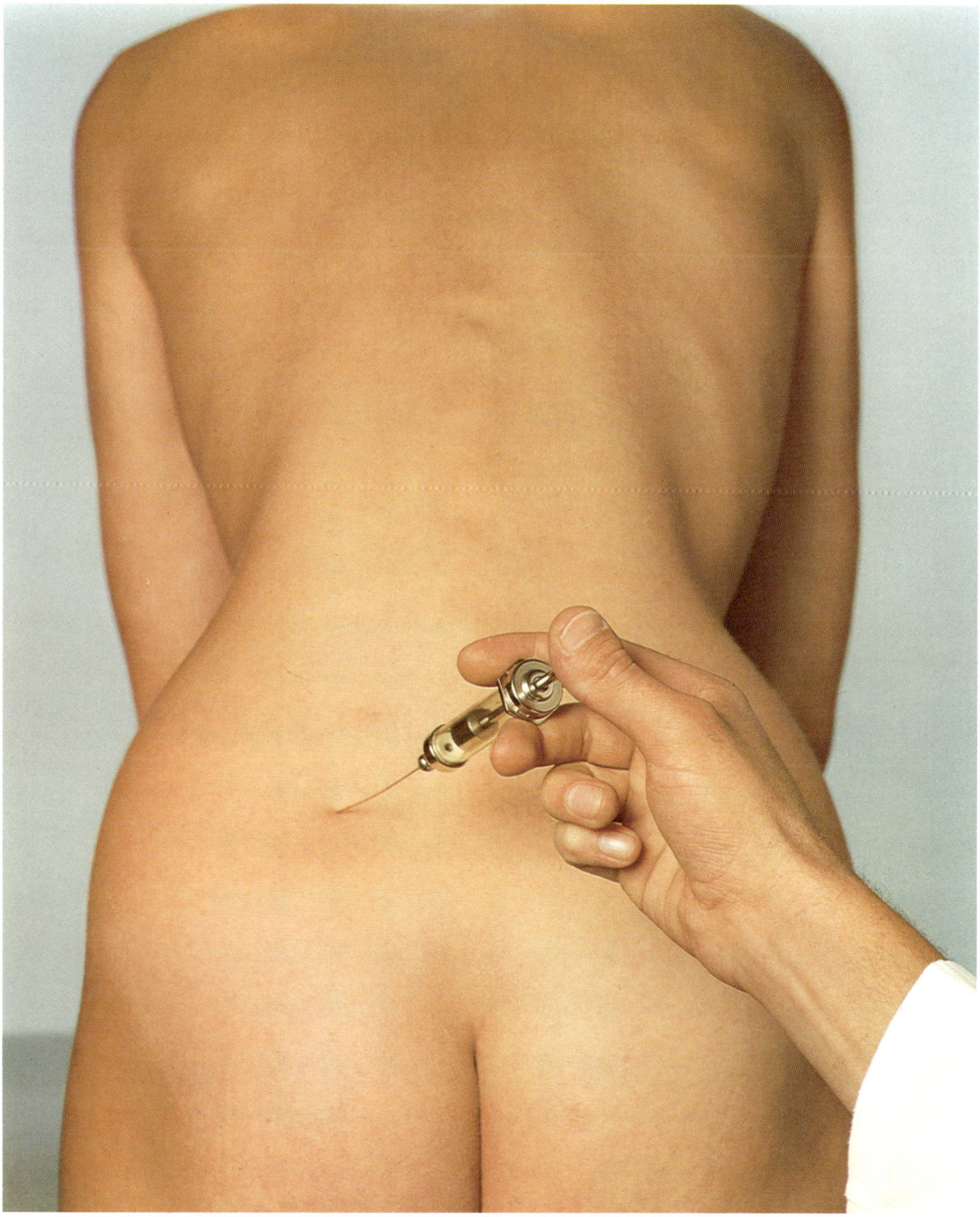

Abb. 83: Injektion in das Sakroiliakalgelenk

Injektion an die FRANKENHÄUSERschen Ganglien (Plexus uterovaginalis)

Indikation: a) Segmenttherapie: Dysmenorrhö, Fluor, Kohabitationsbeschwerden, Endo- und Parametritis, Blutungsanomalien, Beckenbodenneuritis, unklare Unterbauchbeschwerden, Frigidität, Sterilität, zyklusbedingte Beschwerden wie Kopfschmerz, Migräne, Pelvipathia vegetativa usw.
b) Störfeldsuche: Als Testinjektion, wenn die Vorgeschichte: Fluor, Aborte, schwere Entbindungen, Ausschabungen, Adnexitis, Gonorrhö und operative Eingriffe am Genitale aufweist.

KONTRAINDIKATION: Die Periode! Es empfiehlt sich, die Methode von außen (siehe gynäkologischer Raum).

Material: Nadel: 12 cm × 0,8 mm.
Menge: 2 – 4 ml Procain oder Lidocain.

Technik: Die Harnblase der Patientin muß vor der Injektion entleert sein. Man lagert die Patientin auf einem gynäkologischen Untersuchungsstuhl und stellt mit einem Spekulum die Portio ein.

Einstichstelle: Neben der Portio durch die Umschlagfalte der Schleimhaut durch das seitliche Scheidengewölbe, etwa zwischen Uhrzeiger 4–5 Uhr bzw. 7–8 Uhr.

Einstichrichtung: Etwas schräg nach lateral-dorsal.

Einstichtiefe: 1 – 2 cm.

CAVE! Bei Vorgehen parallel zur Zervix kann man den Ureter oder die Arteria uterina anstechen.

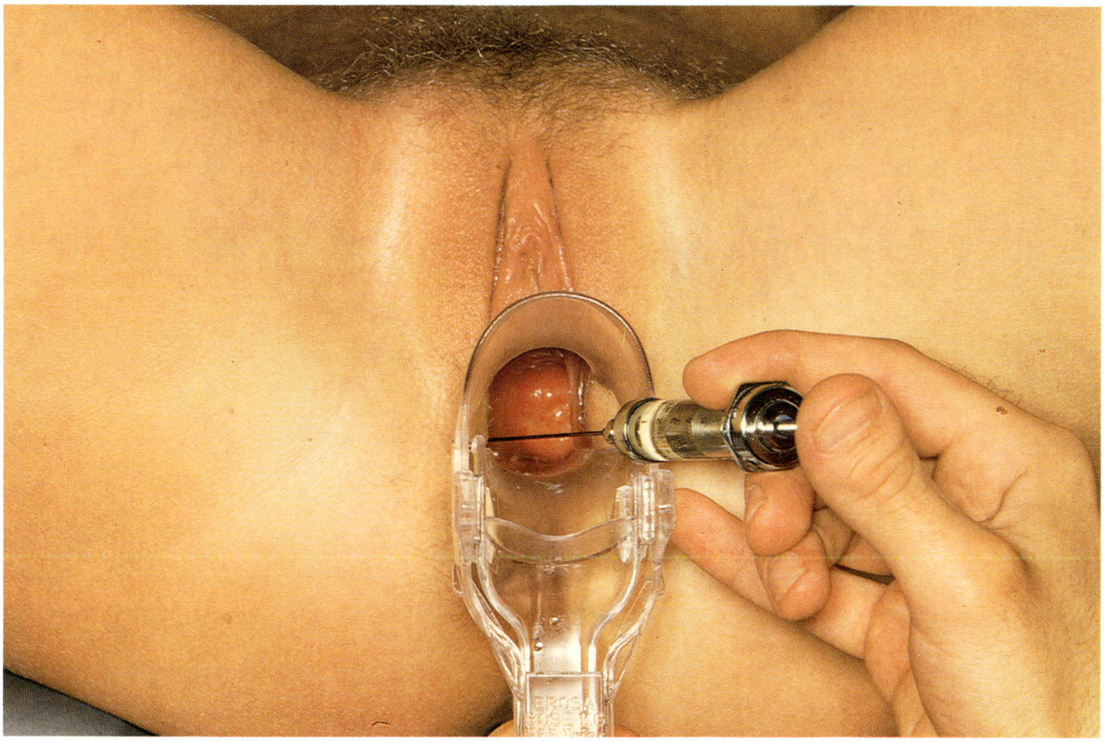

Abb. 84 u. 85: Injektion an die FRANKENHÄUSERschen Ganglien

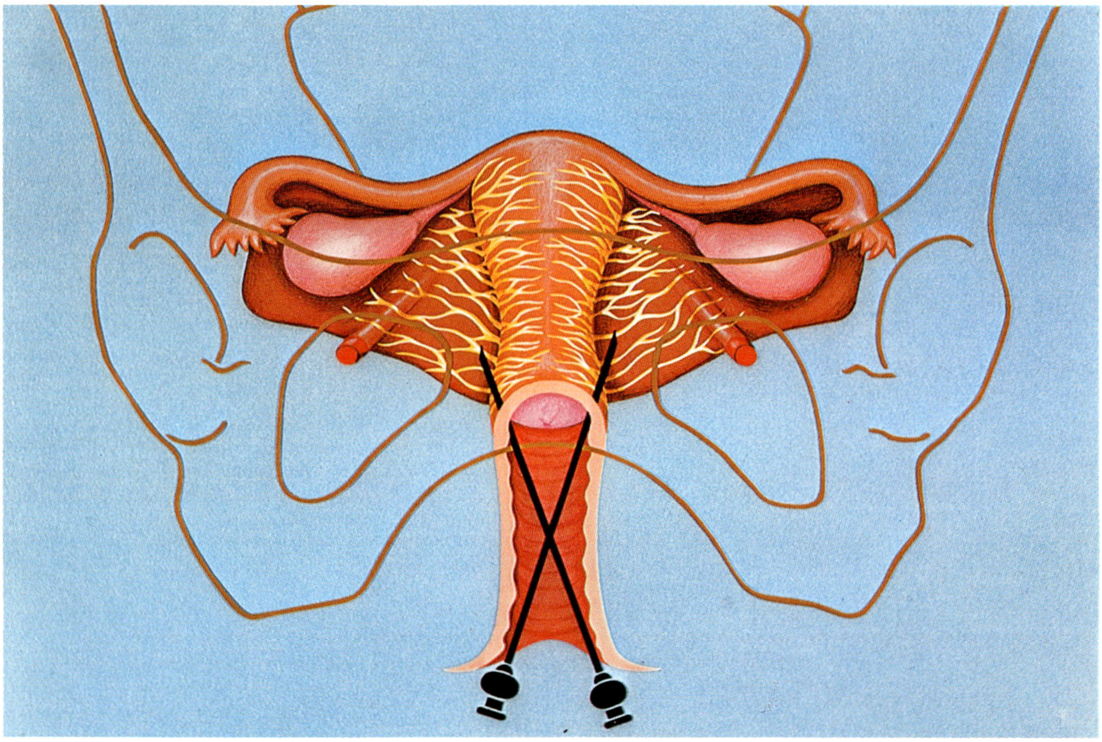

Injektion in den gynäkologischen Raum

Indikation: a) Segmenttherapie: Dysmenorrhoe, Adnexitis, Endo- und Parametritis, Menorrhagien, Metrorrhagien, unspezifischer Fluor, Unterleibs- und Kreuzschmerzen, Kohabitationsbeschwerden, zyklusgebundene Erkrankungen, Sterilität, Frigidität.
b) Störfeldsuche: Als Testinjektion, wenn die Anamnese Genitalerkrankungen ergibt.

Material: Nadel: 6 – 8 cm.
Menge: 2 × 2 ml Procain oder Lidocain.

Technik: Die Patientin liegt auf dem Rücken und hat die Blase vor der Injektion entleert.

Einstichstelle: Etwa 4 Querfinger lateral der Symphyse, das entspricht etwa 2 Querfinger medial der tastbaren Arteria femoralis, im Bereich der oberen Haargrenze. Mit zwei Fingern der freien Hand suchen wir den oberen Rand des Pecten ossis pubis.

Einstichrichtung: Senkrecht zwischen den Fingern auf das Pecten zu (Aku-Punkt M 29), Nadel etwas zurückziehen und kranialwärts über den Knochenrand nach medial-kaudal führen.

Einstichtiefe: Je nach Adipositas: 4 – 6 cm.

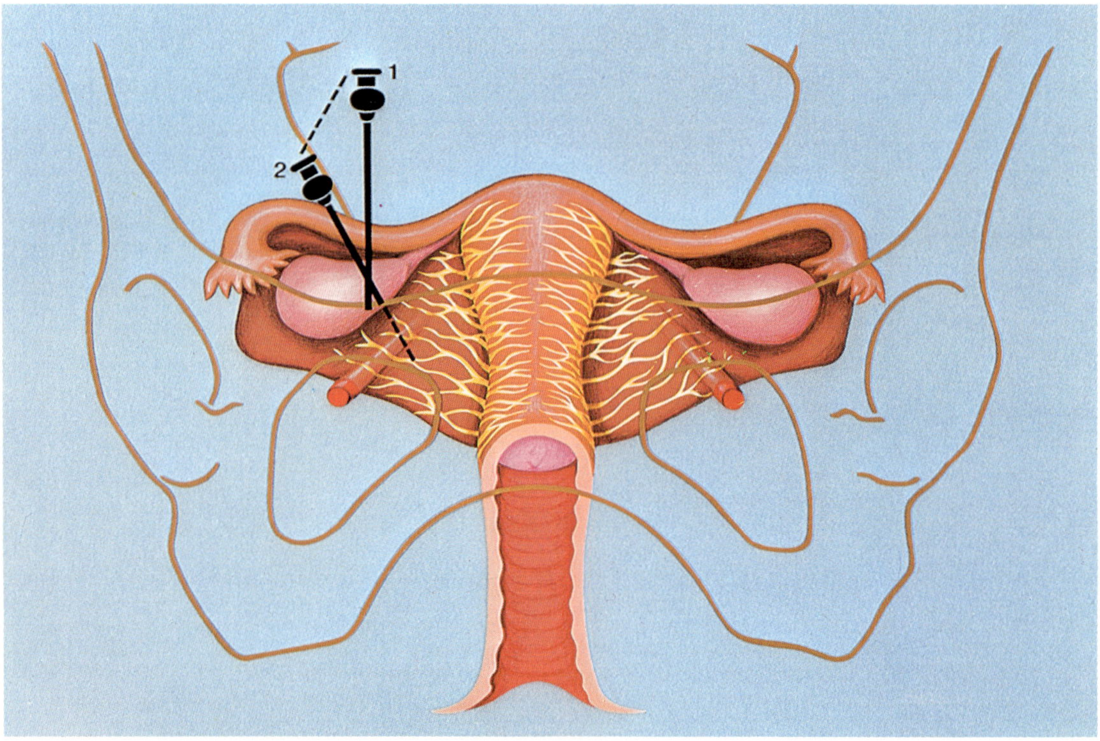

Abb. 86: Injektion in den gynäkologischen Raum

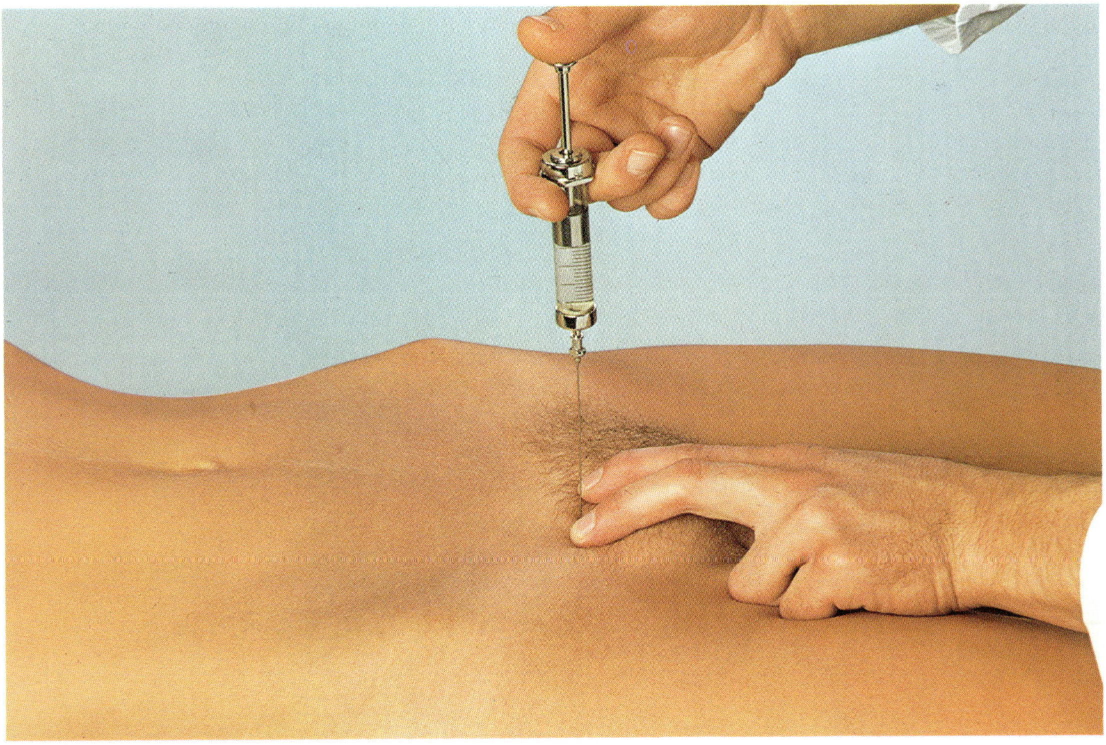

Abb. 87 u. 88: Injektion in den gynäkologischen Raum (Phase 1 und 2)

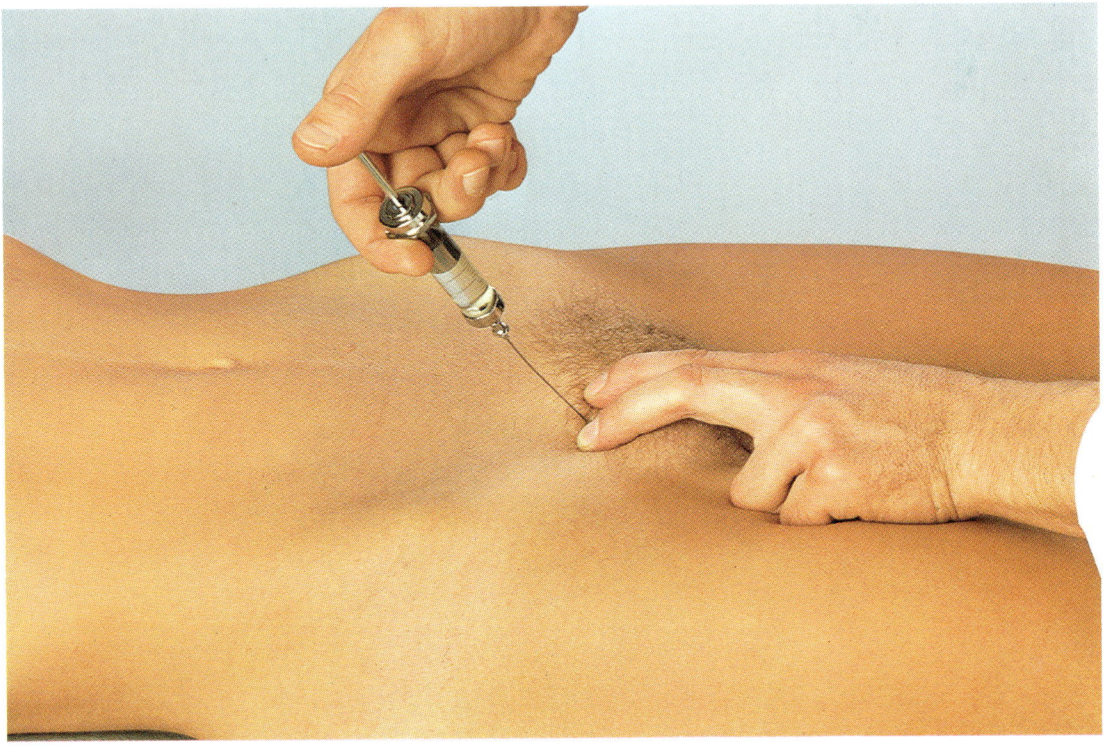

Injektion in die Magengrube

Indikation: Alle Oberbaucherkrankungen, z. B. Ulcus ventriculi et duodeni, Gastritis. In Kombination mit der Injektion an den abdominalen Grenzstrang.

Material: Nadel: Nr. 12.
Menge: 2 ml Procain oder Lidocain.

Technik: Am liegenden Patienten.

Einstichstelle: In der Medianlinie, 3 Querfinger unter dem Proc. xiphoideus.

Einstichrichtung: Senkrecht zur Haut.

Einstichtiefe: Je nach Adipositas 3–5 cm, präperitoneal.

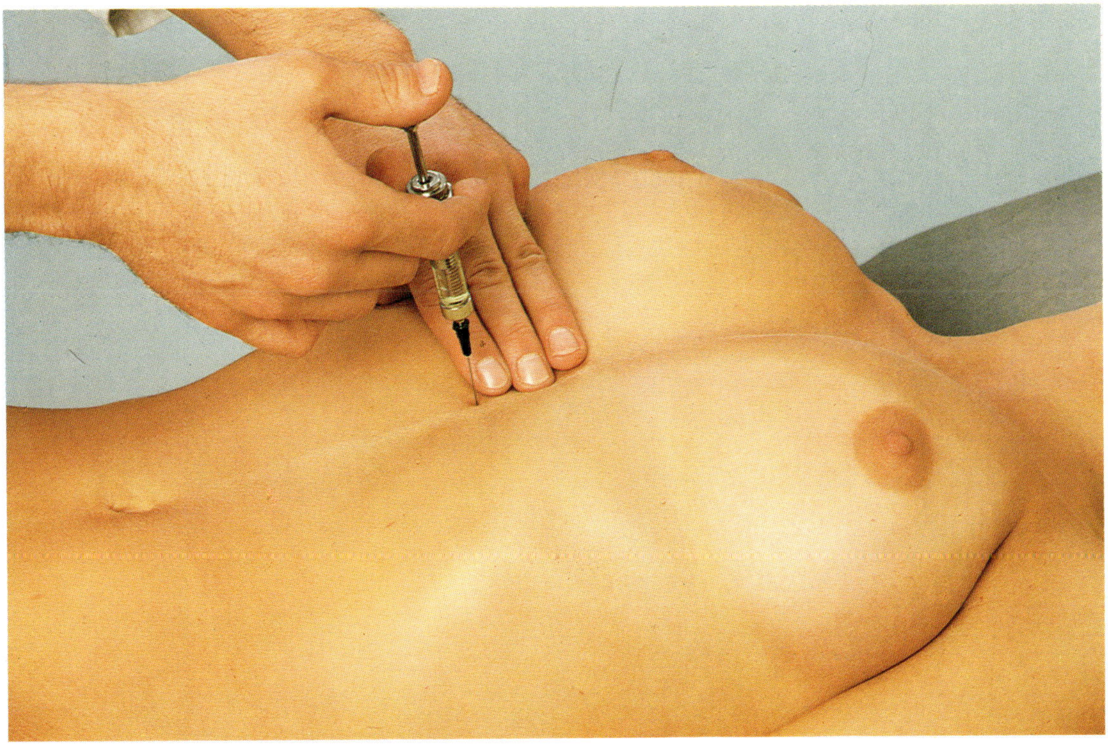

Abb. 89: Injektion in die Magengrube

Injektion an die VOGLER-Punkte

Indikation: Bei Magen- bzw. Gallenerkrankungen sind diese Punkte am Rippenbogen druckempfindlich.

Material: Nadel: Nr. 12.
Menge: Je 2 ml Procain oder Lidocain.

Technik: *Einstichstelle:* Am Periost des Rippenbogens tastet man den schmerzhaften Punkt etwa in der Mamillarlinie.

Einstichrichtung und Tiefe: Senkrecht zur Haut bis zum Periost.

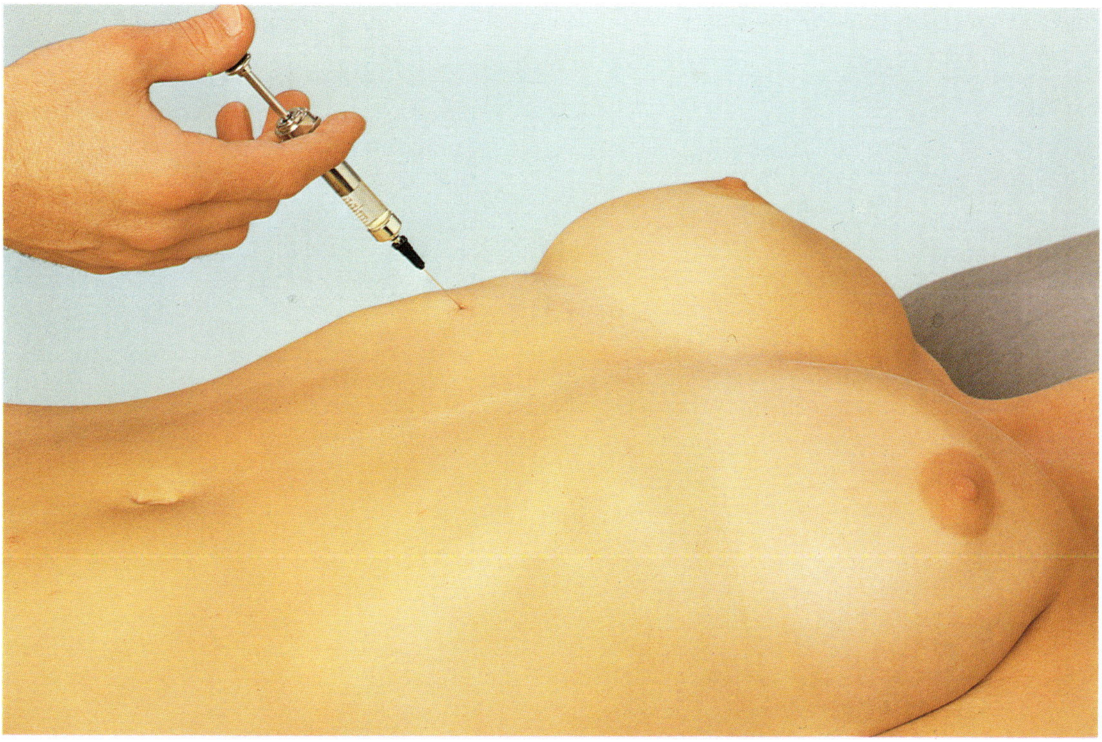

Abb. 90: Injektion an die VOGLER-Punkte

Injektion an das Xiphoid

Indikation:	Nervöse Magenbeschwerden. Als Zusatz zu den Injektionen an den abdominalen Grenzstrang und in die Magengrube.
Material:	Nadel: Nr. 12. Menge: 1 ml Procain oder Lidocain.
Technik:	*Einstichstelle:* Unmittelbar unter der Xiphoidspitze. *Einstichrichtung:* Senkrecht zur Haut. *Einstichtiefe:* Je nach Adipositas bis zu 1 cm Tiefe.

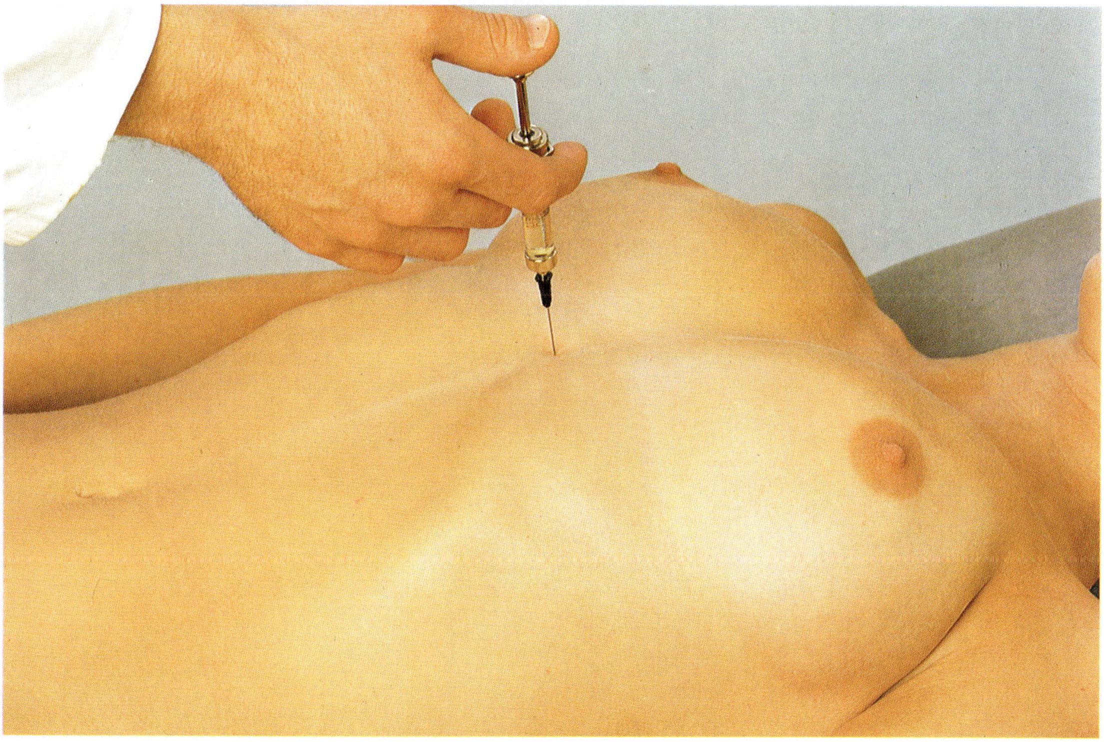

Abb. 91: Injektion an das Xiphoid

Injektion an den Nervus pudendus

Indikation: Pudendus-Neuralgie, Pruritis ani et vulvae, Erkrankungen am Hodensack, Penis bzw. Vulva und Damm. In der Geburtshilfe zur Schmerzbekämpfung während der Austreibungsphase, Episiotomie und Dammnaht.

Material: Nadel: 12 cm × 1 mm oder PP-Nadel.
Menge: 5 – 10 ml Procain oder Lidocain.

Technik: a) Am vornübergebeugten Patienten.

Einstichstelle: 3 – 4 Querfinger unterhalb der Einstichstelle der Injektion an den Plexus sacralis.

Einstichrichtung und Tiefe: Vorgehen in Richtung Symphyse, bis Parästhesien in der Genitalgegend ausgelöst werden.
b) Perinealer Weg: Der Patient wird auf dem gynäkologischen Stuhl in Steinschnittlage gelagert. Von der Scheide oder vom Rektum aus wird die Spina ischiadica getastet.

Einstichstelle: Neben der Vagina oder Rektum.

Einstichrichtung und Tiefe: Unter Kontrolle des liegenden Fingers wird die Nadel transkutan bis zur Spina ischiadica vorgeführt.

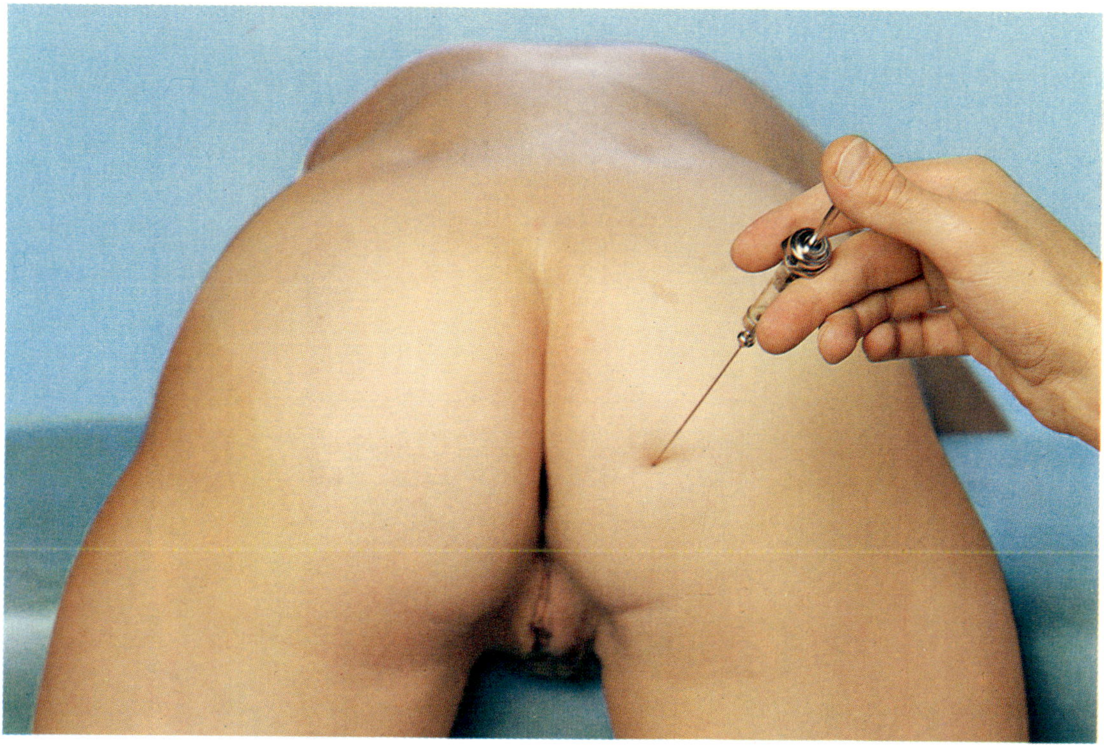

Abb. 92 u. 93: Injektion an den Nervus pudendus — Technik a)
Technik b)

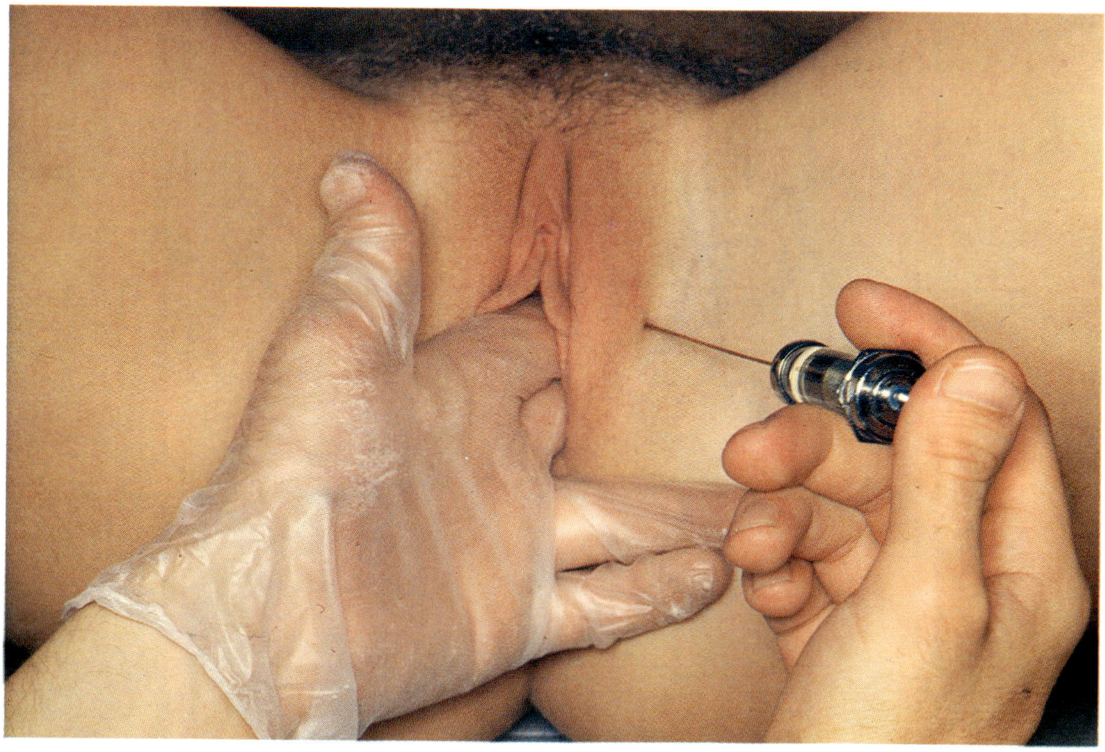

c) Transvaginale Technik: Die Patientin wird wie bei b) gelagert. Zu dieser Technik benötigt man eine Nadel mit Führungshülse (PP-Nadel). Unter Kontrolle der behandschuhten Hand führt man die Hülse direkt an die ertastete Spina ischiadica.

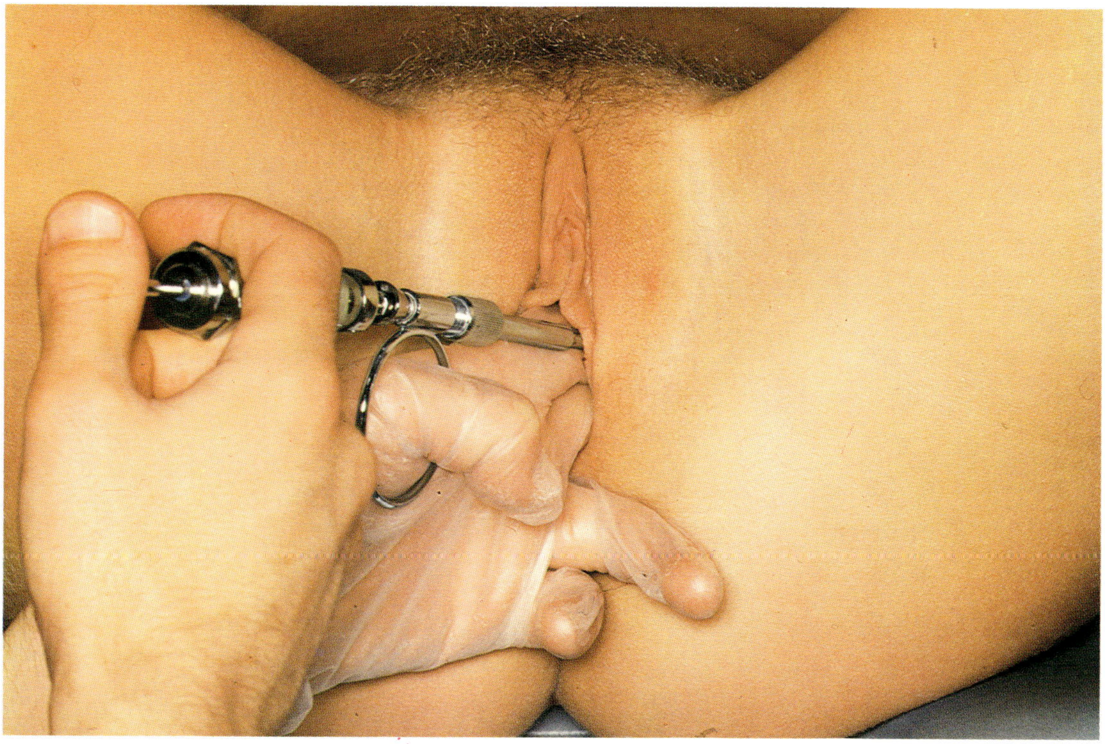

Abb. 94: Transvaginale Technik der Pudendus-Anästhesie

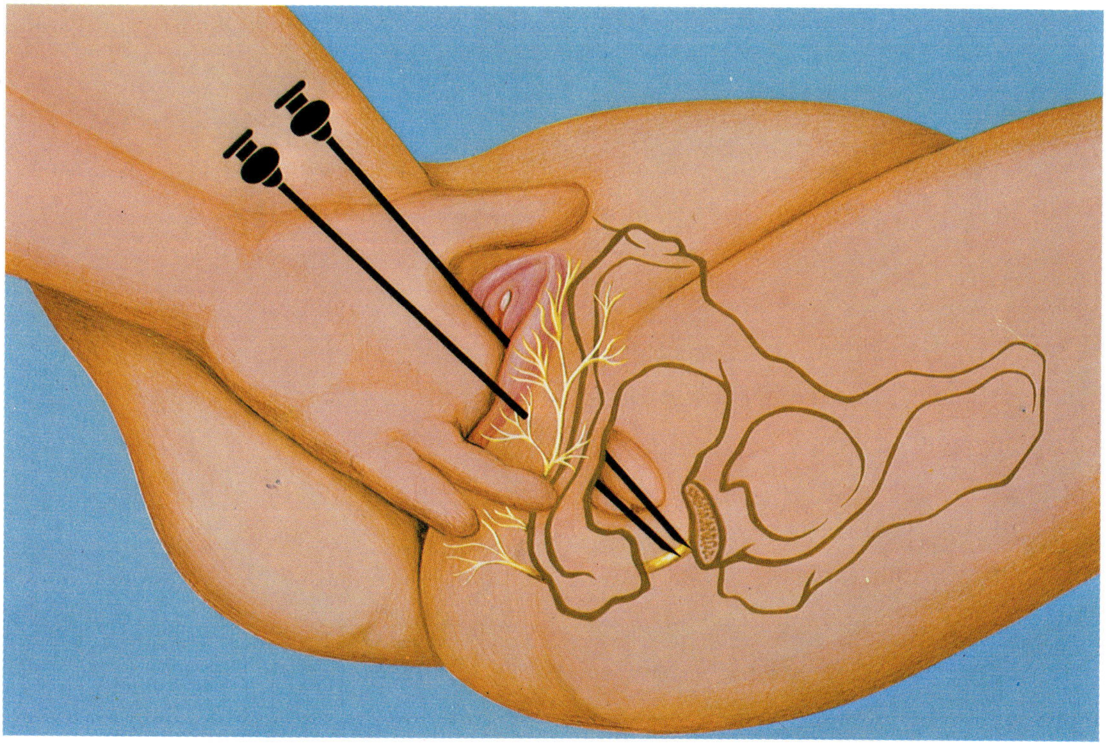

Abb. 95: Schema der perinealen und transvaginalen Technik der Injektion an den N. pudendus

Injektion in die Prostata

Indikation: a) Segmenttherapie: Akute und chronische Prostatitis, Prostatahypertrophie, Miktionsbeschwerden, Impotenz.
b) Störfeldsuche: Als Testinjektion, wenn die Vorgeschichte Prostatitis, GO, unspezifische Urethritis, Nykturie ergibt.

Material: Nadel: 8 cm.
Menge: In jeden Lappen 1 ml Procain oder Lidocain.

Technik: Der Patient wird auf einem gynäkologischen Untersuchungsstuhl gelagert. Seinen Hodensack hält er nach oben. Der behandschuhte Zeigefinger der freien Hand tastet durch das Rektum die Prostata.

Einstichstelle: Etwa 1 cm neben der Mittellinie.

Einstichrichtung: Unter Kontrolle des im Rektum liegenden Fingers wird die Nadel bis in die Prostata eingeführt.

CAVE! REKTUMPERFORATION.
Der Patient muß darauf aufmerksam gemacht werden, daß Urin und Samenerguß nach der Injektion blutig sein können.

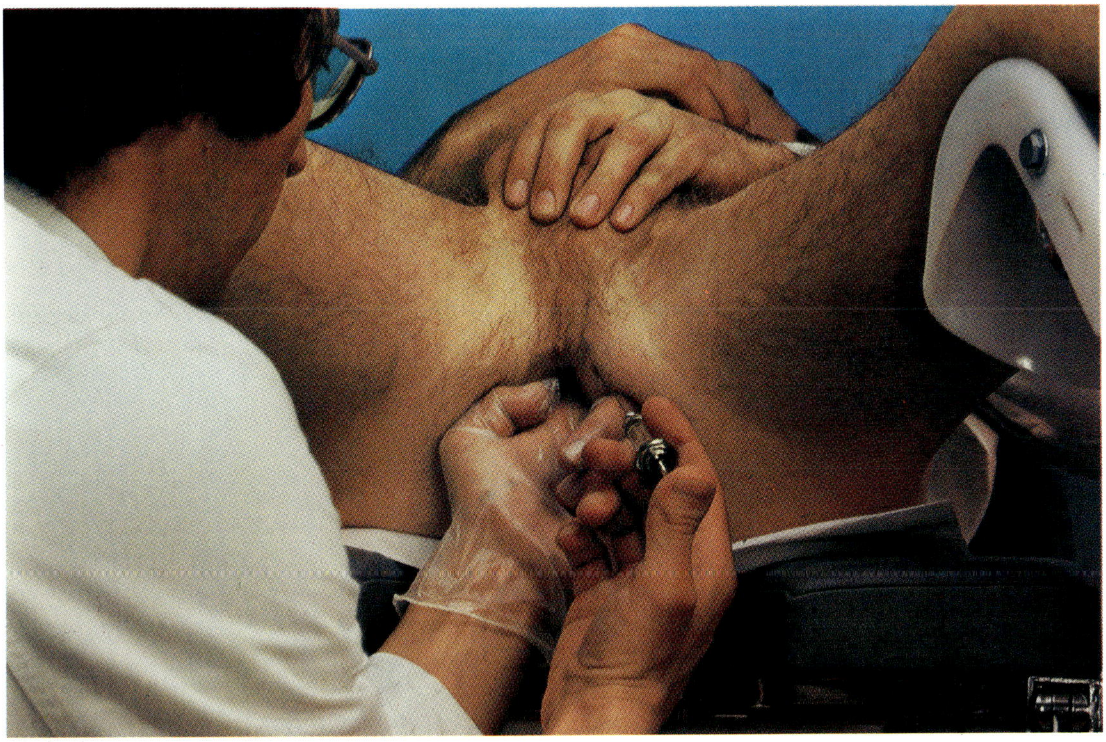

Abb. 96: Injektion in die Prostata

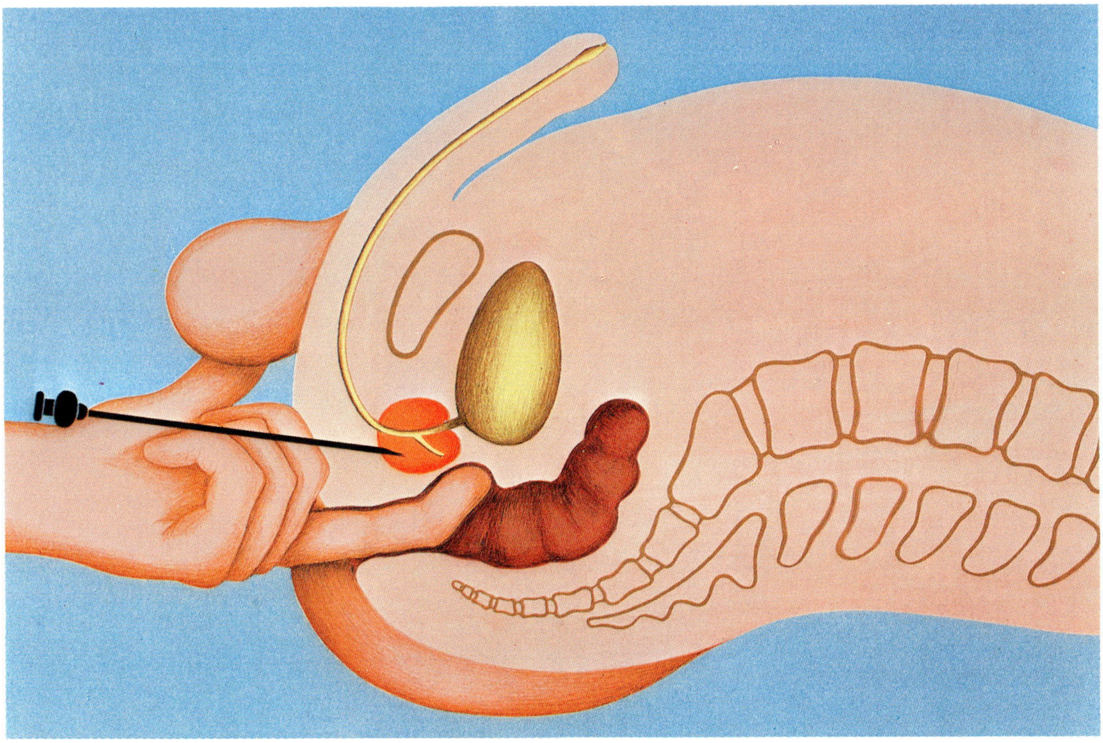

Abb. 97: Injektion in die Prostata. Die Nadel wird unter digitaler Kontrolle direkt durch den Damm in die Prostata geführt

Injektion in die Prostata (suprapubische Injektion nach HOPFER)

Indikation: a) Segmenttherapie: Akute und chronische Prostatitis, Prostatahypertrophie, Miktionsbeschwerden, Impotenz, Climacterium virile, Orchitis, Epididymitis.
b) Störfeldsuche: Als Testinjektion, wenn die Vorgeschichte Prostatitis, GO, unspezifische Urethritis, Nykturie ergibt.

Material: Nadel: 8 cm.
Menge: Je 1 ml Procain oder Lidocain.

Technik: Der Patient wird auf einer Untersuchungsliege gelagert.
Die Blase muß vor der Injektion entleert sein.

Einstichstelle: Etwa 4 Querfinger lateral der Symphyse, etwa 2 Querfinger medial der tastbaren Arteria femoralis.

Einstichrichtung: Senkrecht zur Haut, dann über den Knochenrand nach medial-kaudal in Richtung Anus.

Einstichtiefe: Je nach Adipositas, bis in das Gewebe der Prostata (der Patient gibt einen typischen Schmerz in die Glans penis an).

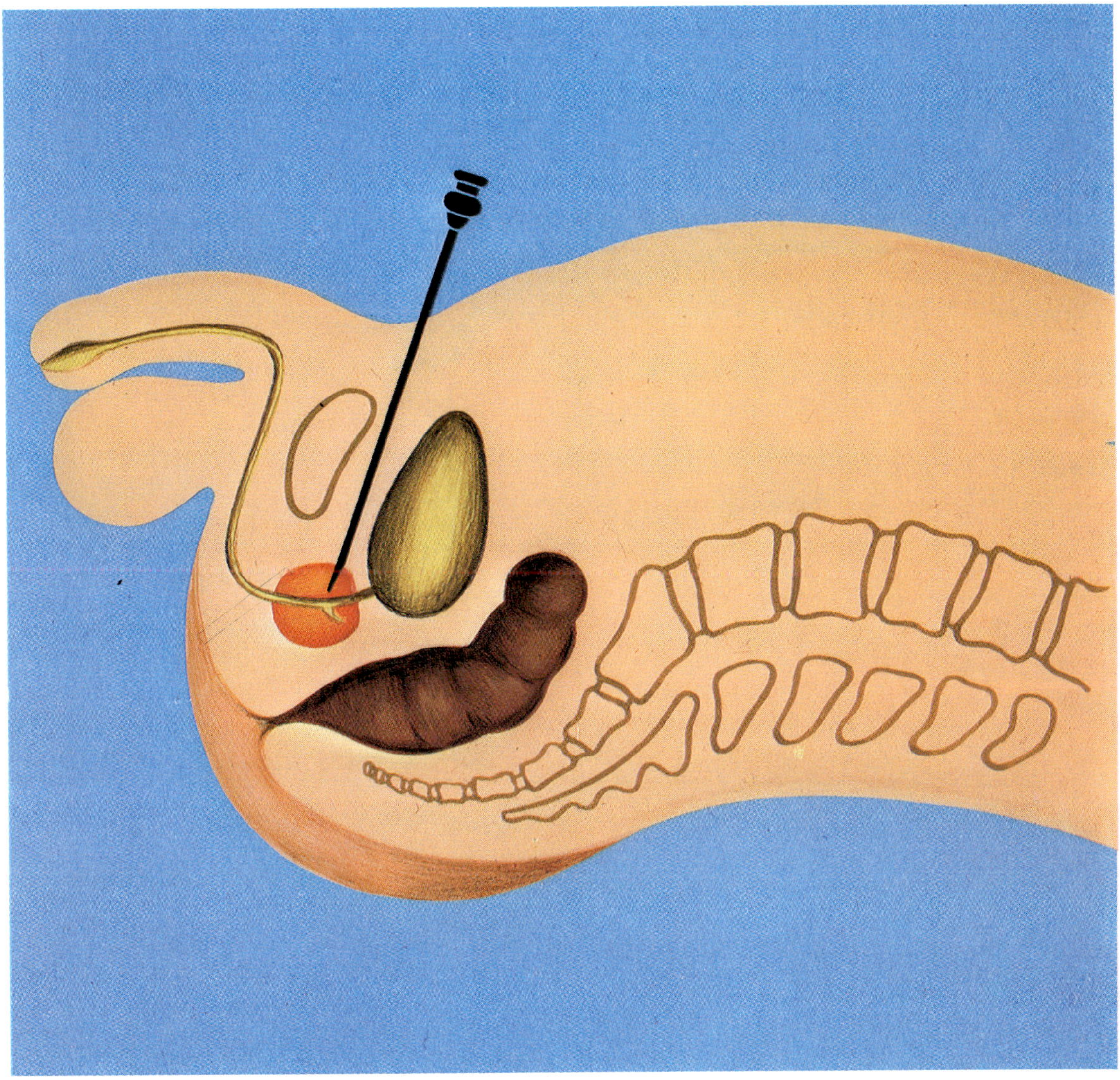

Abb. 98: Suprapubische Prostata-Injektion

Extremitäten Arm — Bein

Injektion an und in die Arteria brachialis

Indikation: Durchblutungsstörungen, Kausalgien, SUDECKsche Dystrophie der oberen Extremität.

Material: Nadel: Nr. 2.
Menge: 1 ml Procain oder Lidocain.

Technik: *Einstichstelle:*
a) Die Arterie wird etwas oberhalb der Ellenbeuge ertastet und punktiert.
b) In der Achselhöhle kann man die Arterie gut tasten. Sie kommt unter dem M. pectoralis major hervor und verläuft in der medialen Bizepsfurche.

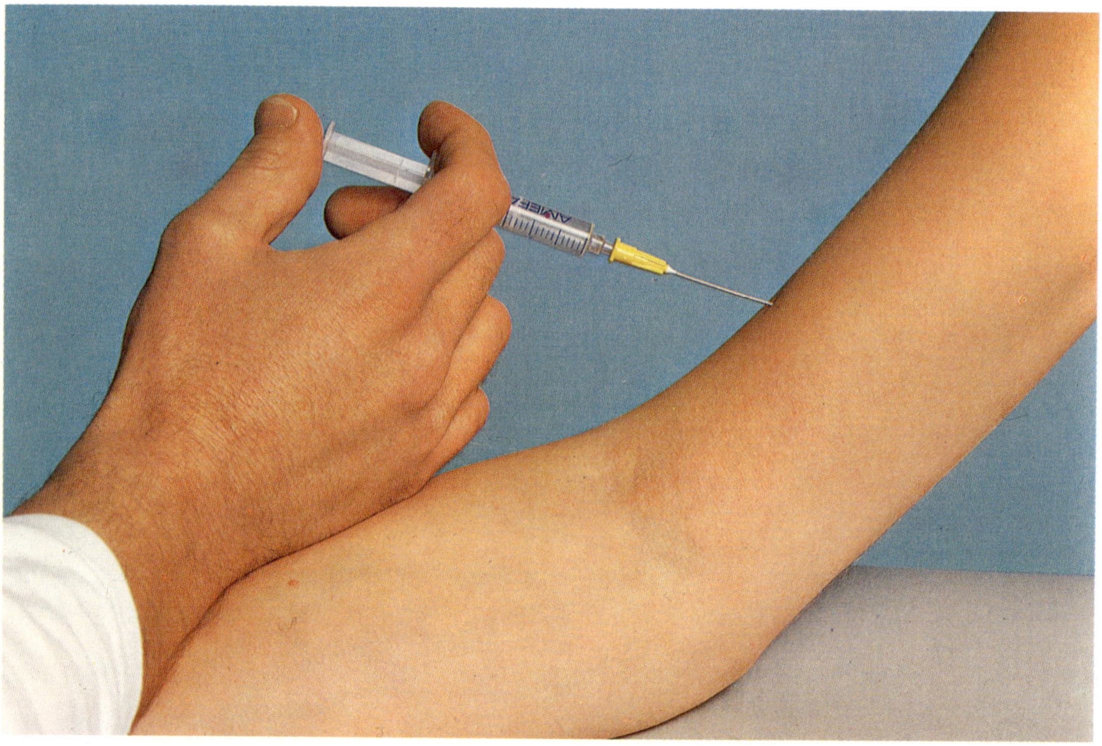

Abb. 99: Injektion an und in die A. brachialis

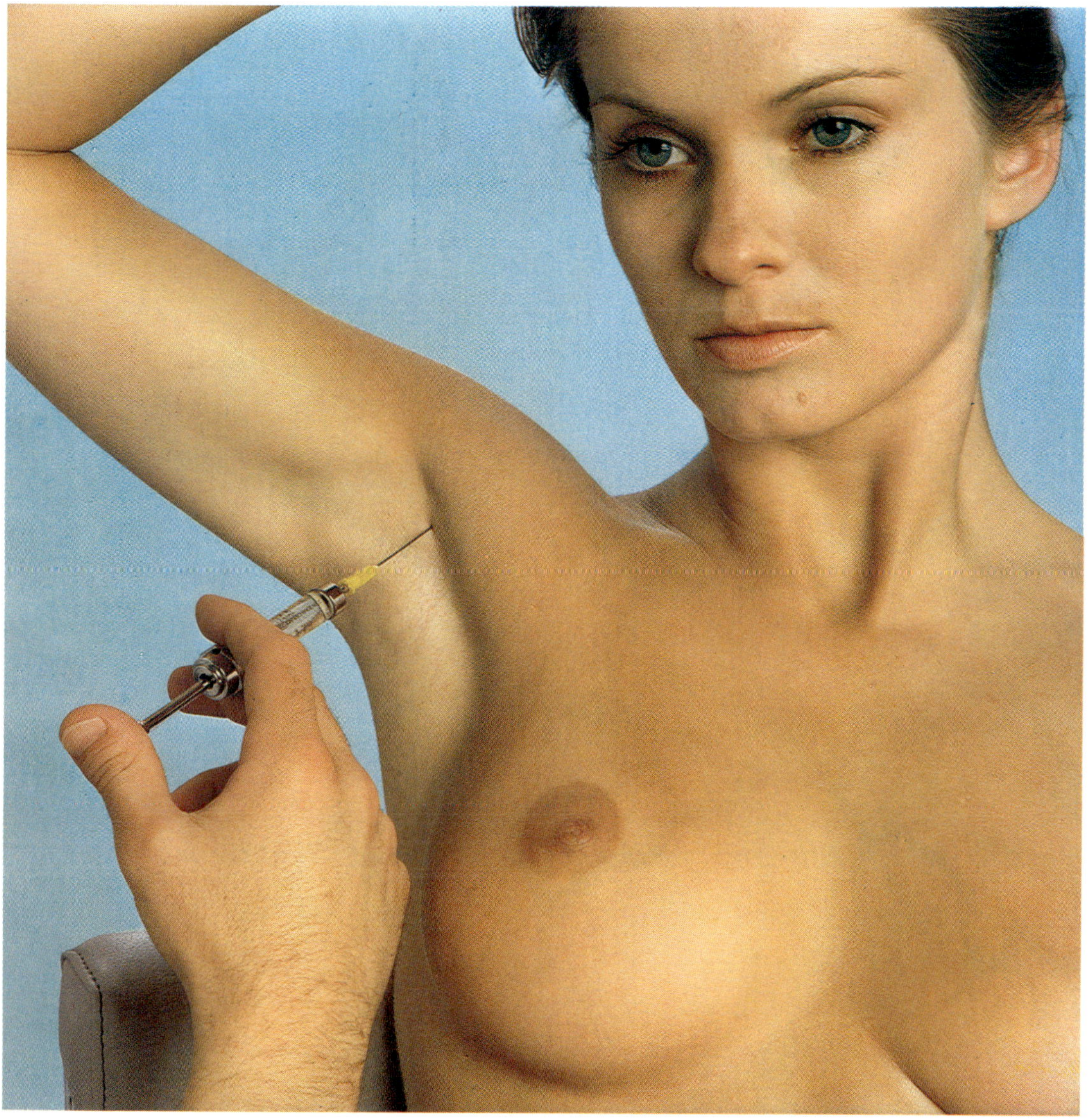

Abb. 100: Injektion an die A. brachialis in der Achselhöhle

Injektion an die Arteria subclavia

Indikation: Durchblutungsstörungen, Phlegmonen, Abszesse, Erfrierungen, Verbrennungen der oberen Extremität.

Material: Nadel: 4 cm Länge.
Menge: 2 ml Procain oder Lidocain.

Technik: *Einstichstelle:* 1 cm oberhalb der Mitte der Klavikula kann man die Arterie pulsieren fühlen.

CAVE! Wegen der Nähe der Pleurakuppel darf die Nadel nicht weiter als 1,5 cm tief eingeführt werden.

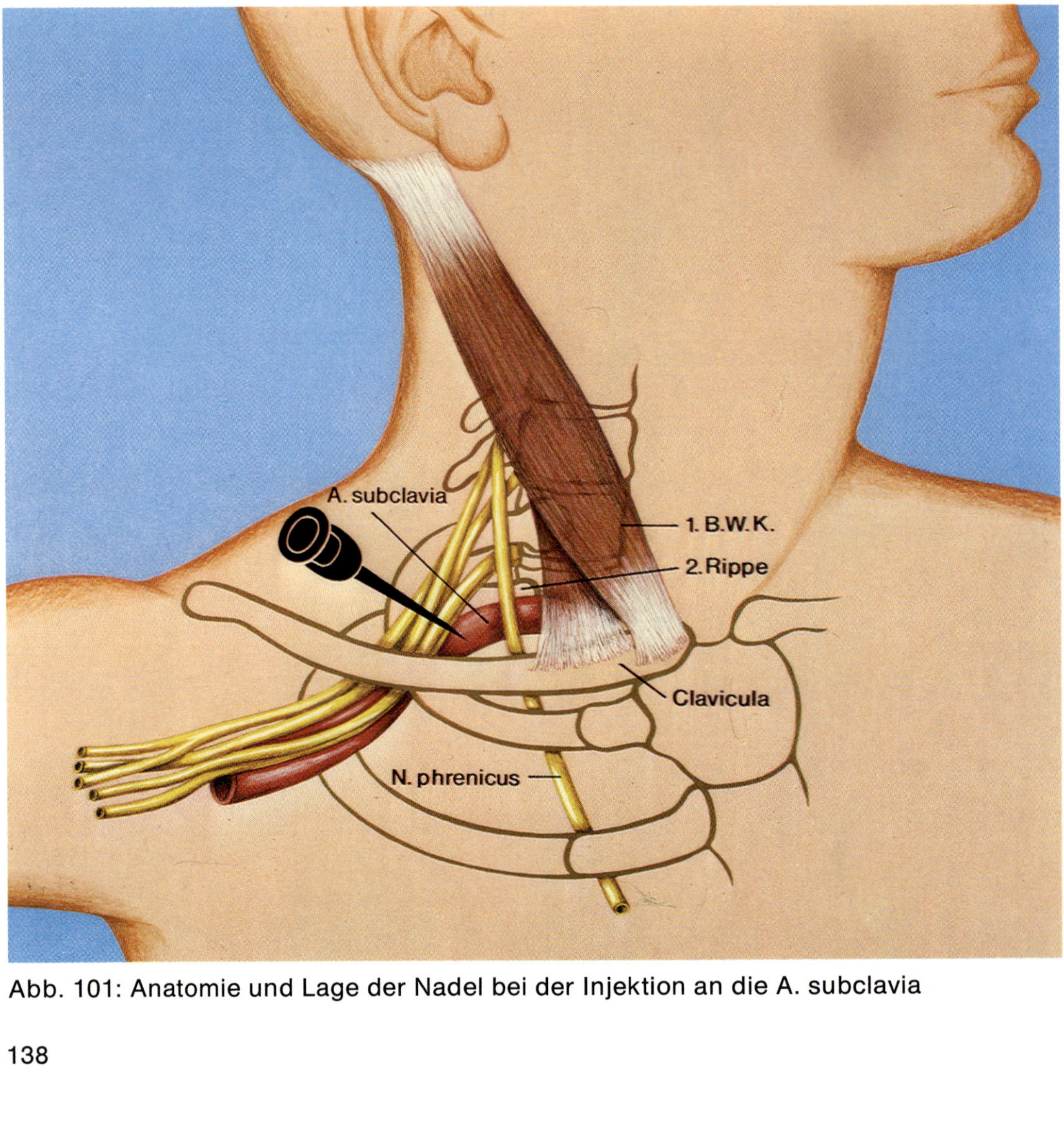

Abb. 101: Anatomie und Lage der Nadel bei der Injektion an die A. subclavia

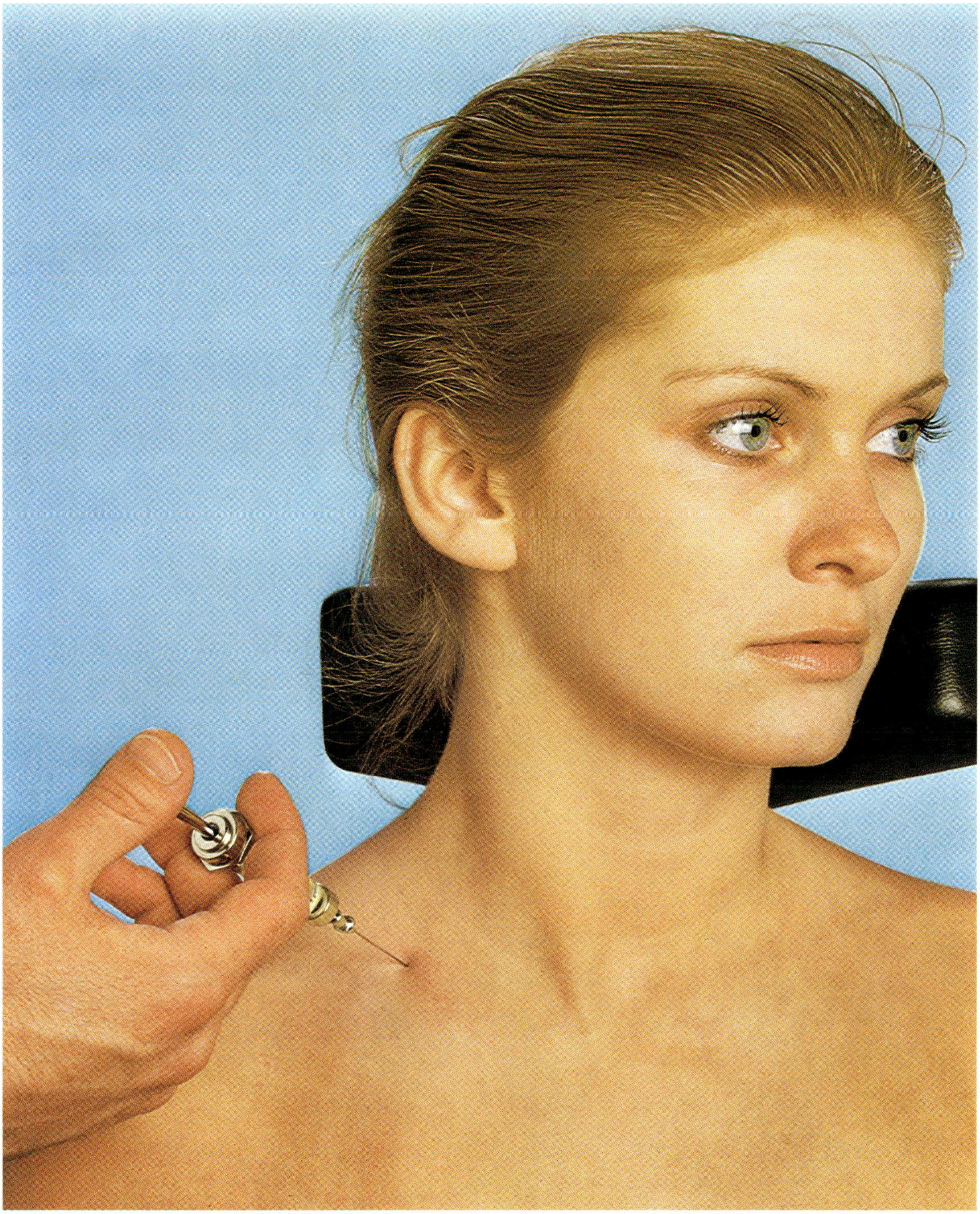

Abb. 102: Injektion an die A. subclavia

Injektion in das Ellenbogengelenk

Indikation: Alle Erkrankungen im Gelenkbereich.

Material: Nadel: Nr. 12.
Menge: 2 ml Procain oder Lidocain.

Technik: Der Patient legt seinen Arm so auf einen Tisch, daß Ober- und Unterarm etwa einen rechten Winkel bilden.

Einstichstelle: In der Mitte zwischen Olekranon und Epicondylus laterialis.

Einstichrichtung: Auf die Beugefalte zu.

Einstichtiefe: Etwa 1 – 2 cm.

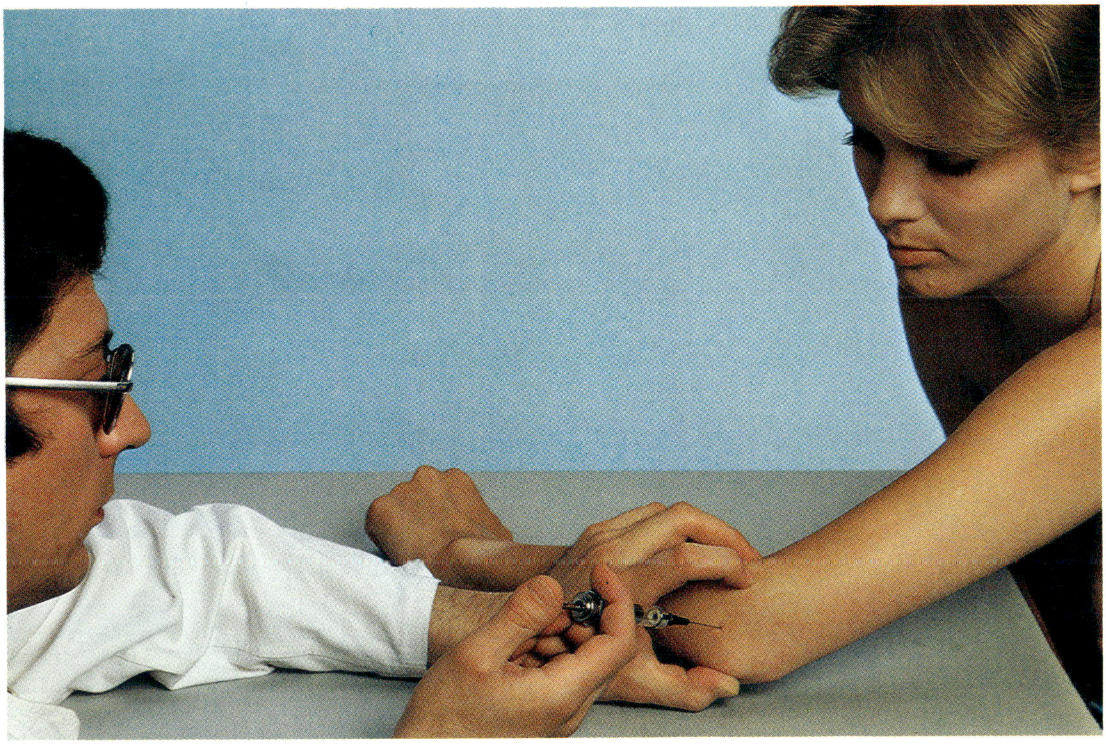

Abb. 103: Injektion in das Ellenbogengelenk

Injektion in das Handgelenk

Indikation: Arthrosis, Arthritis, posttraumatische Gelenksbeschwerden.

Material: Nadel: Nr. 12.
Menge: 1 ml Procain oder Lidocain.

Technik: *Einstichstelle:* In der Mitte zwischen Ulnaende und Proc. styloides ulnae.

Einstichrichtung: Senkrecht zur Haut.

Einstichtiefe: 0,5 – 1 cm.

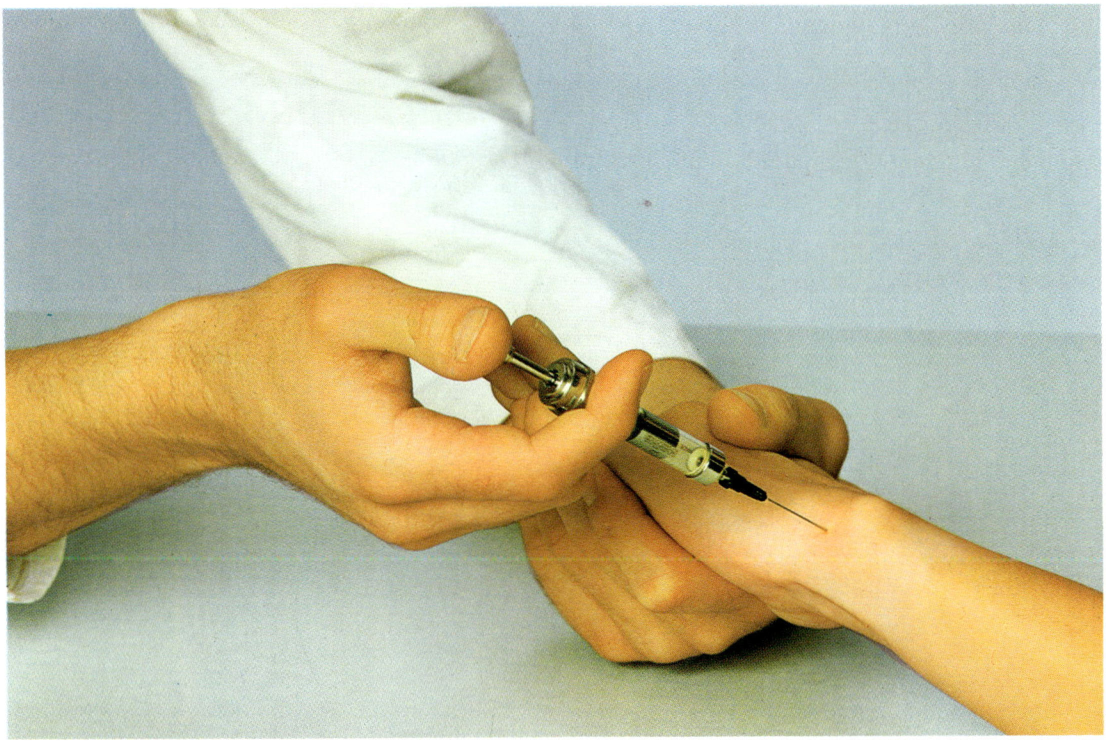

Abb. 104: Injektion in das Handgelenk

Injektion in das Schultergelenk

Indikation: Arthrosis deformans, Periarthritis humeroscapularis, Bursitis subacromialis, Zustand nach Schulterprellung.

Material: Nadel: 4 cm.
Menge: 2 – 5 ml Procain oder Lidocain.

Technik: Injektion von vorn:

Einstichstelle: Bei herabhängendem und nach außen gedrehtem Arm läßt sich medial vom Humeruskopf der Gelenkspalt tasten. Einstich unterhalb der Klavikula.

Einstichrichtung: Unterhalb des Akromion nach außen.

Einstichtiefe: Die Nadel gleitet nach Überwindung des Bandwiderstandes leicht ins Gelenk.

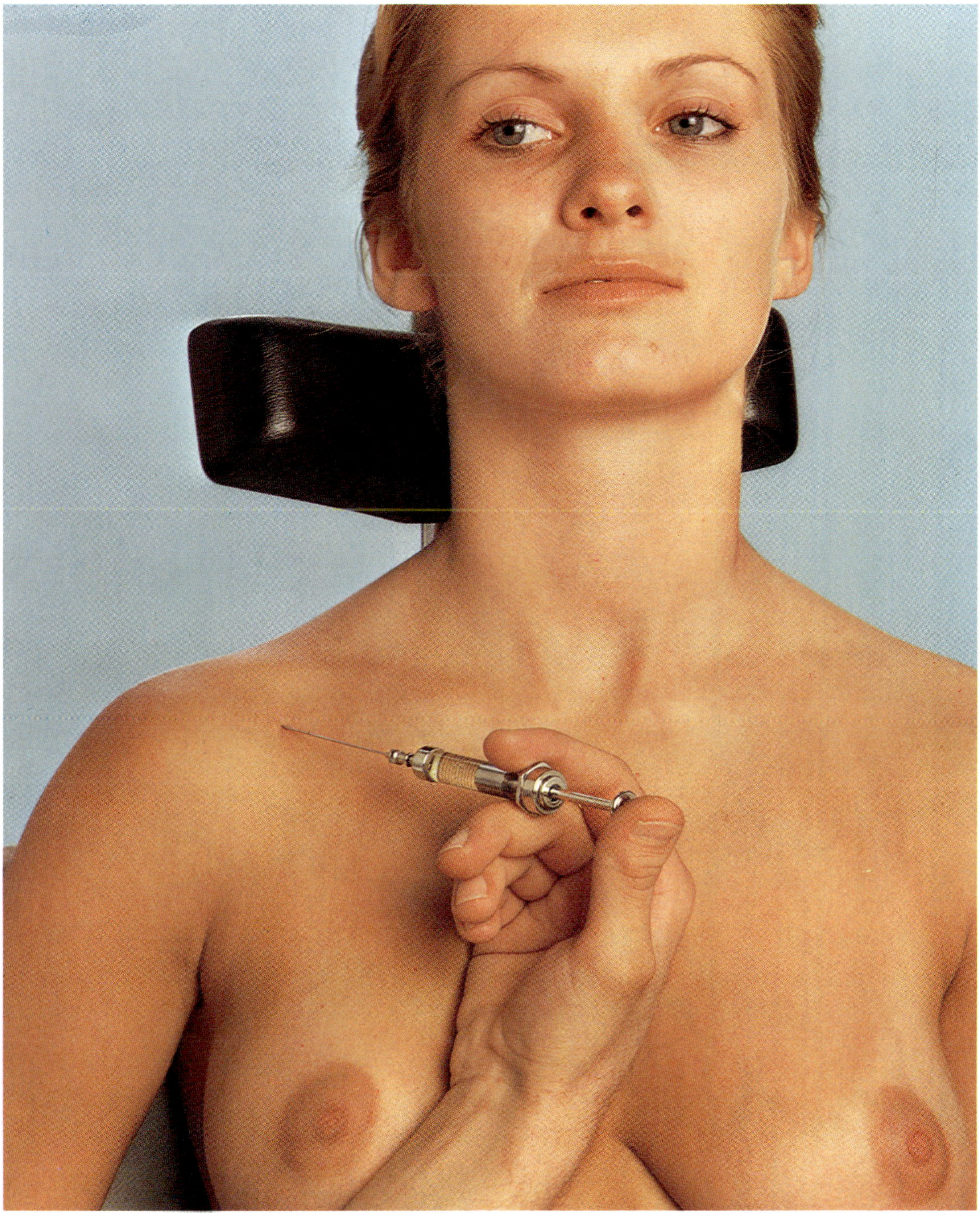

Abb. 105: Injektion in das Schultergelenk

Injektion an den Nervus medianus

Indikation: Bei Erkrankungen der Hand im Versorgungsgebiet des Nervus, Karpaltunnelsyndrom.

Material: Nadel: Nr. 12.
Menge: 1 – 2 ml Procain oder Lidocain.

Technik: a) In der Ellenbeuge finden wir den Nerv ulnarwärts der tastbaren A. brachialis.

b) *Einstichstelle:* Etwa 3 Querfinger oberhalb der Handgelenksfurche finden wir den Nerv radialwärts der Sehne des M. palmaris longus, bei Dorsalflexion der Hand.

Einstichrichtung und Tiefe: Senkrecht zur Haut, bis der Patient Parästhesien im Bereich des Medianus-Versorgungsgebietes angibt.

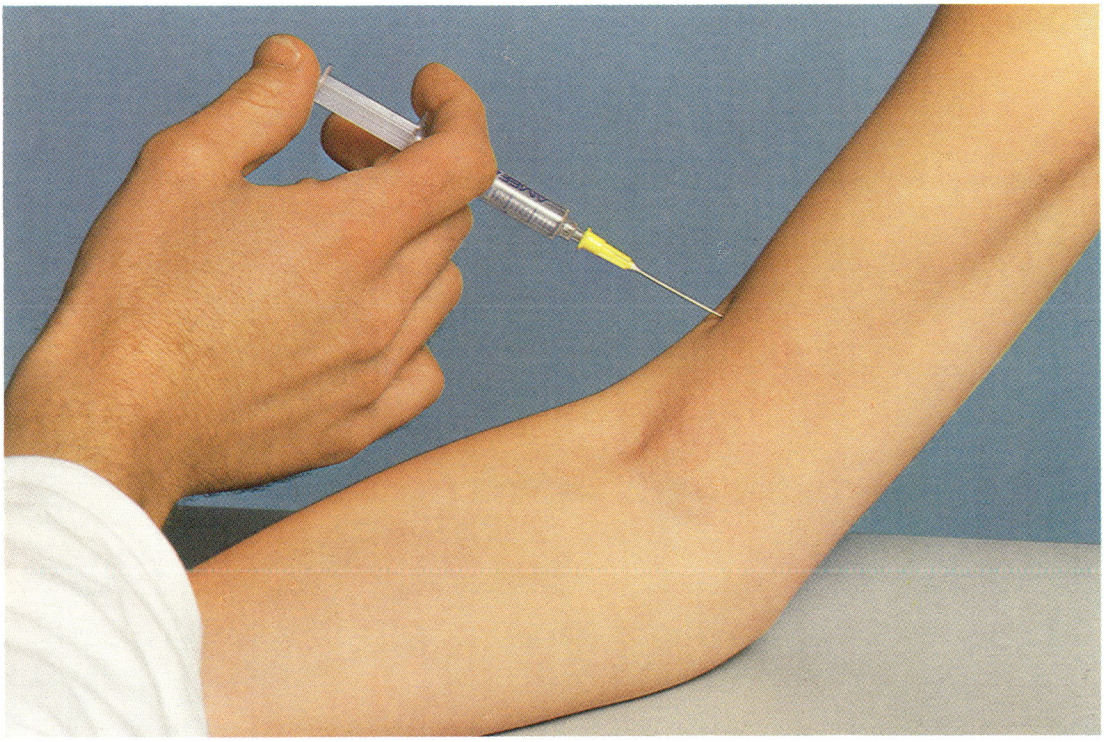

Abb. 106: Injektion an den N. medianus in der Ellenbeuge

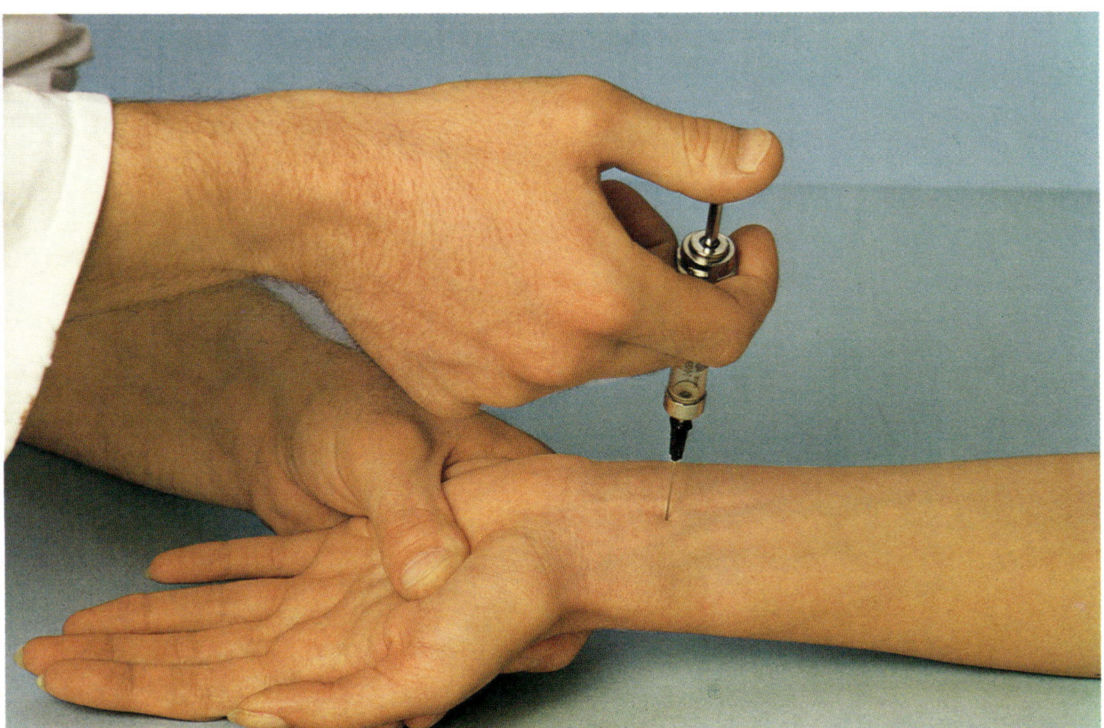

Abb. 107: Injektion an den N. medianus oberhalb des Handgelenkes

Injektion an den Nervus radialis

Indikation: Erkrankungen der Hand im Versorgungsbereich.

Material: Nadel: Nr. 12.
Menge: 1 – 2 ml Procain oder Lidocain.

Technik: a) Im Bereich des Ellenbogens finden wir den Nervus radialis.

Einstichstelle: Etwa 4 Querfinger oberhalb des lateralen Epikondylus

Einstichrichtung: Senkrecht zur Haut.

Einstichtiefe: Bei richtigem Sitz der Nadel gibt der Patient elektrisierende Schmerzen im Daumen und Handrücken an.

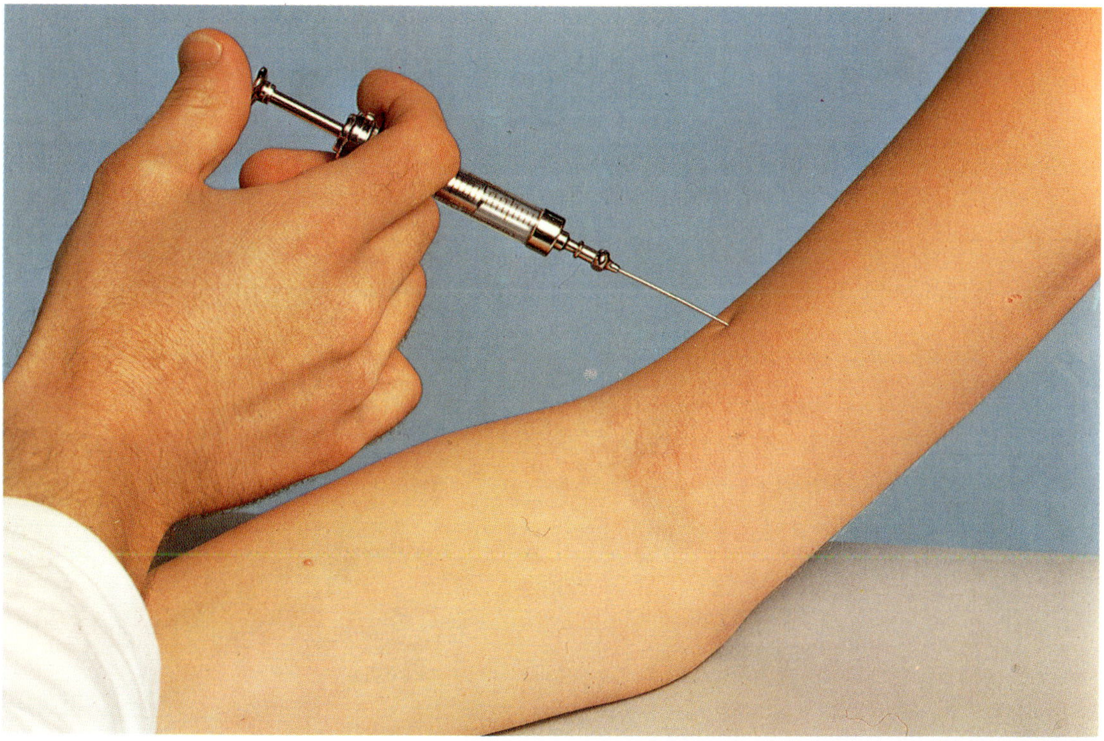

Abb. 108: Injektion an den Nervus radialis

b) Im Bereich des Handgelenkes findet man den Nerv etwa 3 Querfinger oberhalb der Handgelenksfurche.

Einstichstelle: Radialwärts der Arteria radialis.

Einstichtiefe: Bis der Patient Parästhesien angibt.

c) Die Äste des Ramus superficialis nervi radialis können wir im dorsoradialen Handwurzelbereich in Höhe der Tabatiere ausschalten.

Einstichrichtung und Tiefe: Senkrecht zur Haut und subkutan.

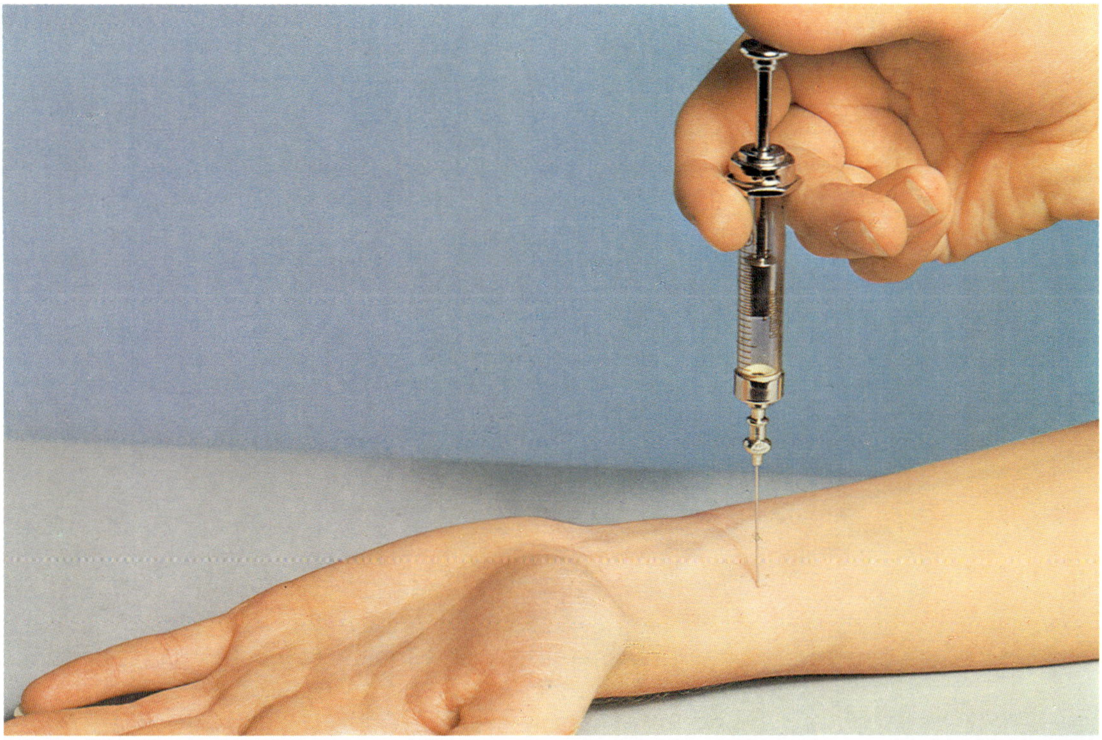

Abb. 109: Injektion an den N. radialis im Bereich des Handgelenkes

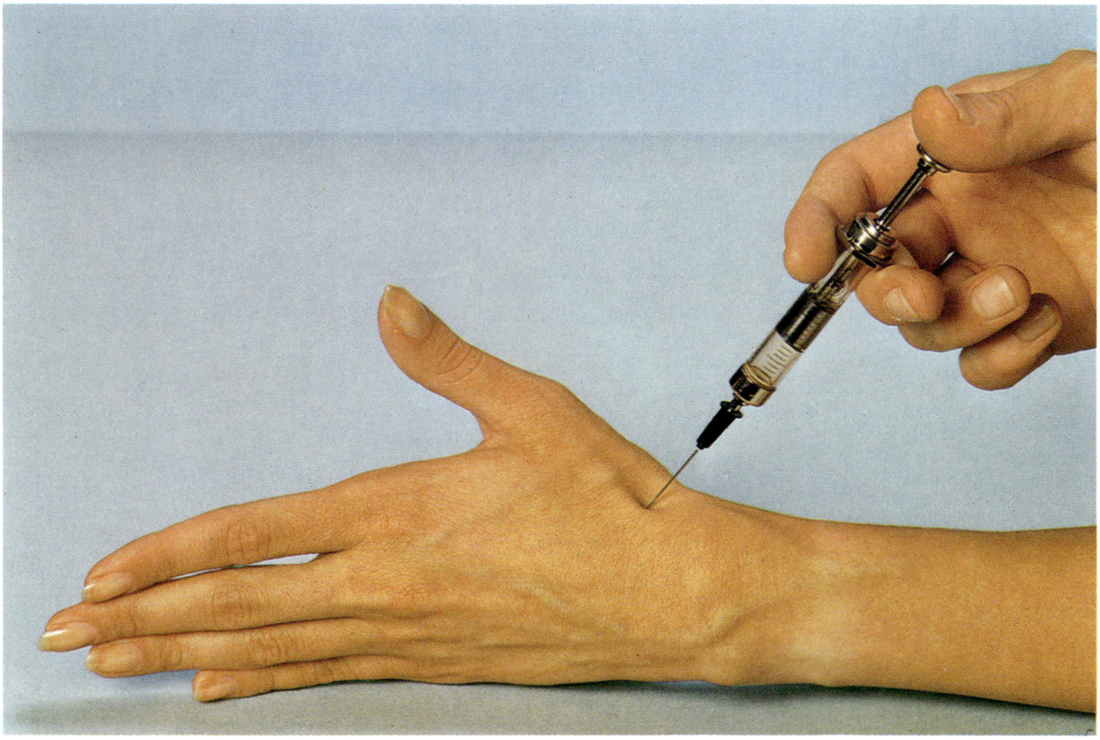

Abb. 110: Injektion an die Äste des N. radialis im Handwurzelbereich

Injektion an den Nervus ulnaris

Indikation: Erkrankungen der Hand im Versorgungsgebiet, z. B. Schmerzen, vasospastische Zustände.

Material: Nadel: Nr. 12.
Menge: 2 ml Procain oder Lidocain.

Technik: a) *Einstichstelle:* Zwischen Epicondylus med. humeri und Olekranon tastet man den Sulcus ulnaris.

Einstichrichtung: Senkrecht zur Haut.

Einstichtiefe: In 1 – 2 cm Tiefe je nach Adipositas trifft man den Nerv vor seiner Teilung in den Ramus volaris und dorsalis.

b) *Einstichstelle:* Etwa 3 Querfinger oberhalb des Handgelenkes, zwischen der Arteria ulnaris und der ulnarwärts von ihr gelegenen Sehne des M. flexor carpi ulnaris, finden wir den Ramus volaris des Nervus ulnaris.

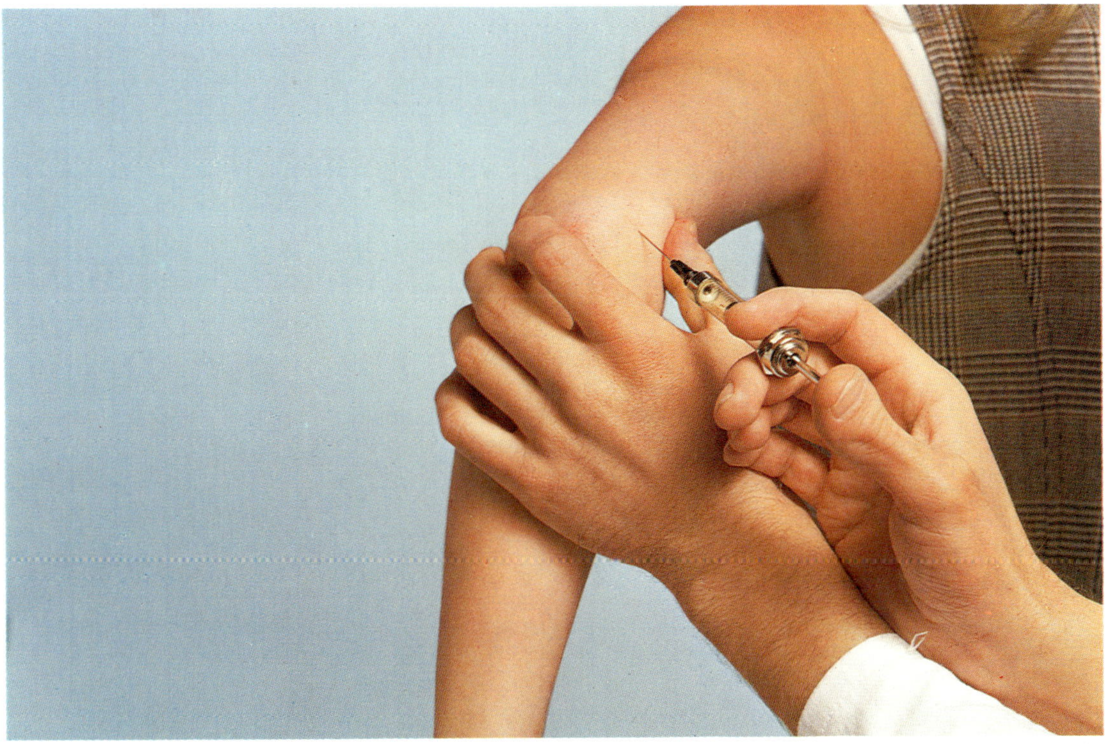

Abb. 111: Injektion an den N. ulnaris am Ellenbogengelenk

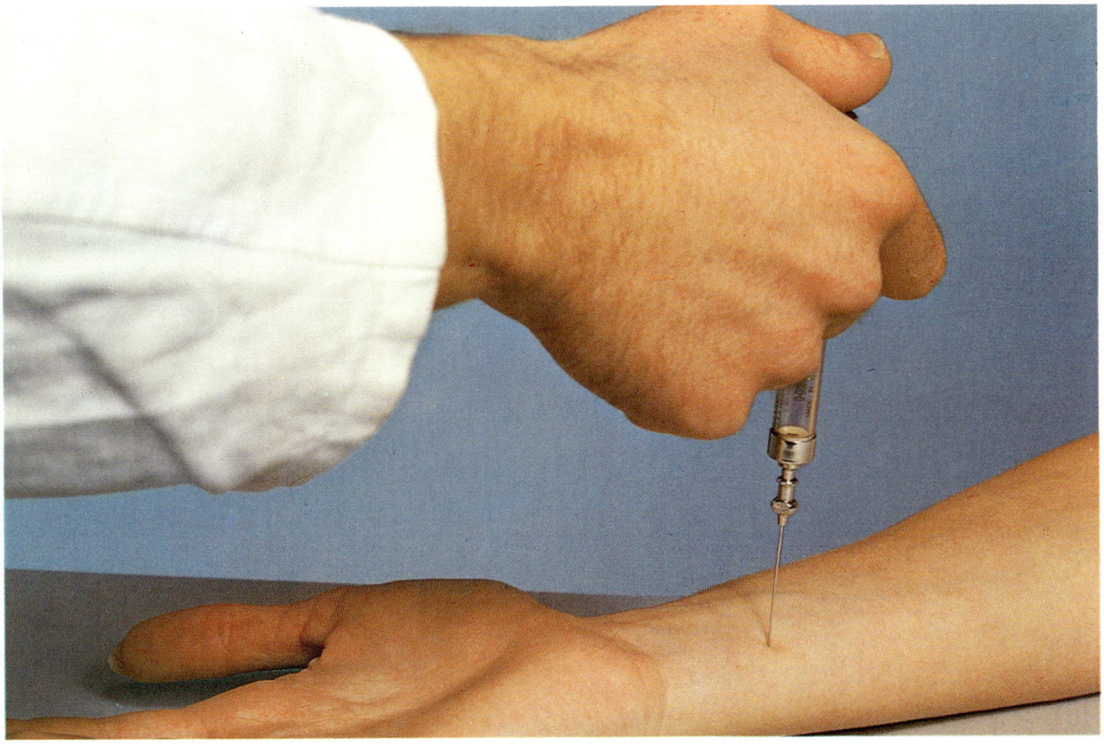

Abb. 112: Injektion an den N. ulnaris in der Nähe des Handgelenkes

OBERSTsche Anästhesie der Finger und Zehen

Indikation: Gelenk- und andere Erkrankungen der Finger und Zehen, Panaritien.

Material: Nadel: Nr. 12.
Menge: 2 ml Procain oder Lidocaln.

Technik: *Einstichstelle:* An beiden Seitenrändern der Fingerbasis.

Einstichrichtung: Auf der Beuge- und Streckseite werden je 1 ml Procain oder Lidocain deponiert. Bei Zehen analoges Vorgehen.

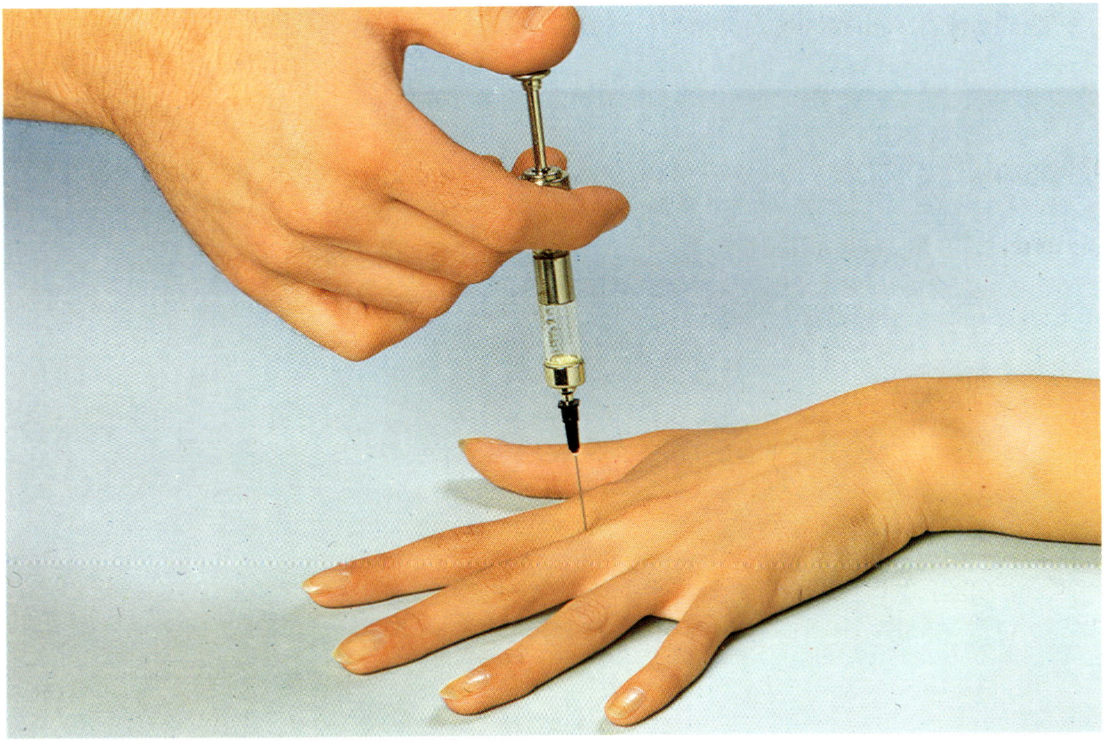

Abb. 113: OBERSTsche Anästhesie der Finger

Injektion an den Plexus brachialis C 5 — Th 1

Indikation: Plexusneuralgien, Brachialgien, Parästhesien im Arm, Durchblutungsstörungen, Sudeck, Erfrierungen und Verbrennungen, zum Reponieren bei Schulterluxationen.

Material: Nadel: 4 cm Länge.
Menge: 2 ml Procain oder Lidocain.

Technik: a) *Supraklavikuläre Plexus-Anästhesie*
Der Kopf des sitzenden Patienten wird durch eine Nackenstütze fixiert, zur Gegenseite der Injektion gedreht und etwas nach vorn gebeugt. Man muß den Patienten auf die Parästhesien aufmerksam machen, damit es nicht zu unerwünschten Abwehrbewegungen kommt.

Einstichstelle: 1 cm oberhalb der Mitte der Klavikula, dicht lateral der pulsierenden Arteria subclavia.

Einstichrichtung: Etwa auf den 3. Brustwirbel-Dornfortsatz zu.

Einstichtiefe: In etwa 1 cm Tiefe erreicht man den Plexus subfascial über der ersten Rippe. Den richtigen Sitz der Nadel gibt der Patient mit Parästhesien im entsprechenden Versorgungsbereich an.

CAVE! PLEURA.

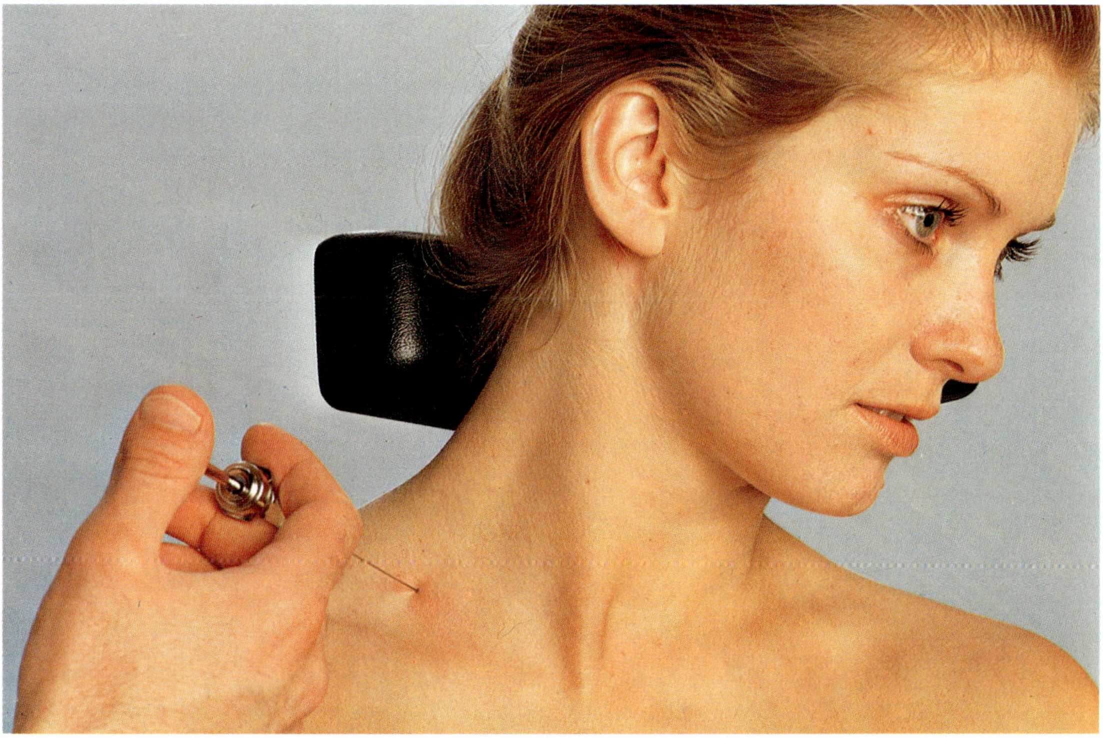

Abb. 114: Injektion an den Plexus brachialis (supraklavikuläre Plexus-Anästhesie)

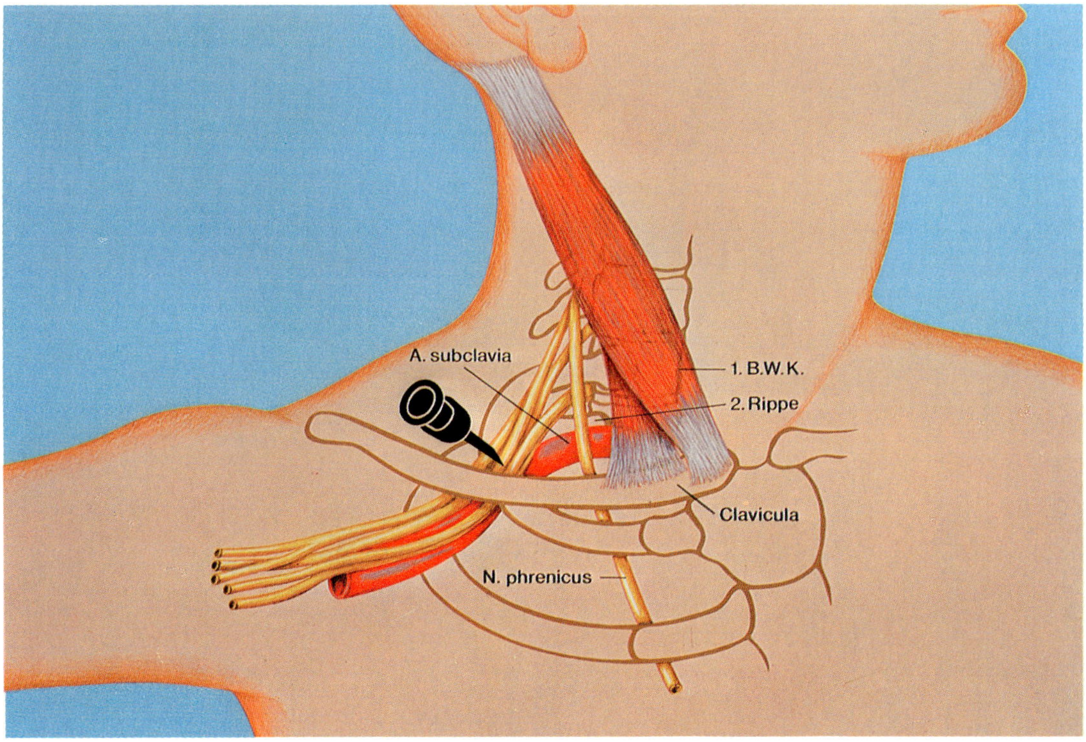

Abb. 115: Injektion an den Plexus brachialis, supraklavikulär

b) *Axilläre Plexus-Anästhesie*

Man tastet am Oberarm die Arteria brachialis so weit nach kranial in die Achselhöhle, bis der Puls gerade noch zu fühlen ist. An dieser Stelle geht man mit der Nadel in die Tiefe, bis der Patient Parästhesien im Versorgungsgebiet angibt.

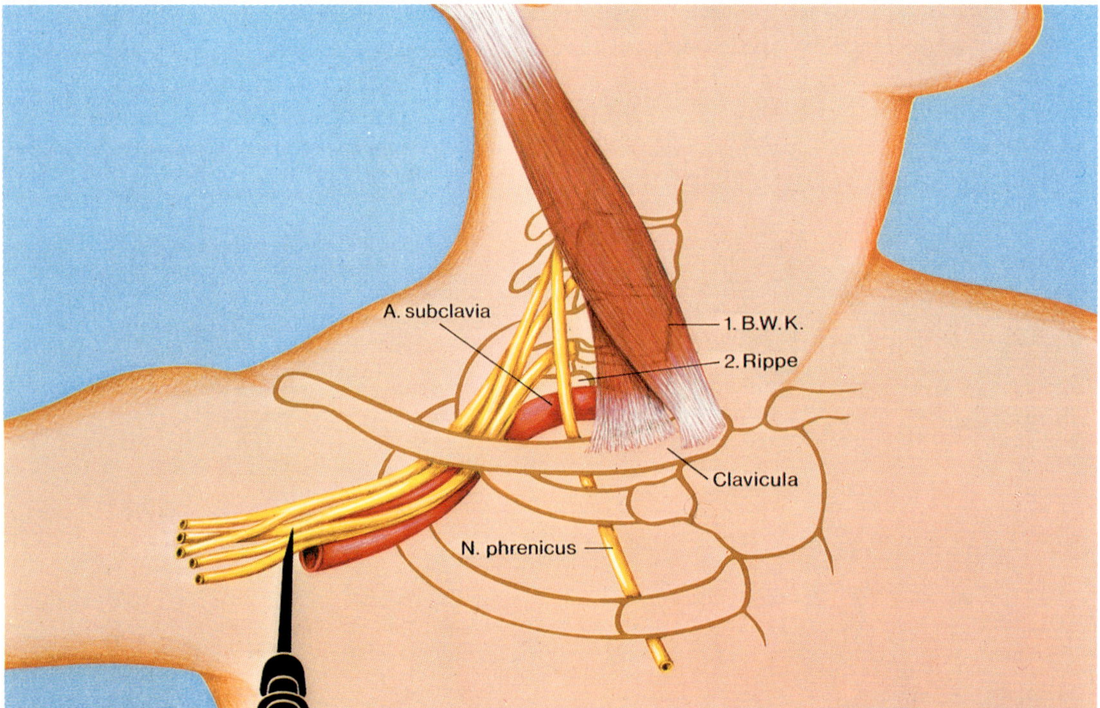

Abb. 116: Injektion an den Plexus brachialis (axillär)

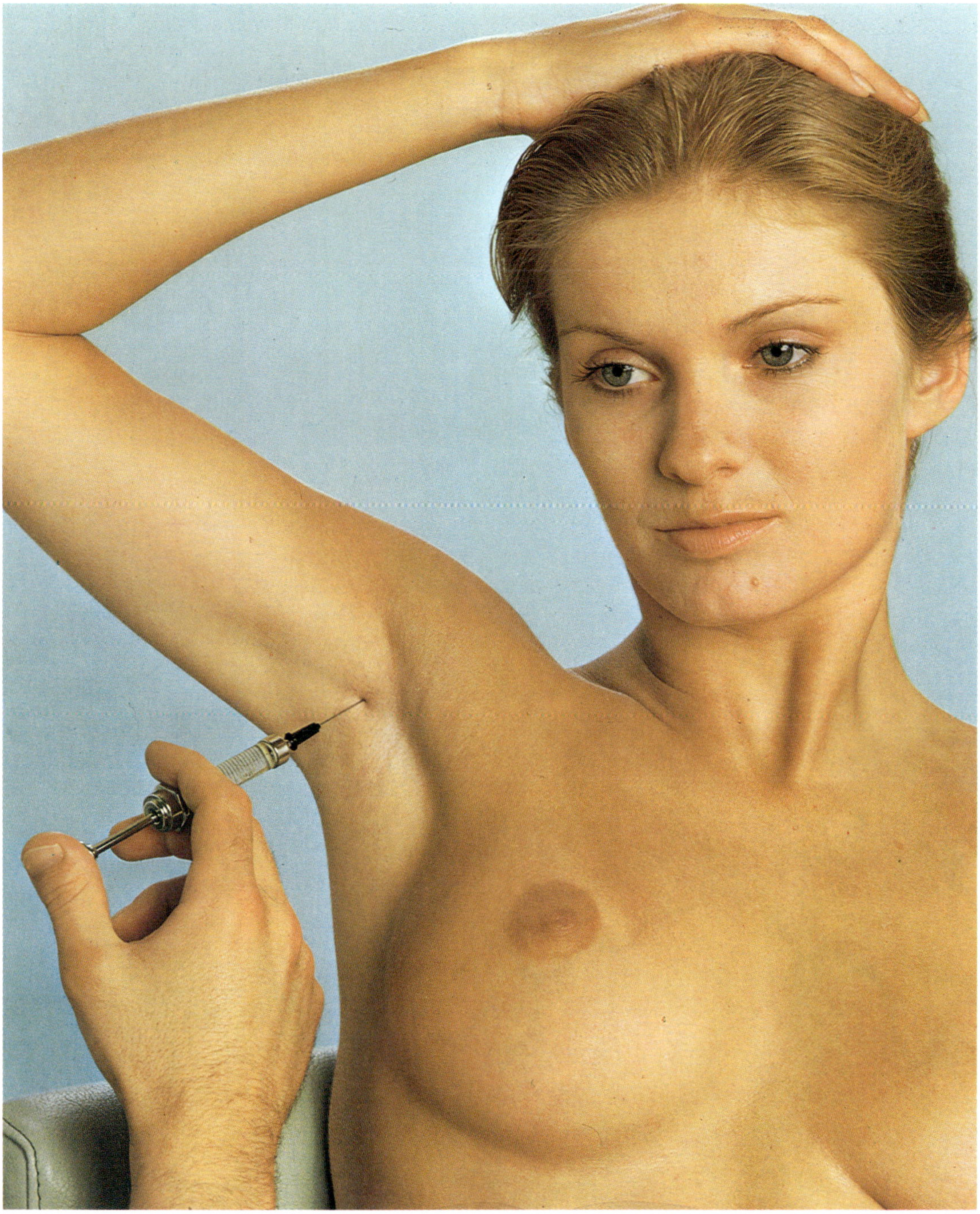

Abb. 117: Injektion an den Plexus brachialis (axilläre Plexus-Anästhesie)

Injektion an und in die Arteria femoralis

Indikation: Durchblutungsstörungen aller Art der Beine, einschließlich der arteriellen Verschlußkrankheiten und des Ulcus cruris. Phlebitiden, Status postthromboticus, Dysbasia angiospastica.

Material: Nadel: Nr. 1.
Menge: 2 – 3 ml Procain oder Lidocain.

Technik: *Einstichstelle:* Dicht unterhalb des Leistenbandes in der Fossa ovalis tastet man die Arteria femoralis, medial liegt die Vene, lateral der Nerv.
a) Bei gut tastbarer Arterie läßt man sie zwischen Zeigefinger und Mittelfinger pulsieren und punktiert.
b) Bei adipösen Patienten kann man die Arterie besser finden, wenn man ihren Verlauf mit Zeige- und Mittelfinger aufsucht und zwischen beiden senkrecht einsticht. Wenn arterielles Blut in die Spritze pulsiert, injiziert man zügig 2 ml Procain oder Lidocain. Nach der Injektion einige Minuten die Injektionsstelle komprimieren.

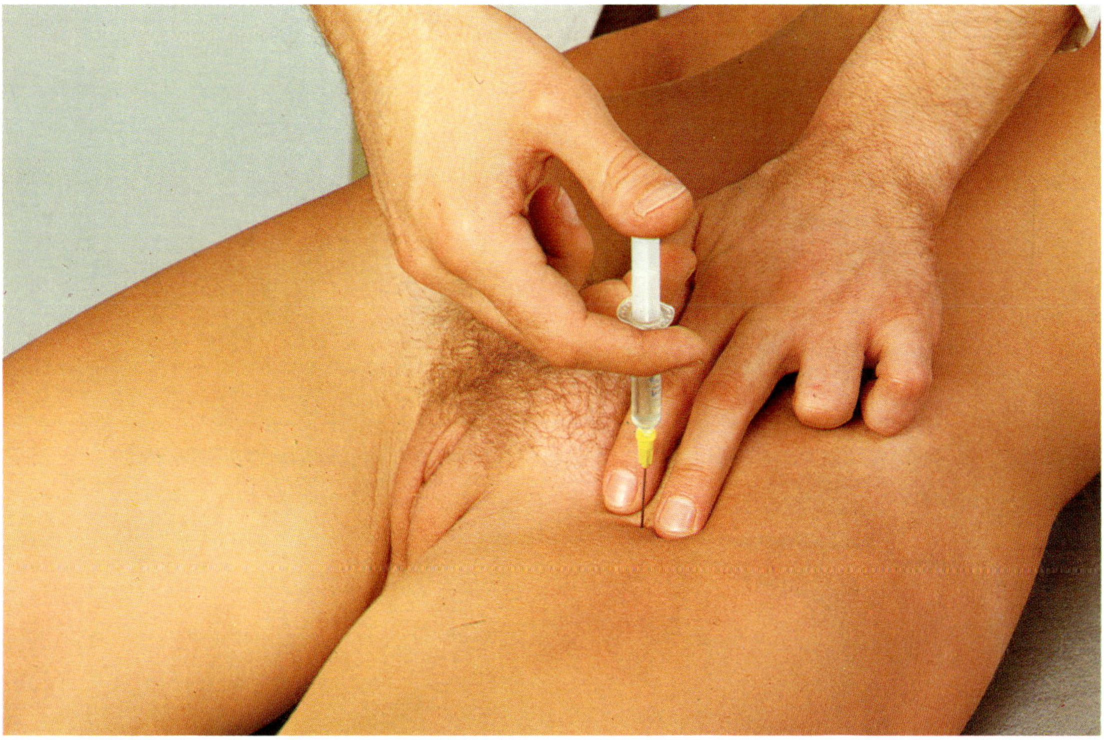

Abb. 118: Injektion an und in die A. femoralis

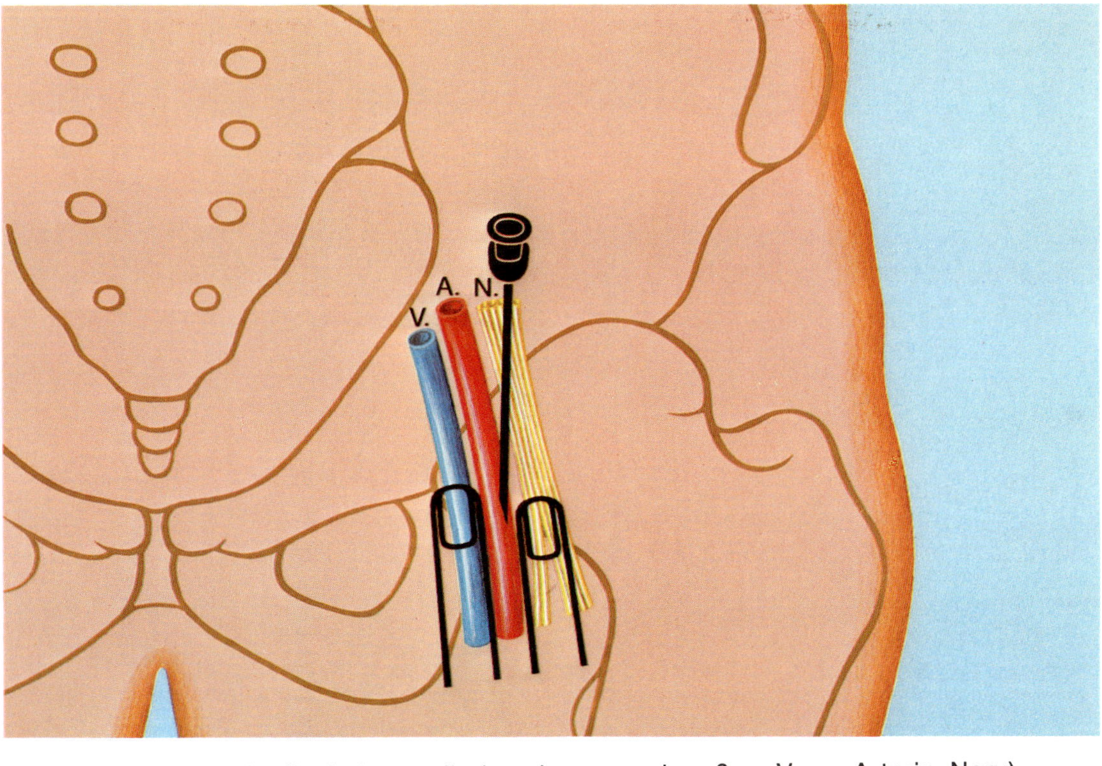

Abb. 119: Injektion in die A. femoralis (von innen nach außen, Vene, Arterie, Nerv)

Injektion an und in die Arteria tibialis posterior

Indikation: Durchblutungsstörungen. Die Akupunkteure empfehlen uns die Injektion zur Mitbehandlung bei Erkrankungen der Hüft- und Kniegelenke, des Urogenitalsystems und bei Regelstörungen.

Material: Nadel: Nr. 1.
Menge: 1 ml Procain oder Lidocain.

Technik: *Einstichstelle:* Unterhalb der Wade, an der Innenseite der Tibia. Bei richtigem Sitz der Nadel verspürt der Patient einen dumpfen Schmerz.

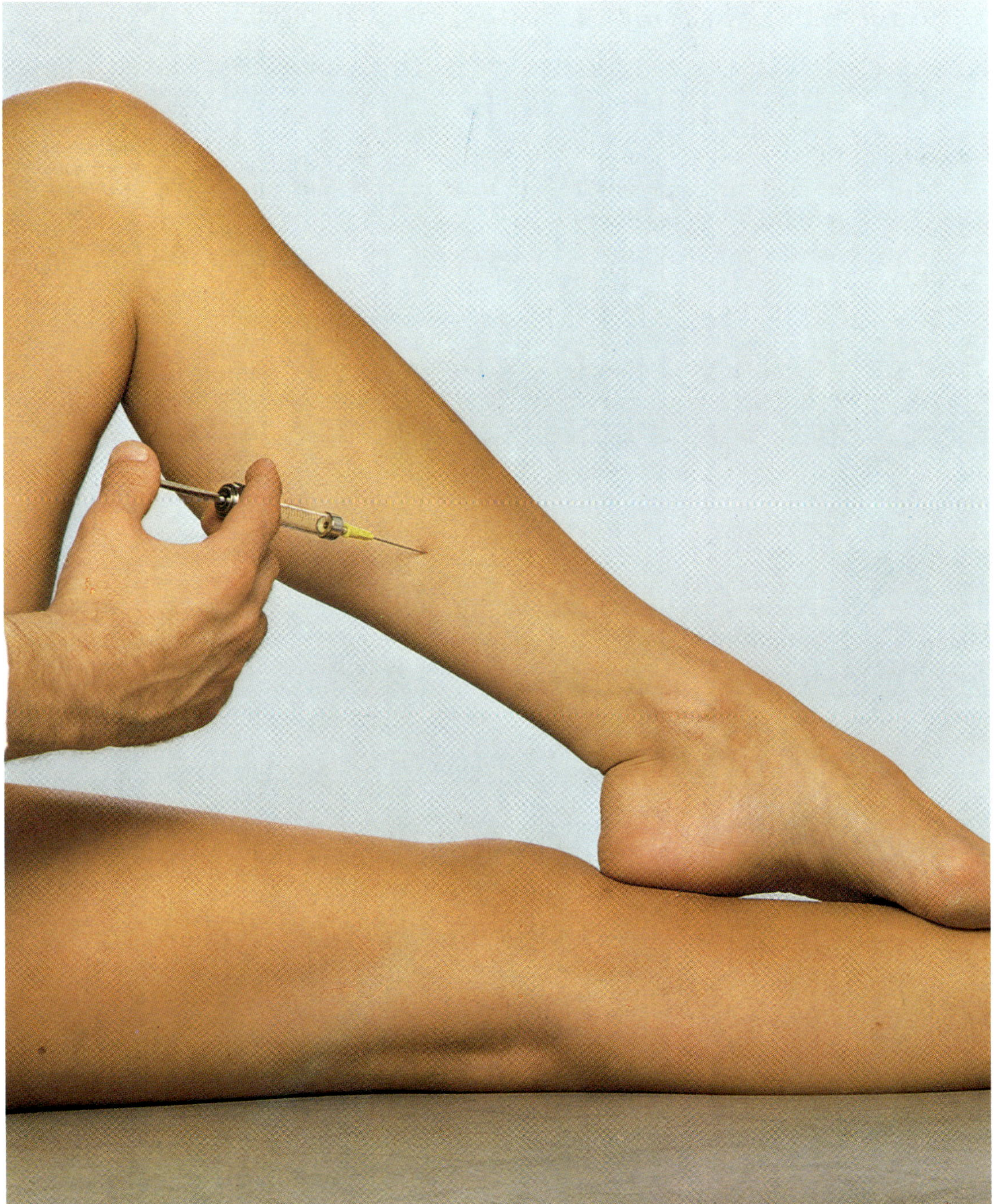

Abb. 120: Injektion an die A. tibialis post.

Injektion in das Hüftgelenk

Indikation: Koxarthrose, Arthritis, Schmerzen bei Gelenkversteifung.

Material: Nadel: 8 – 10 cm Länge.
Menge: 2 – 4 ml Procain oder Lidocain.

Technik: a) Nach KIBLER: Am auf der Seite liegenden Patienten.

Einstichstelle: 3 Querfinger oberhalb des Trochanter major, an dessen Oberrand vorbei.

Einstichrichtung: Senkrecht zur Haut.

Einstichtiefe: Bis Knochenberührung.

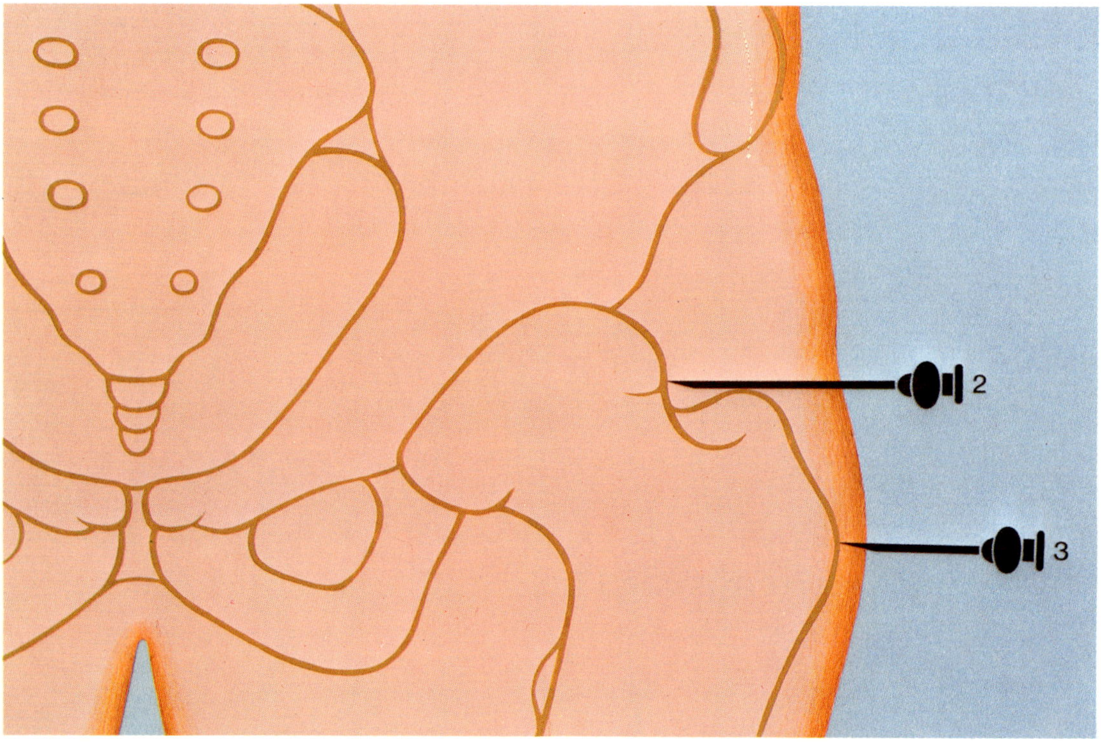

Abb. 121: Injektion in das Hüftgelenk (2)
Injektion an den Troch. major (3)

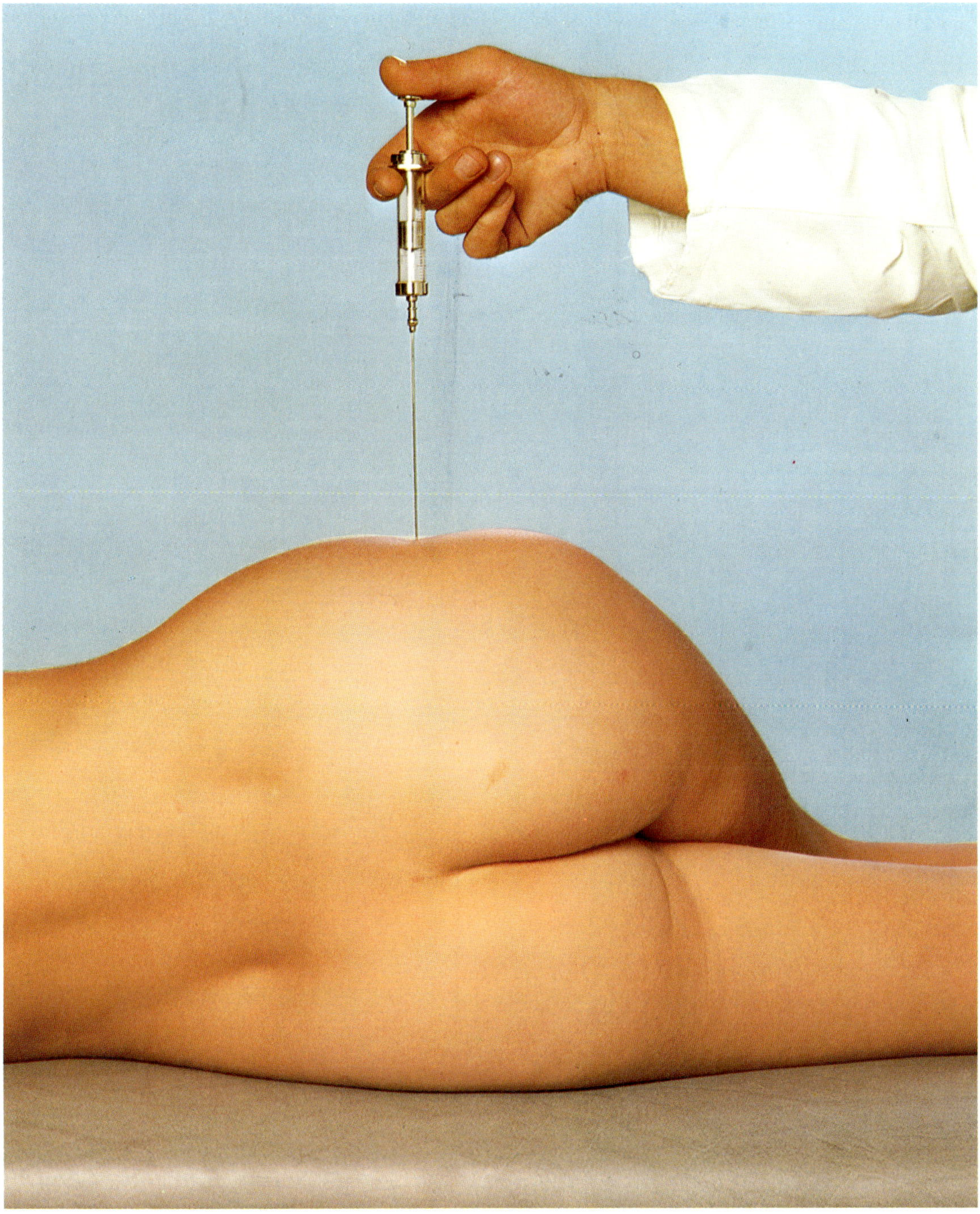

Abb. 122: Injektion in das Hüftgelenk nach KIBLER

b) Injektion von vorn: Am auf dem Rücken liegenden Patienten.

Einstichstelle: 2 Querfinger lateral der pulsierenden Arteria femoralis, auf der Linie Trochanter major – Symphysenoberkante.

Einstichrichtung: Senkrecht zur Haut.

Einstichtiefe: Bis Knochenberührung.

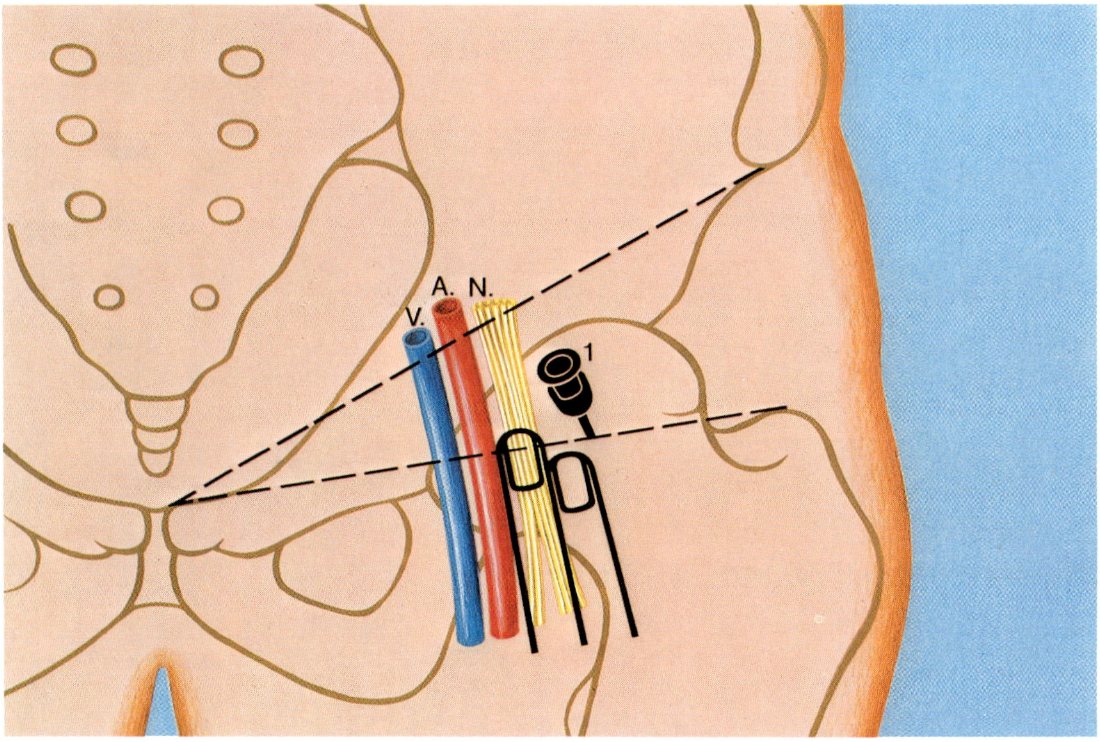

Abb. 123: Injektion in das Hüftgelenk von vorn: Einstichstelle: 2 Querfinger lateral der A. femoralis auf der Linie Trochanter maj. – Symphysenoberkante

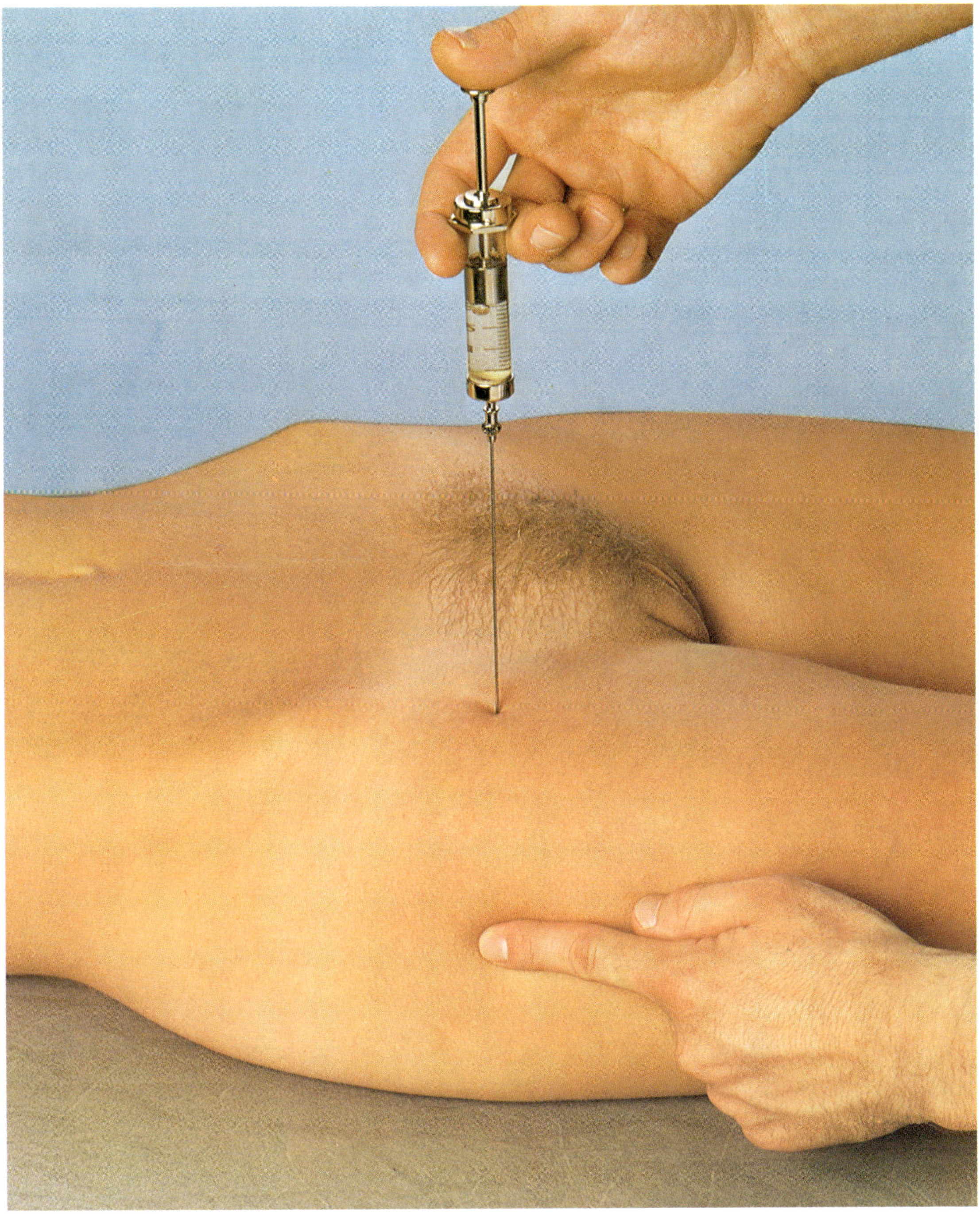

Abb. 124: Injektion in das Hüftgelenk von vorn

Injektion in das Kniegelenk

Indikation: Arthrosis, Arthritis, posttraumatische Beschwerden im Kniebereich.

Material: Nadel: 4 cm Länge.
Menge: 2 ml Procain oder Lidocain.

Technik: Der Patient liegt auf dem Rücken und hat das Knie leicht gebeugt.

Einstichstelle: Am medialen oder lateralen Rand des unteren Drittels der Patella.

Einstichrichtung: Fast waagrecht unter die Patella.

Einstichtiefe: Etwa 1 – 2 cm.

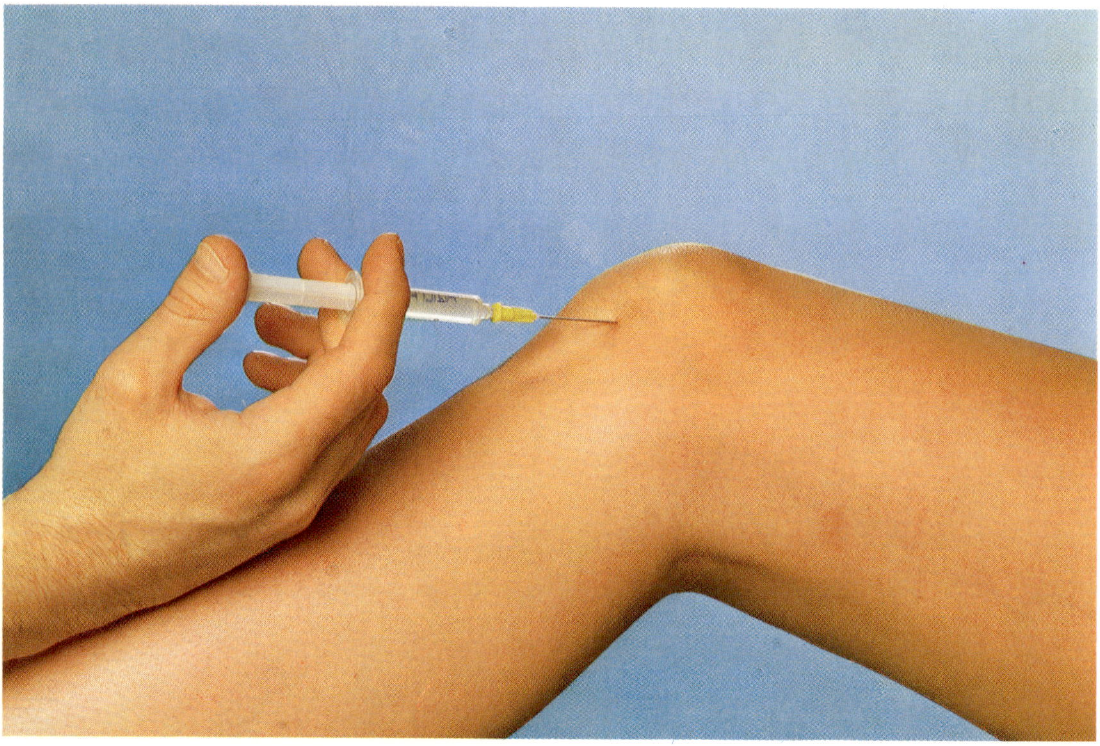

Abb. 125: Injektion in das Kniegelenk

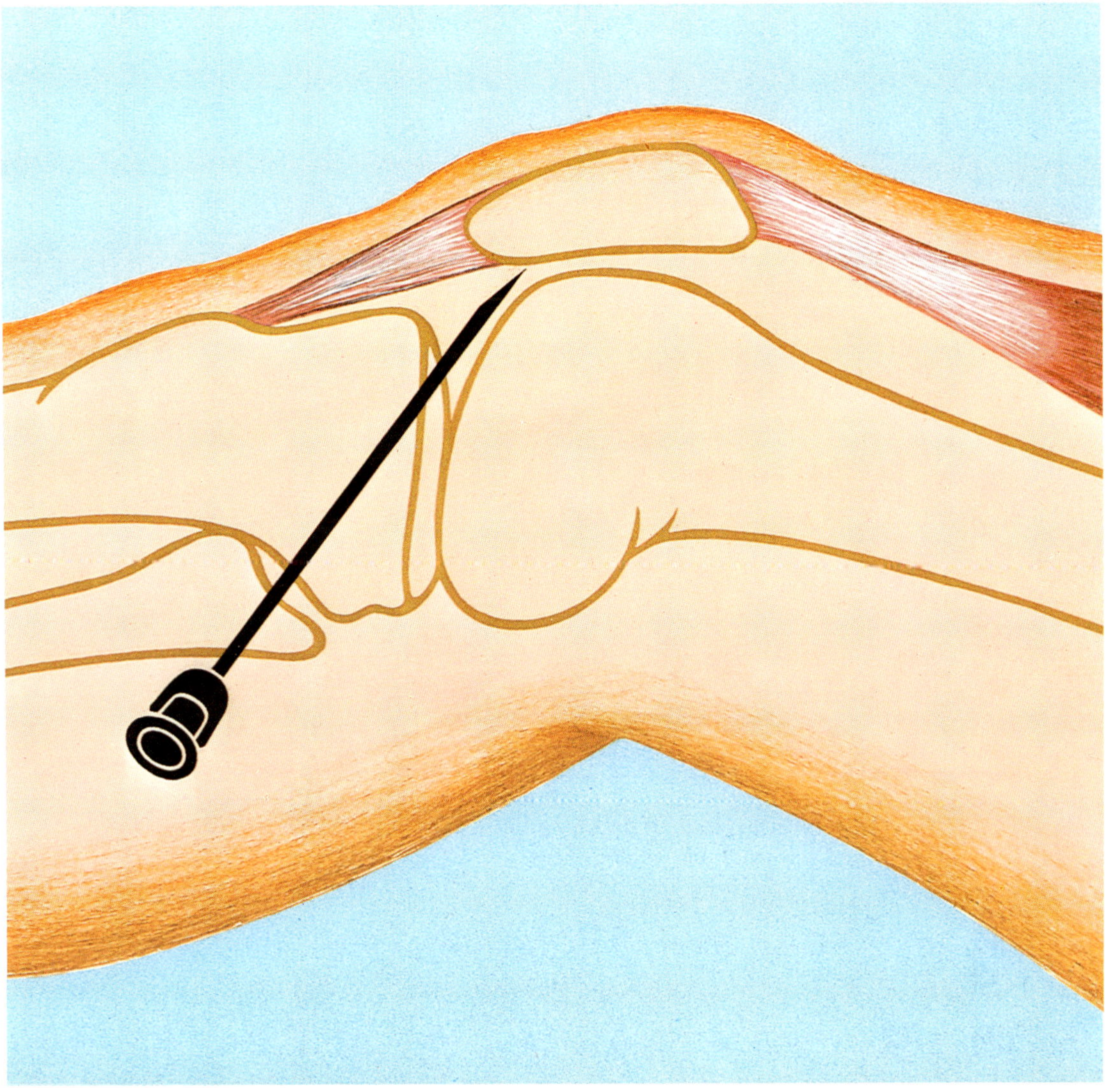

Abb. 126: Injektion in das Kniegelenk

Injektion in das Sprunggelenk

Indikation: Arthrosis, Arthritis, Sportverletzungen usw.

Material: Nadel: Nr. 12.
Menge: 1 – 2 ml Procain oder Lidocain.

Technik: a) Von dorsal, auf der fibularen Seite in das obere Sprunggelenk.

Einstichstelle: Etwa 1 Querfinger über dem äußeren Knöchel, unmittelbar hinter dem Malleolus fibularis.

Einstichrichtung: Waagrecht nach ventral.

Einstichtiefe: 1 cm.

b) Von ventral:

Einstichstelle: Etwa auf der Verbindungslinie beider Malleolen, medial von der Sehne des Musc. extens. hallucis longus.

Einstichrichtung: Leicht nach innen unten.

Einstichtiefe: Etwa 1 cm.

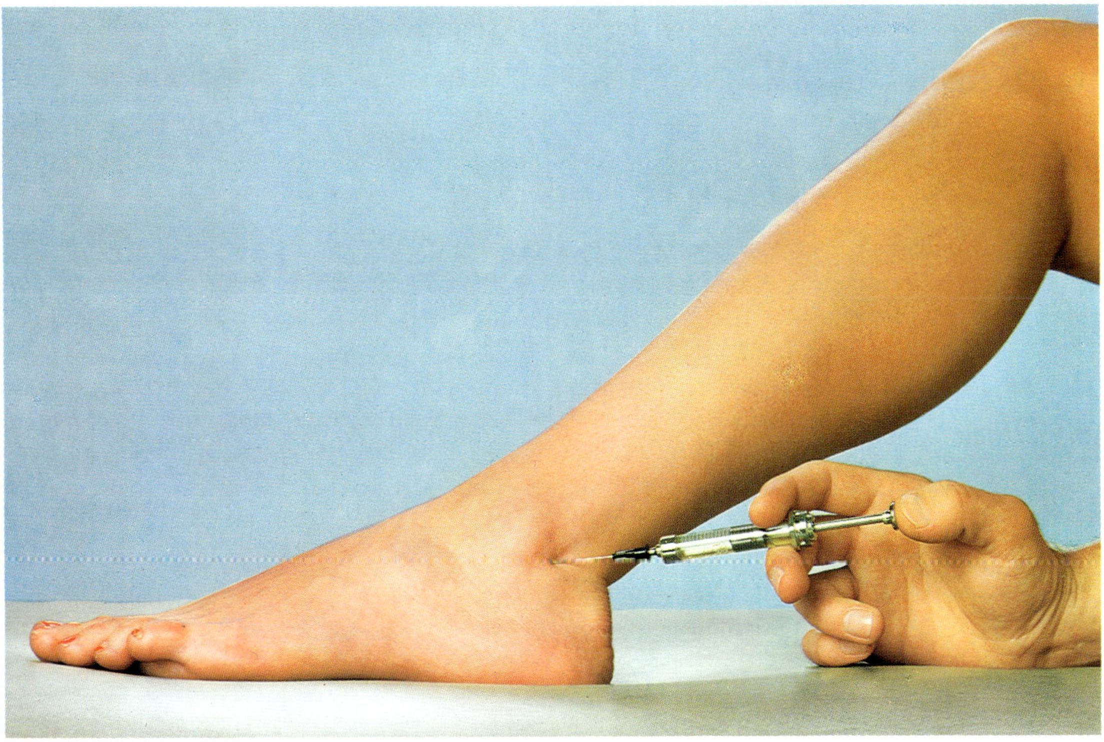

Abb. 127: Injektion in das Sprunggelenk von dorsal

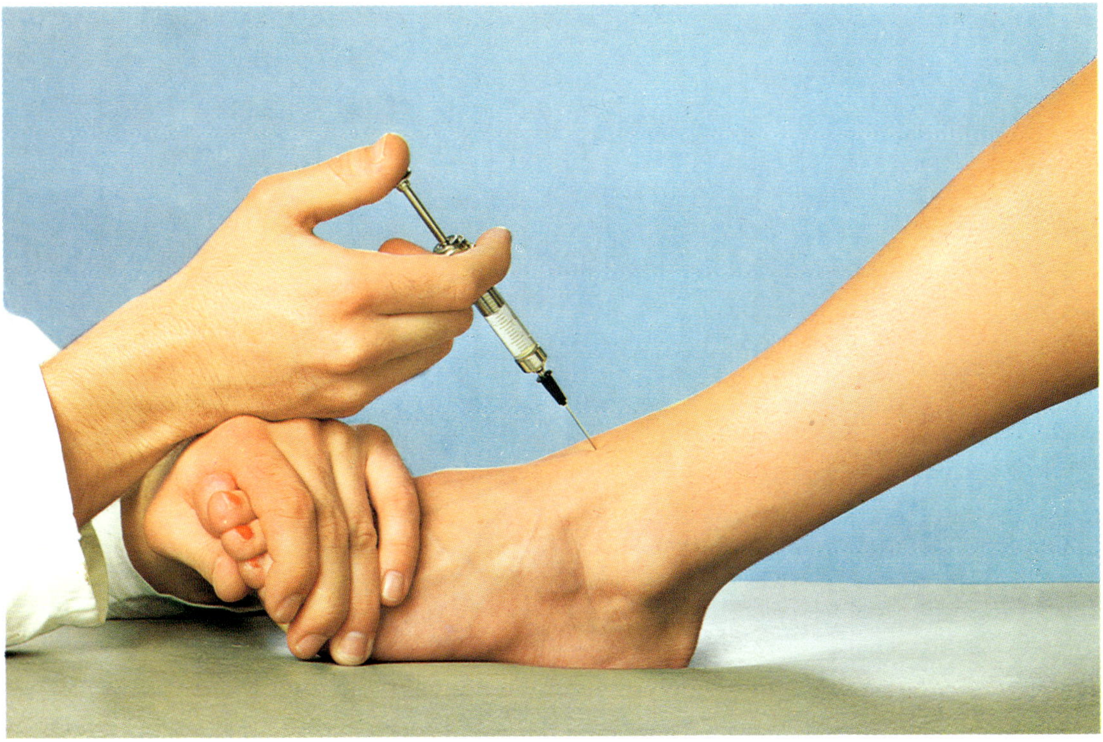

Abb. 128: Injektion in das Sprunggelenk von ventral

Injektion in die Finger- und Zehengelenke

Indikation: Alle schmerzhaften Finger- und Zehengelenkserkrankungen.

Material: Nadel: Carpulenspritze mit kurzer Nadel
oder Nadel Nr. 16.
Menge: 0,5 ml Procain oder Lidocain.

Technik: *Einstichstelle:* Das betreffende Finger- oder Zehenglied muß mit der freien Hand fixiert werden, da die Gelenksinjektion sehr schmerzhaft ist. Das leicht gebeugte Gelenk wird von dorsal, seltener von lateral punktiert. Dorsal wird unmittelbar neben der Extensorsehne eingestochen.

Einstichrichtung: Die Nadelspitze wird leicht nach vorn und unten über das Gelenkköpfchen hinweggeführt.

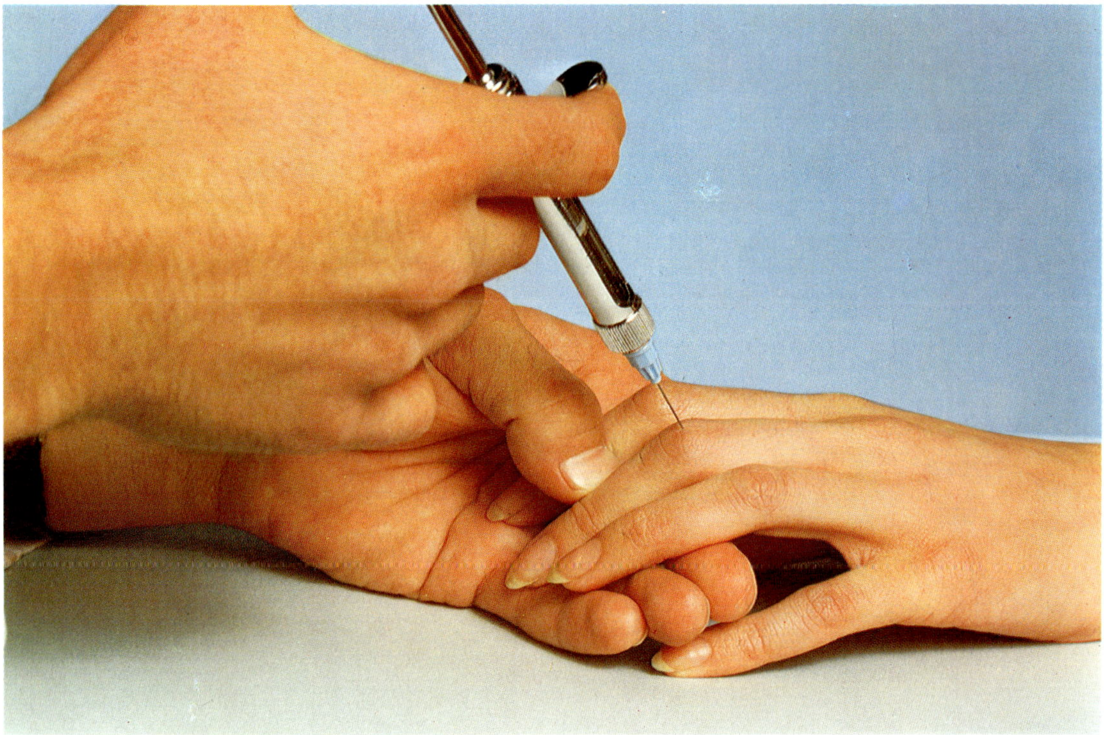

Abb. 129: Injektion in die Fingergelenke

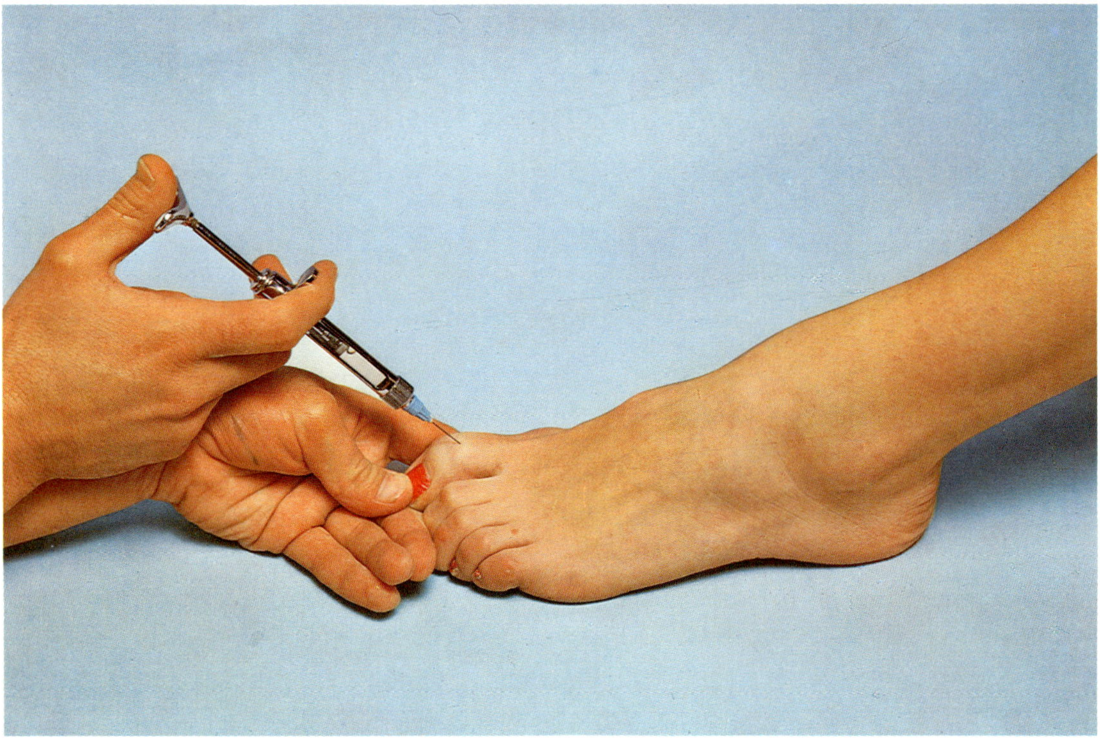

Abb. 130: Injektion in die Zehengelenke

Injektion an den Nervus cutaneus femoris lateralis

Indikation: Meralgie.

Material: Nadel: Nr. 1.
Menge: 2 – 5 ml Procain oder Lidocain.

Technik: *Einstichstelle:* 1 – 2,5 cm medial und kaudal der Spina iliaca anterior superior.

Einstichrichtung und Tiefe: Infiltrierend in Richtung Spina vorgehen, bis Knochenkontakt und Schmerzauslösung im Versorgungsgebiet.

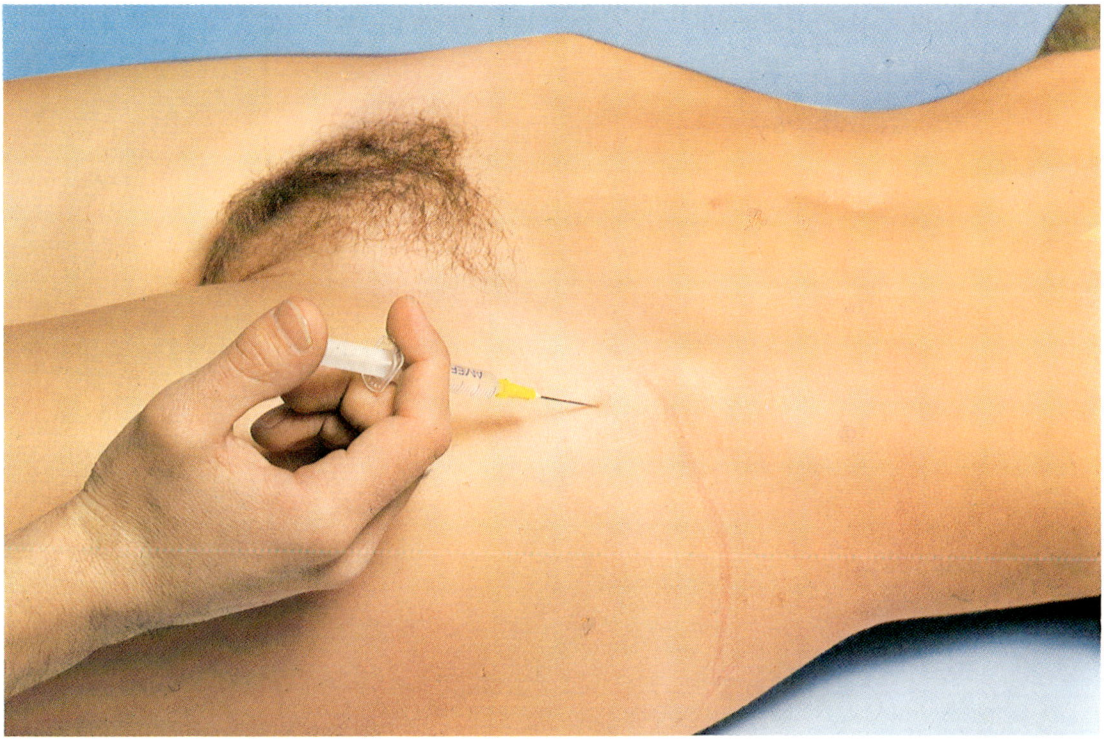

Abb. 131: Injektion an den N. cutaneus femoris lat.

Injektion in und an den Nervus femoralis

Indikation: Erkrankungen im Versorgungsgebiet, Neuralgien, Kausalgie, Gefäßerkrankungen, Durchblutungsstörungen.

Material: Nadel: Nr. 1.
Menge: 2 – 5 ml Procain oder Lidocain.

Technik: *Einstichstelle:* Unterhalb des Leistenbandes etwa 1 – 2 cm lateral der Arteria femoralis.

Einstichrichtung: Senkrecht zur Haut.

Einstichtiefe: Bei richtigem Sitz der Nadel gibt der Patient Parästhesien an der Vorderseite des Oberschenkels an.

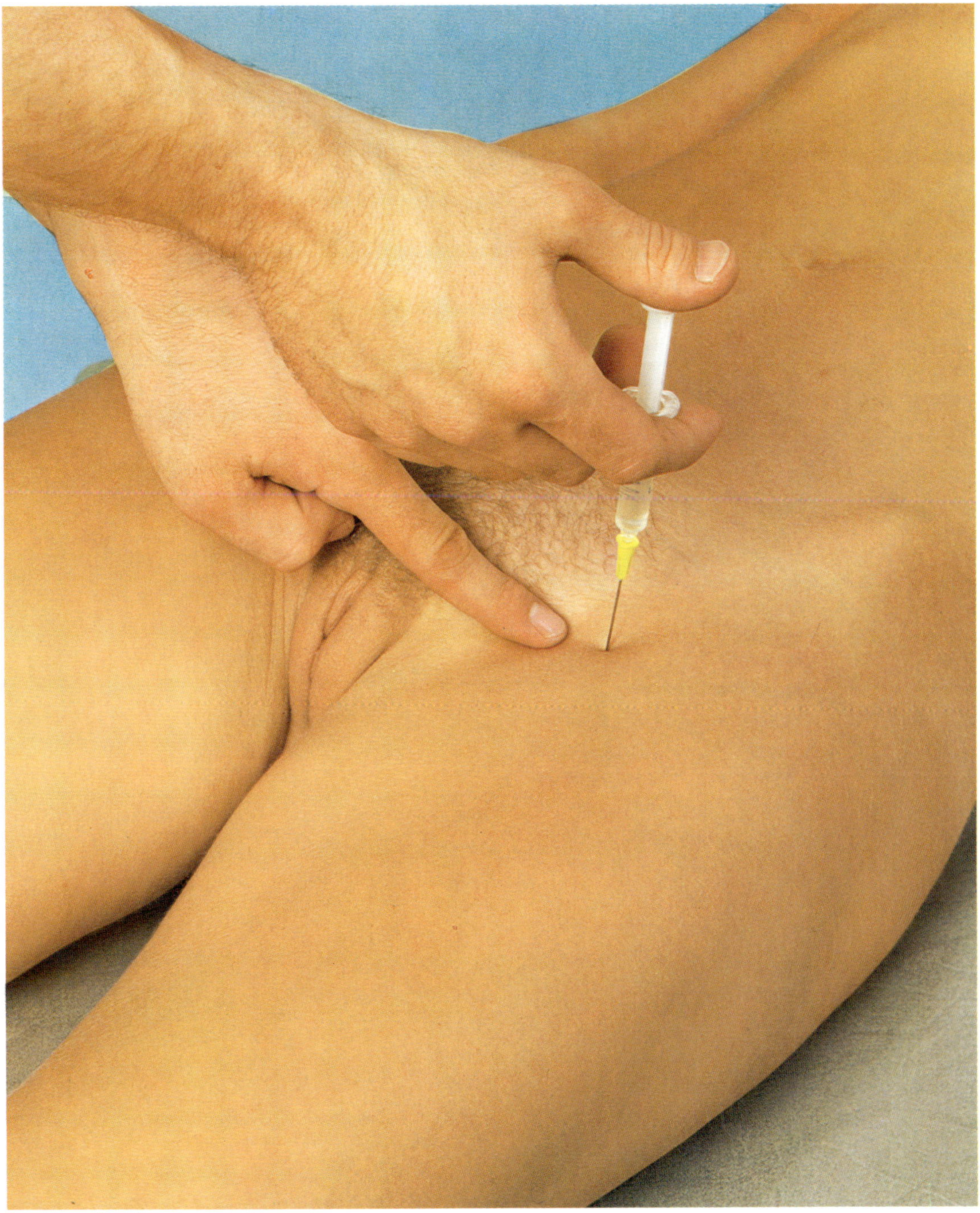

Abb. 132: Injektion an den N. femoralis

Injektion an den Nervus fibularis

Indikation: Postischialgiforme Schmerzen im Unterschenkel, Durchblutungsstörungen.

Material: Nadel: Nr. 12.
Menge: 2 – 5 ml Procain oder Lidocain.

Technik: *Einstichstelle:* Am leichtesten findet man den Nerv dicht unterhalb des Fibulaköpfchens.

Einstichrichtung und Tiefe: Senkrecht zur Haut und dann infiltrierend in die Tiefe, bis der Patient Schmerzreaktionen angibt.

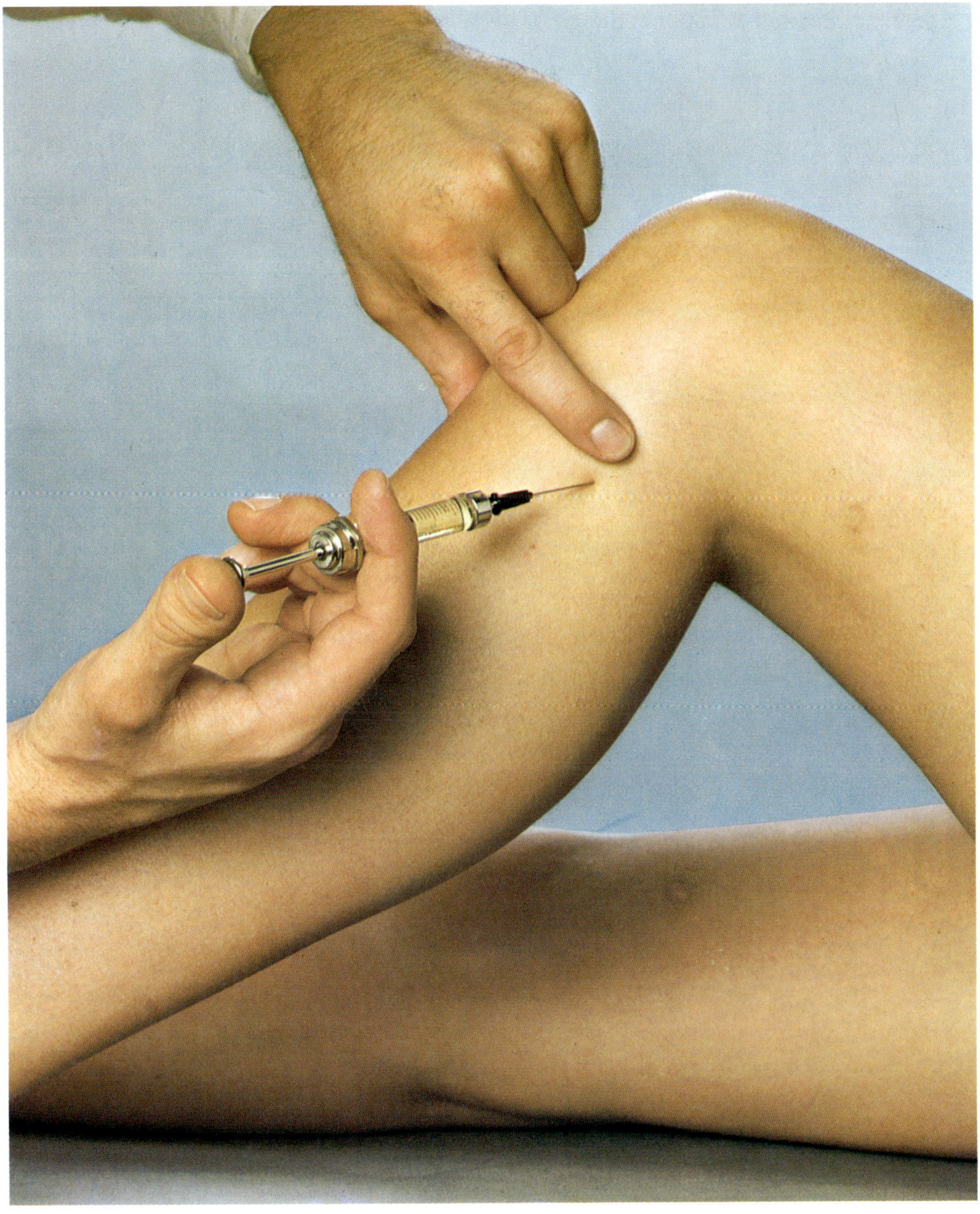

Abb. 133: Injektion an den N. fibularis

Injektion an den Nervus obturatorius

Indikation: Adduktoren-Spasmus, Gracilis-Syndrom, Hüft- und Kniearthrosis.

Material: Nadel: 8 cm Länge.
Menge: Etwa 5 ml Procain oder Lidocain.

Technik: *Einstichstelle:* Der Patient befindet sich in Rückenlage und rotiert seinen Oberschenkel maximal nach außen. Etwas lateral der Symphyse palpiert man das Tuberculum pubicum des Schambeines. Daumenbreit kaudal davon sticht man ein.

Einstichrichtung: Zuerst senkrecht zur Haut bis zum Kontakt mit dem horizontalen Schambeinast.

Einstichtiefe: Die Nadel wird etwas zurückgezogen und in lateral-kaudaler Richtung am Unterrand des Schambeinastes entlang in das Foramen obturatum eingeführt.
Parästhesien im Versorgungsgebiet zeigen den richtigen Sitz der Nadel an.

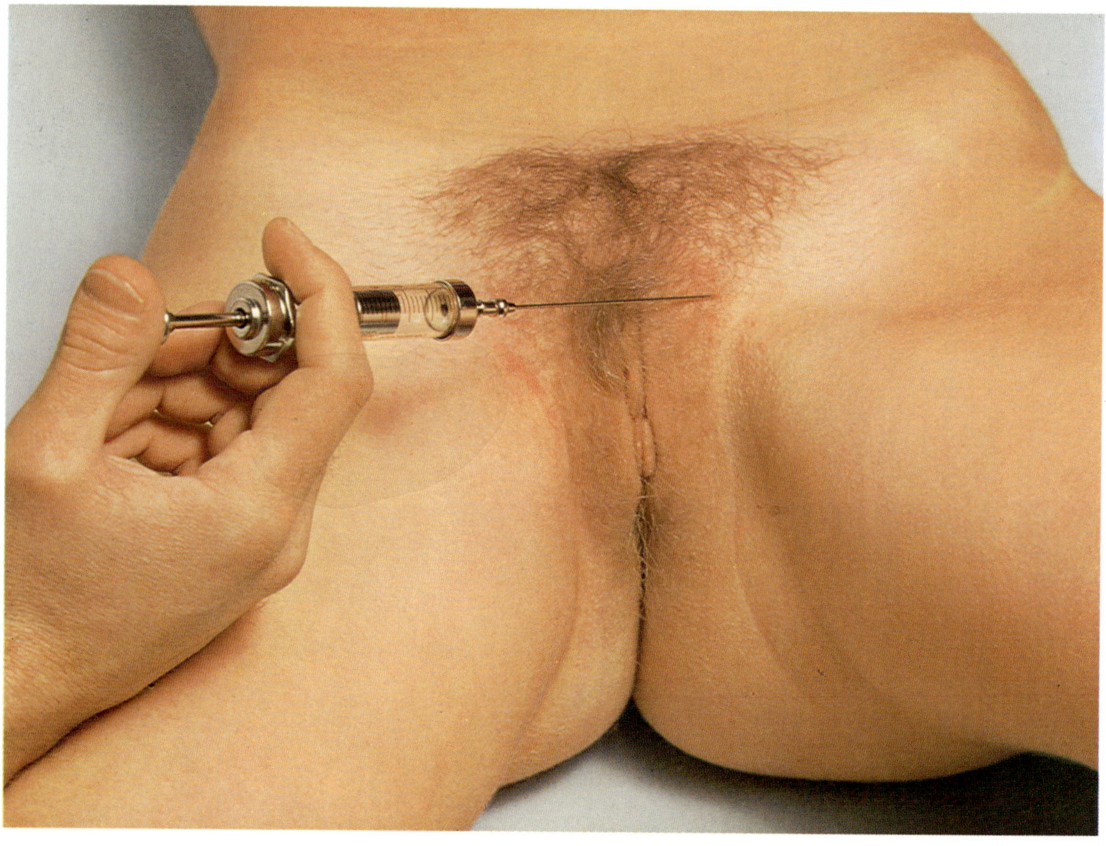

Abb. 134: Injektion an den N. obturatorius

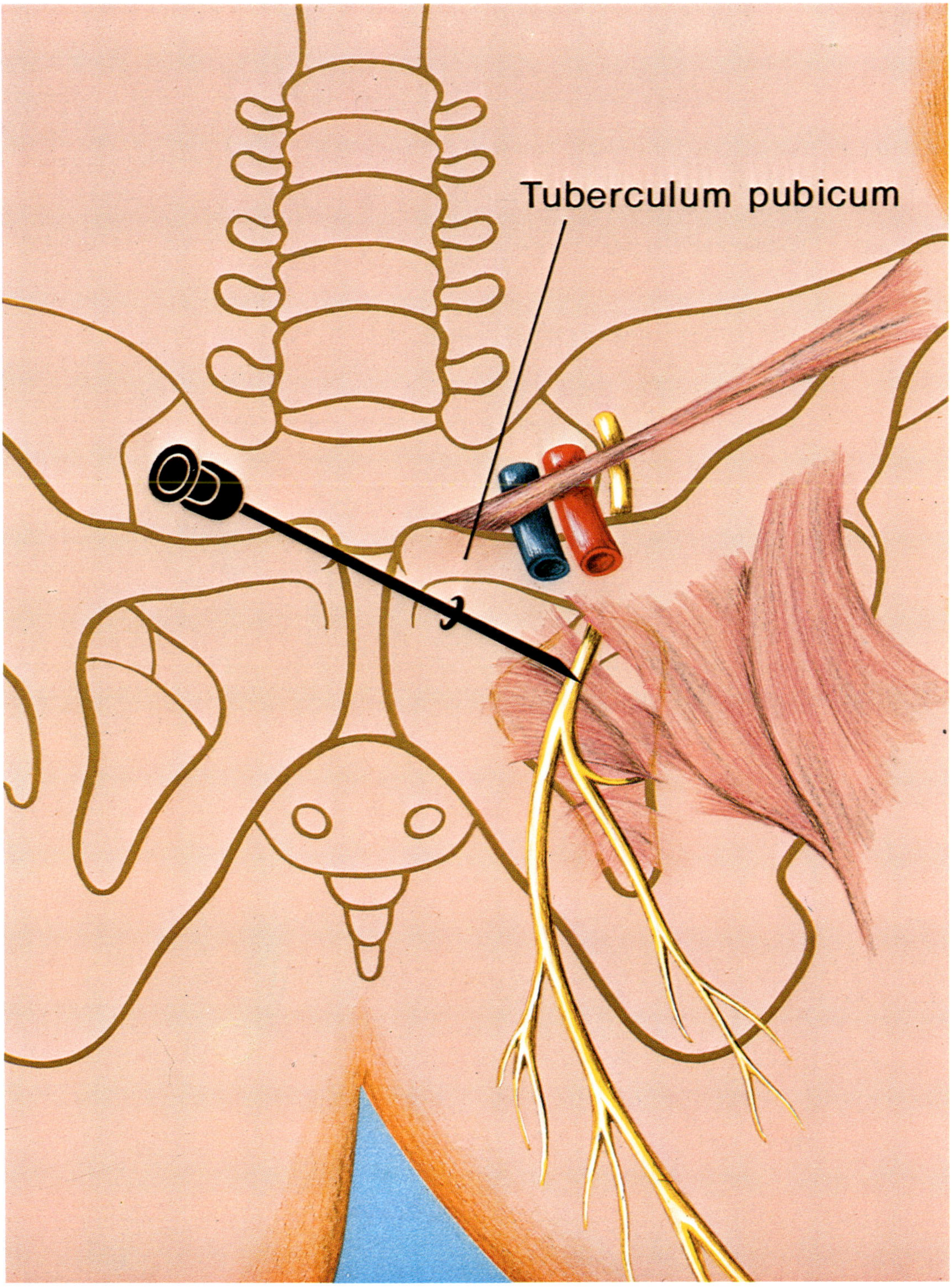

Abb. 135: Injektion an den N. obturatorius. Die Abb. zeigt die anatomischen Verhältnisse und den Sitz der Nadel

Injektion an den Nervus tibialis

Indikation: Parästhesien, Schmerzen, Durchblutungsstörungen, Juckreiz, Ekzeme und Verletzungsfolgen im Versorgungsbereich.

Material: Nadel: Nr. 2.
Menge: 1 – 5 ml Procain oder Lidocain.

Technik: Der Patient befindet sich in Bauchlage.

Einstichstelle: In Höhe des kranialen Endes des medialen Malleolus tastet man neben der Achillessehne die A. tibialis posterior.

Einstichrichtung: Durch eine Quaddel geht man senkrecht zur Haut so ein, daß die Nadelspitze lateral der Arterie liegt. Bei richtigem Sitz gibt der Patient Schmerzreaktionen an.

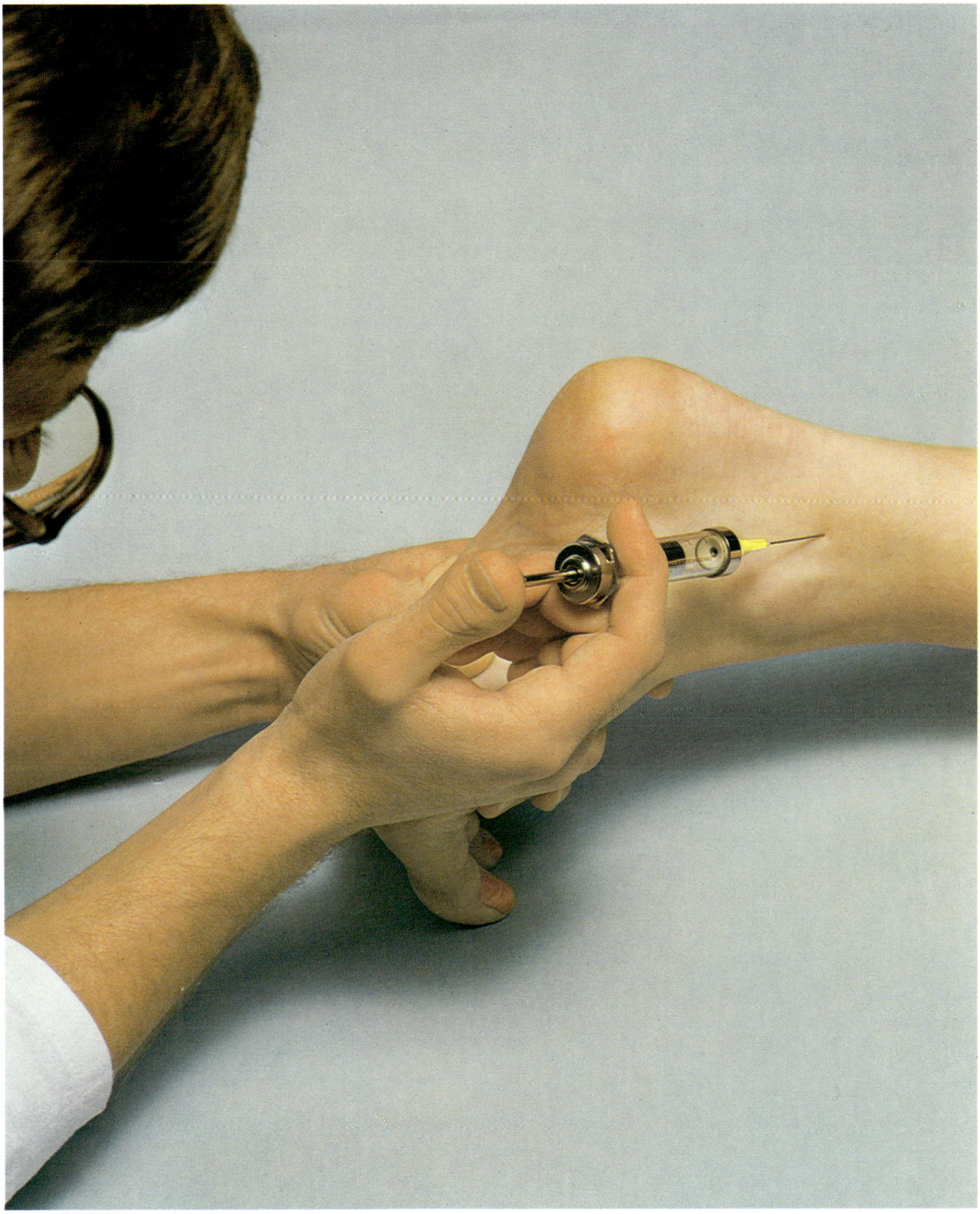

Abb. 136: Injektion an den N. tibialis

Injektion an den Trochanter major

Indikation: Malum coxae senile, Koxitis, Koxalgie, Spondylitis, Bechterew.

Material: Nadel: Nr. 1.
Menge: 2 ml Procain oder Lidocain.

Technik: Am stehenden oder liegenden Patienten ist der Trochanter meistens zu sehen oder leicht zu ertasten.

Einstichrichtung: Senkrecht zur Haut.

Einstichtiefe: Bis zum Periost.

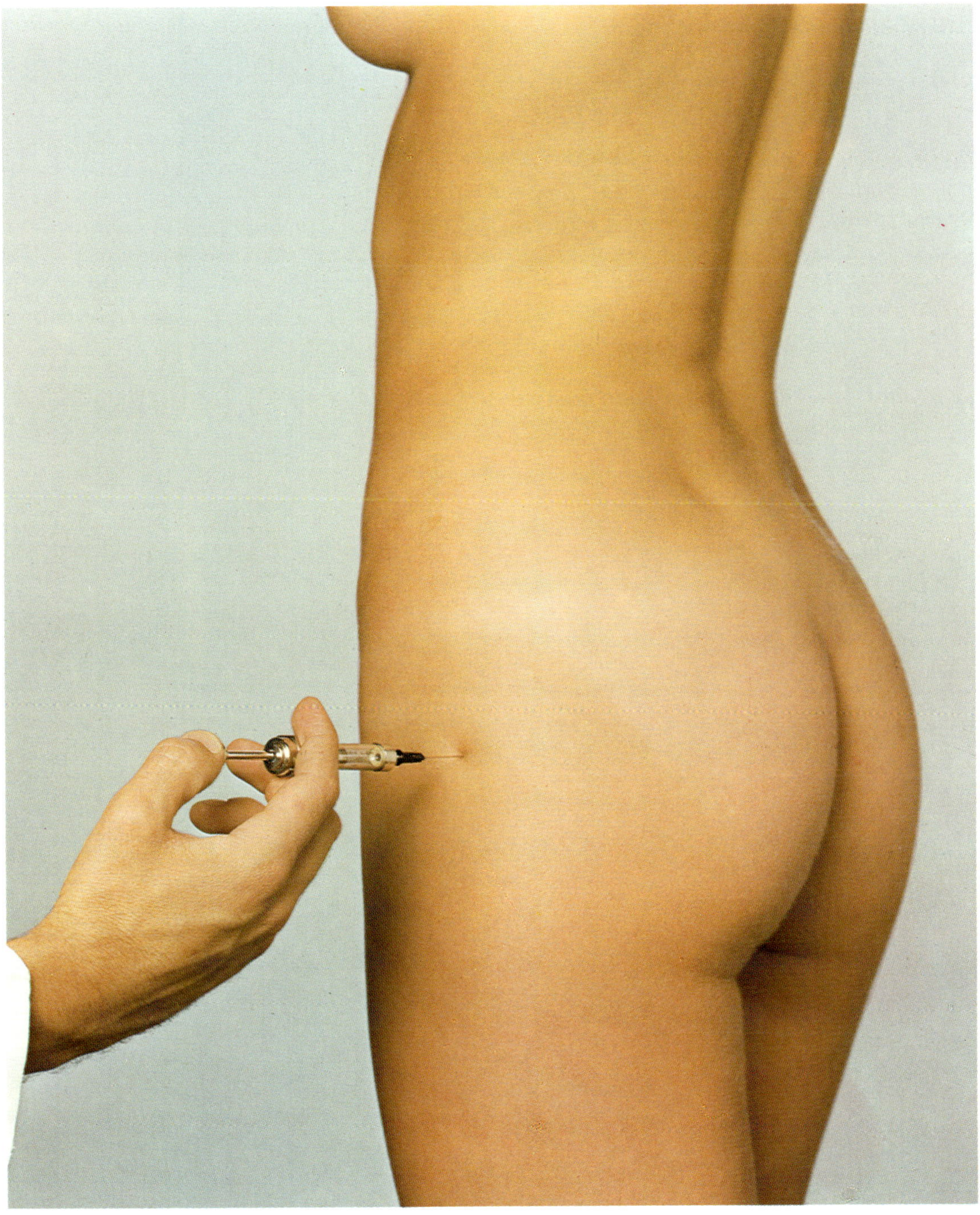

Abb. 137: Injektion an den Trochanter major (siehe auch S. 164 [Hüftgelenk])

Quaddeltherapie

Die Intrakutanquaddel ist eine in der Neuraltherapie häufig angewandte Injektion. Sie ist nur sinnvoll, wenn sie in gestörtes Gewebe erfolgt, das durch Angaben des Patienten, Inspektion und Palpation ermittelt wird. Der Wirkungsmechanismus geht über die kutiviszeralen Reflexwege. Jedes ungezielte Quaddeln hat mit Neuraltherapie nichts zu tun und ist abzulehnen. Die Quaddel muß streng intrakutan sitzen. Für Kinder und ängstliche Patienten hat sich der „Dermo-Jet" bewährt. Mit diesem Gerät wird eine Quaddel mit Überschallgeschwindigkeit in die Haut gesetzt.

Material: Nadel Nr. 20.
Menge: 0,2 – 0,4 ml Procain oder Lidocain.

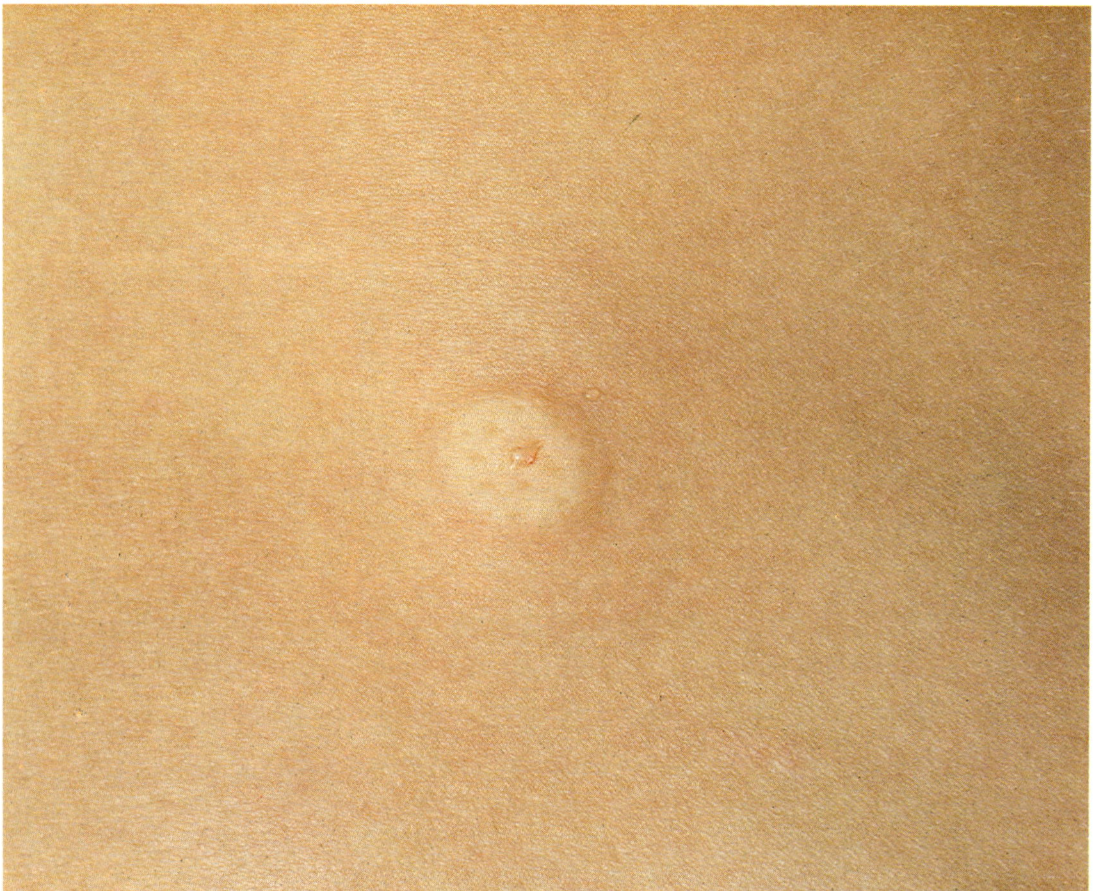

Abb. 138: Intrakutanquaddel

Intramuskuläre Infiltration

Indikation: Myalgien, Gelosen, Hartspann, Zervikalsyndrom, Muskelkontrakturen, Muskelzerrungen, Muskelrisse, alle reflektorischen Segment-Muskelzeichen.

Material: Nadel: Je nach Tiefe, in der sich der Prozeß abspielt.
Menge: Je nach Größe der Gewebsveränderung, aber nur Teilstriche.

Technik: *Einstichstelle:* Wir geben eine Quaddel über das als schmerzhaft angegebene oder ertastete Gebiet.

Einstichrichtung: Durch die Quaddel geht man dann infiltrierend und sondierend in die Tiefe.

Einstichtiefe: Bis in Gelosen und schmerzhafte Gewebe, an das Periost und an Bänder und Sehnenansätze.

Quaddeln im Kniegelenkbereich

Indikation: Kniegelenksarthrosis und Arthritis, posttraumatische Beschwerden.

Material: Nadel: Nr. 20.
Menge: 0,5 ml Procain oder Lidocain je Quaddel.

Technik: *Einstichstelle:* Außenseite – eine Quaddel in Gelenkspalthöhe.
Innenseite – je eine über Tibiakopf, Gelenkspalt und Femurkopf im Dreieck, eine in der Kniekehlenmitte.

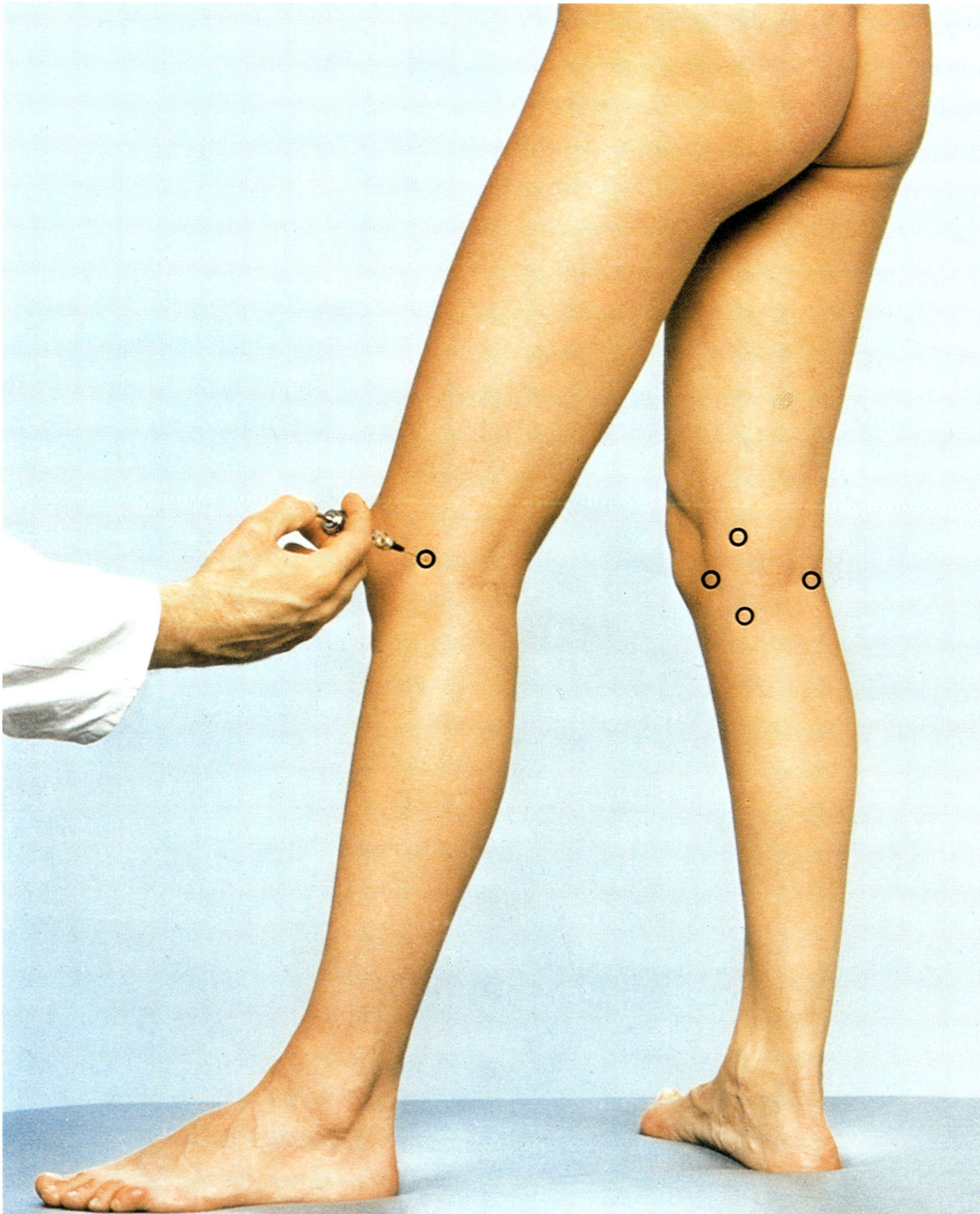

Abb. 139: Quaddeln im Kniegelenkbereich

Quaddeln in der Kreuzbeingegend

Indikation: Erkrankungen des Urogenitaltraktes.

Material: Nadel: Nr. 20.
Menge: 0,5 ml Procain oder Lidocain je Quaddel.

Technik: Einstichstelle: In die dorsalen HEADschen Zonen des Unterleibes 6 Quaddeln. Die beiden obersten liegen über den seitlichen Grübchen der MICHAELISschen Raute, die untersten dicht am oberen Ausläufer der Rima ani etwa 2 cm auseinander. Das Innervationsgebiet des Plexus hypogastricus wird von den 4 oberen Quaddeln erfaßt, die äußere Anal- und Vaginalzone S4–5, von den beiden unteren.

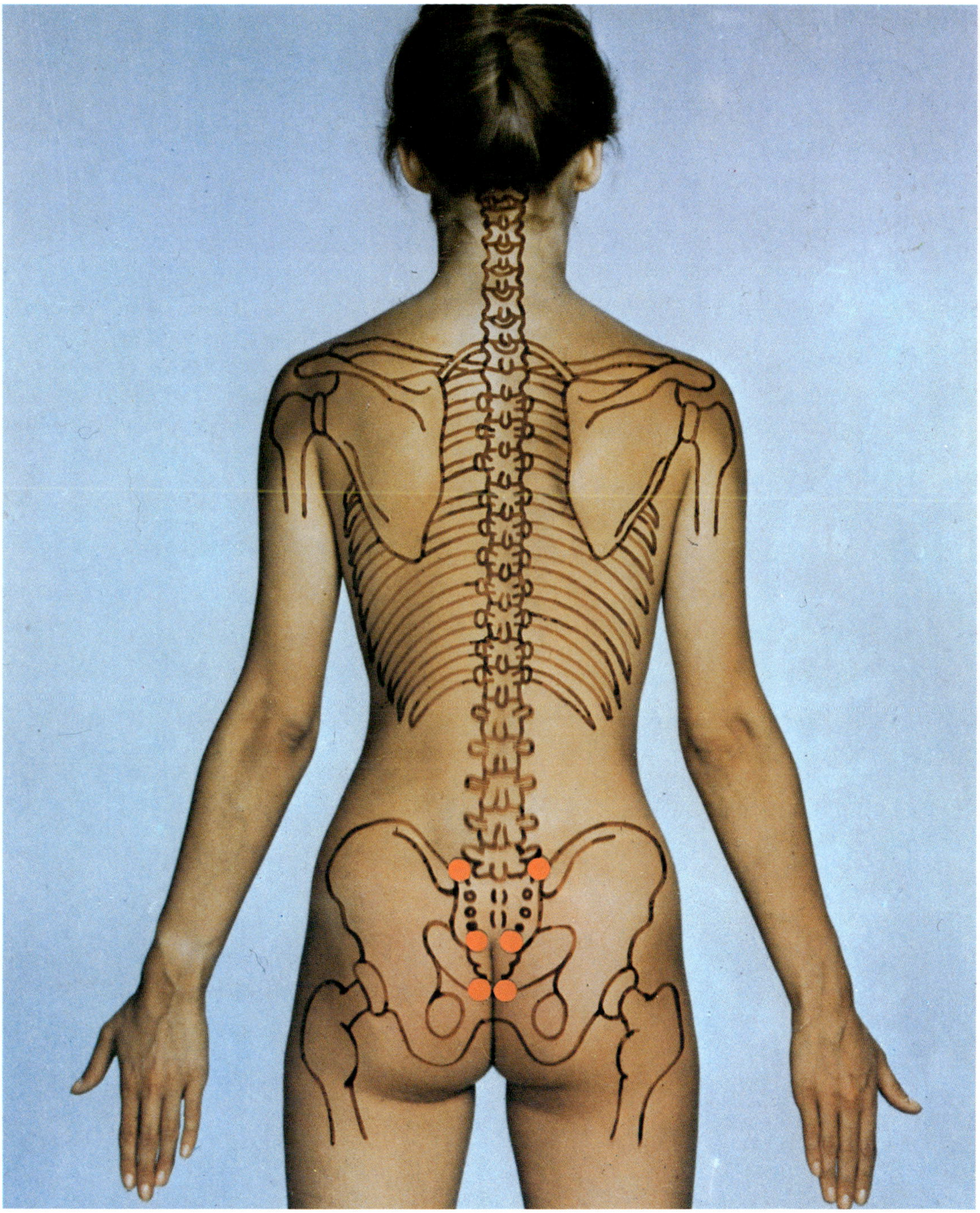

Abb. 140: Quaddeln in der Kreuzbeingegend

Quaddeln im Parasternalbereich

Indikation: Bei Herz- und Lungenerkrankungen (siehe Seite 18 ff.)

Material: Nadel: Nr. 20

Menge: 0,2–0,5 ml Procain oder Lidocain.

Technik: Einstichstelle: Beiderseits neben das Brustbein über die Interkostalräume je 4–6 Quaddeln. Zusätzlich bei Herzerkrankungen intravenöse Injektion links, bei Lungenerkrankungen abwechselnd links und rechts.

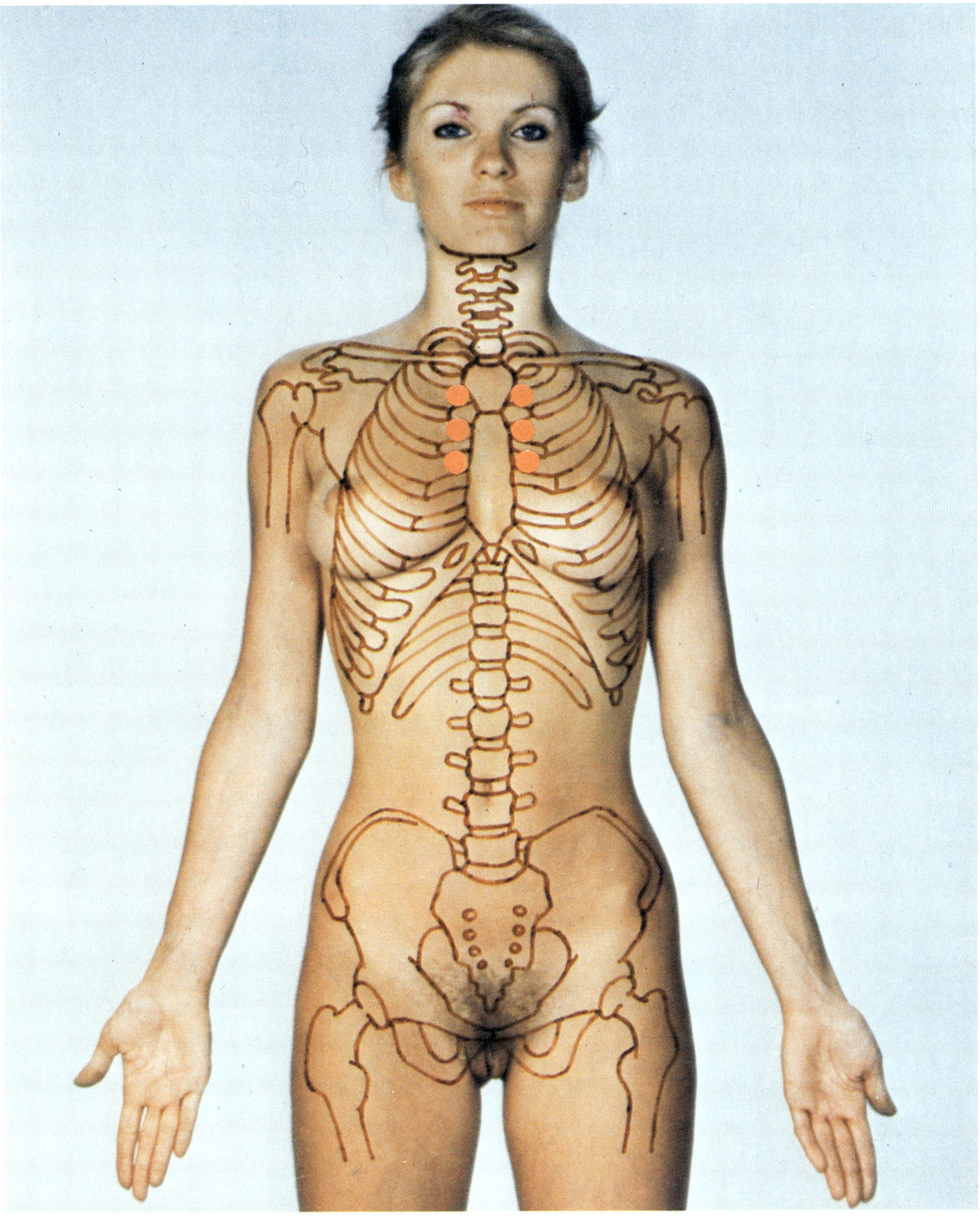

Abb. 141: Quaddeln im Parasternalbereich

Quaddeln im Unterbauchbereich

Indikation: Gynäkologische Erkrankungen, z. B. Dysmennorrhö, Endo- und Parametritis, Adnexitis, Meno- und Metrorrhagien, Erkrankungen des Urogenitaltraktes wie entzündliche und dystrophische Erkrankungen der Blase, Prostata und des Nierenbeckens, zusätzlich Quaddeln in der Kreuzbeingegend (siehe Seite 190). Eventuell Kombination mit Injektionen an die FRANKENHÄUSERschen Ganglien bzw. den gynäkologischen Raum (siehe Seite 118–121).

Material: Nadel: Nr. 20.
Menge: 0,5 ml Procain oder Lidocain je Quaddel.

Technik: 4–6 Quaddeln an der Oberkante des Os pubis verteilen.

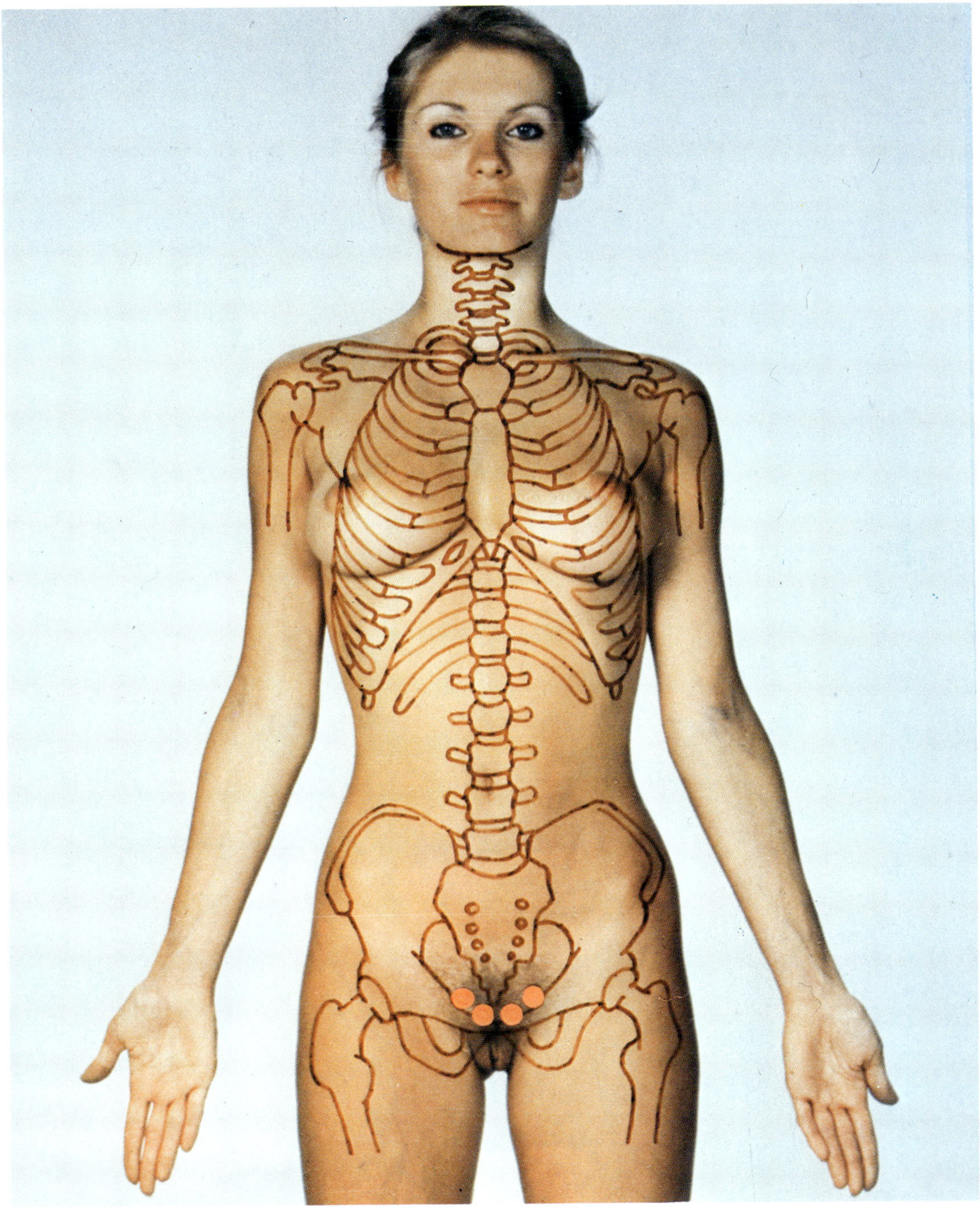

Abb. 142: Quaddeln im Unterbauchbereich

Intravenöse Injektion

Indikation: Als Basisbehandlung bei allen Erkrankungen im Kopf-, Hals- und Thoraxbereich. Procain oder Lidocain wirkt: Schmerzlindernd, gefäßerweiternd, gefäßabdichtend, fiebersenkend, kreislaufregulierend, antiallergisch, entzündungswidrig, diuretisch. Das i. v. verabfolgte Procain hat eine spartein- und chinidinähnliche Wirkung am Herzen. Der experimentell erzeugte Kreislaufkollaps (BEZOLD-JARISCH-Reflex) wird durch Procain ebenso unterdrückt wie der anaphylaktische Serumschock und die Nekrosebildung beim SHWARTZMAN-SANARELLI-Phänomen.

Material: Nadel: Nr. 12 oder Nr. 2.
Menge: 1 ml Procain oder Lidocain, NIE MEHR!

Technik: In üblicher Weise. Vor Herausziehen der Nadel gibt man noch 0,5 ml paravenös.

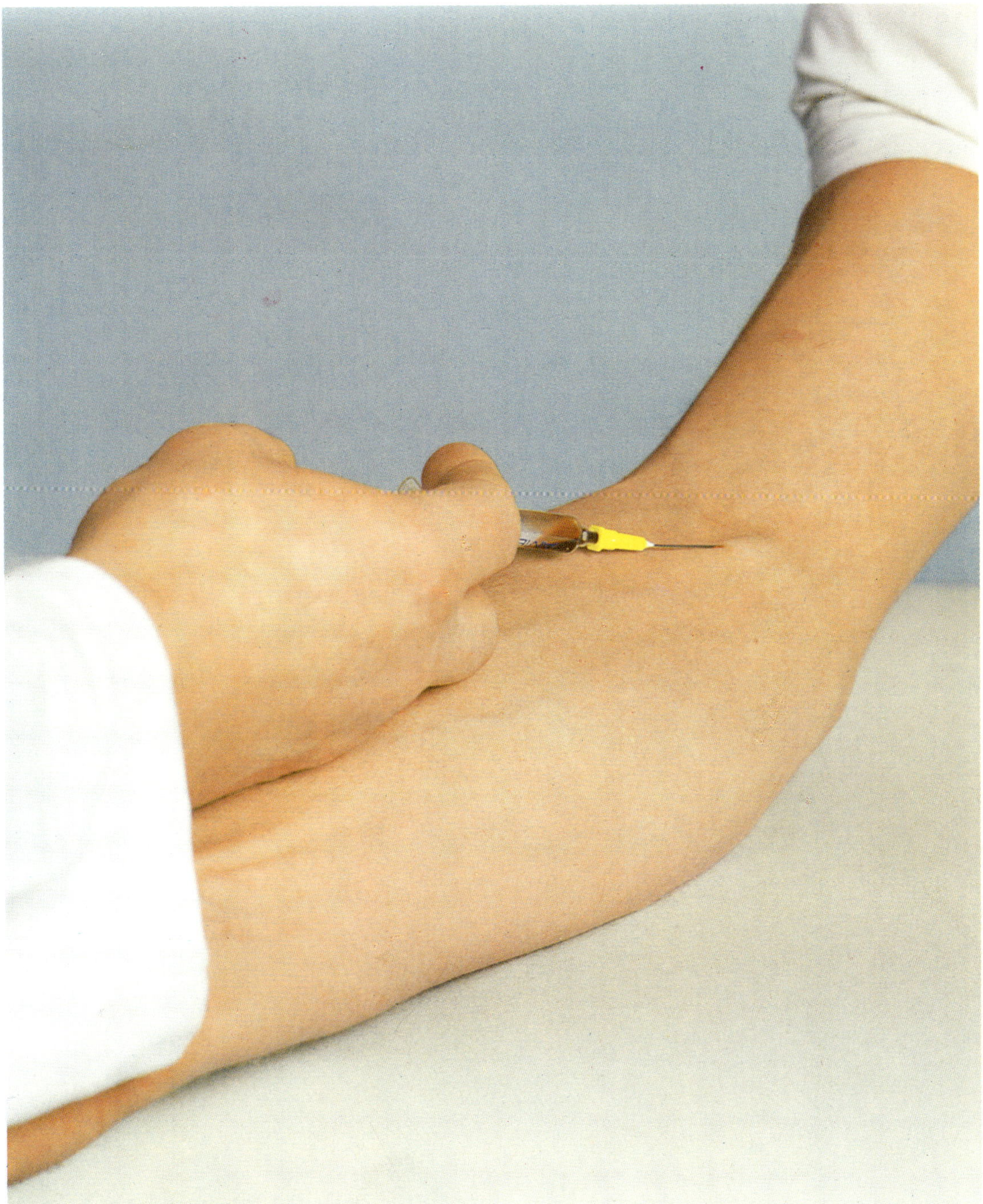

Abb. 143: Intravenöse Procain- oder Lidocain-Injektion

Injektion in die Narben

Indikation: a) Segmenttherapie: Alle Narben im erkrankten Segment müssen abgespritzt werden. Bei Narbenbeschwerden, Keloidnarben, postoperativen Beschwerden.
b) Störfeldsuche: Narben aller Art, Größe und Alter können Störfelder darstellen!

Material: Nadel: Nr. 12.
Menge: Je nach Größe der Narbe.

Technik: So oberflächlich in die Narbe, daß konfluierende Quaddeln entstehen. Bei langen Narben – Quaddeln mit 1–2 cm Abstand. Bei tiefen Narben in die Tiefe.

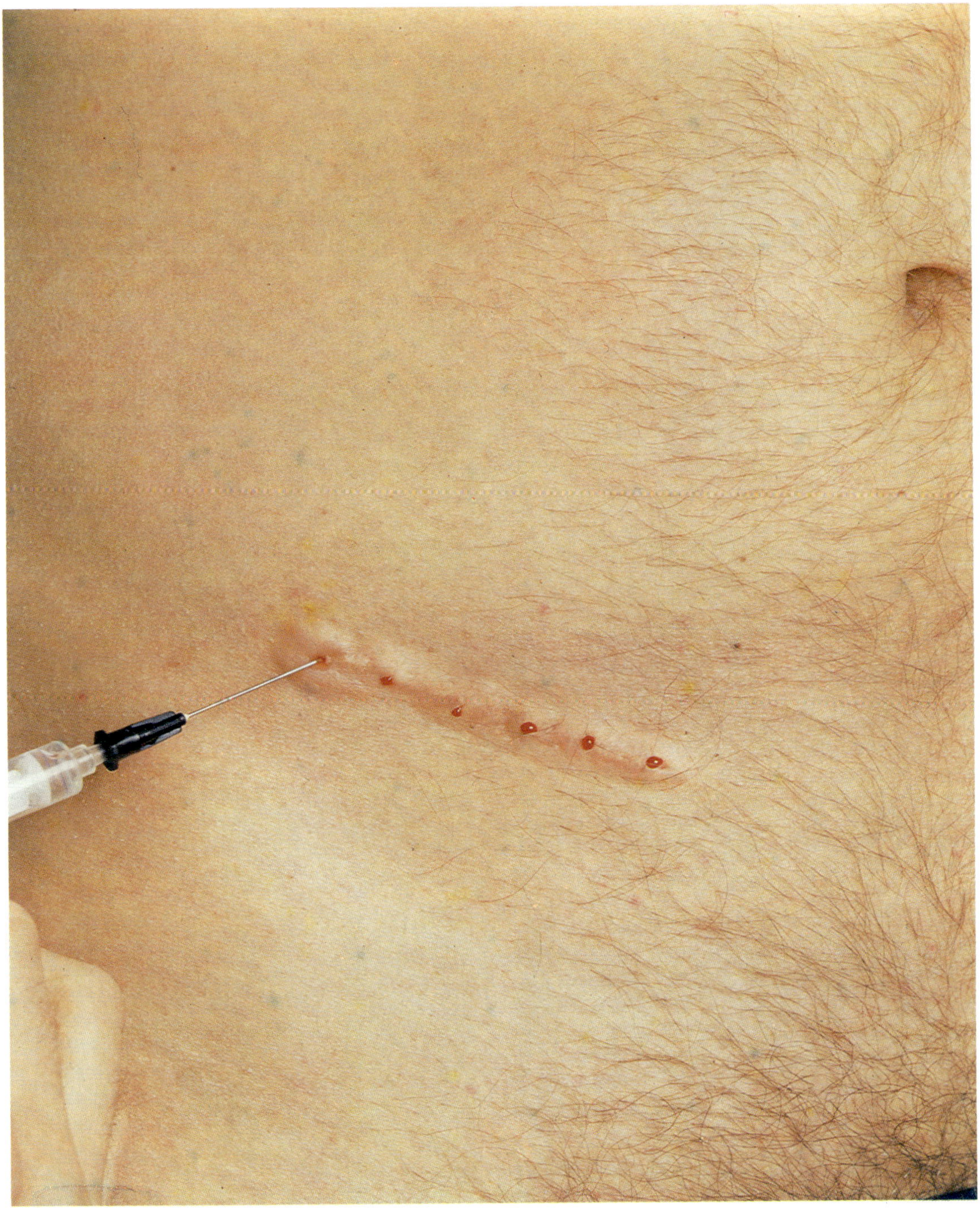

Abb. 144: Injektion in die Narbe

Literatur (Auswahl)

ADLER, E.: Allgemein-Erkrankungen durch Störfelder (Trigeminusbereich), 3. erw. Aufl. Verlag für Medizin Dr. Ewald Fischer, Heidelberg 1983.

BERGSMANN, O.: Asymmetrische Leukozytenbefunde bei Lungentuberkulose. Wiener klin. Wschr. 77/1965, 618–621.

–: Das Sekundenphänomen als Komplexreaktion. Pulmologisch-regulations-pathologische Studie. In: DOSCH, P. (Hrsg.): Freudenstädter Vorträge 1974, Bd. 2. Karl F. Haug Verlag, Heidelberg 1975.

CLARA, M.: Das Nervensystem des Menschen. J. A. Barth Verlag, Leipzig 1959.

DOSCH, P.: Lehrbuch der Neuraltherapie nach Huneke, 11. Aufl. Karl F. Haug Verlag, Heidelberg 1983

ERIKSSON, E.: Atlas der Lokalanästhesie, 2. Aufl. Springer Verlag, Berlin–Heidelberg–New York 1980.

FLEISCHHACKER, H.: Klinik der Herderkrankungen. Therapiewoche 1965, 24.

FONTAINE, R.: Irradiation im vegetativen Nervensystem. Hippokrates 36/1965, 4.

GROSS, D.: Therapeutische Lokalanästhesie, 2. Aufl. Hippokrates Verlag, Stuttgart 1979.

HARRER, G.: Kritisches zur Neuraltherapie aus neurologischer Sicht. Phys. diät. Therapie 2/1965.

HEAD, H.: Die Sensibilitätsstörungen der Haut bei Visceralerkrankungen. Berlin 1948.

HERGET, R.: Eine einfache Technik zur zeitweiligen Ausschaltung des Ganglion stellatum. Chirurg 15/1943, 680.

HOPFER, F.: Neuraltherapie bei Herderkrankungen. Therapiewoche 15/1965, 1287–[illegible]90.

HUNEKE, F. und W.: Unbekannte Fernwirkungen der Lokalanästhesie. Med. Welt 27/1928.

HUNEKE, F.: Das Sekundenphänomen, 5. Aufl. Karl F. Haug Verlag, Heidelberg 1983.

HUNEKE, W.: Impletoltherapie und andere neuraltherapeutische Verfahren. Hippokrates Verlag, Stuttgart 1952.

KELLNER, G.: Die Wirkung des Herdes auf die Labilität des humoralen Systems. Österr. Zschr. Stomat. 60/1963, 312.

KIBLER, M.: Segment-Therapie. Hippokrates Verlag, Stuttgart 1958.

KILLIAN, H.: Lokalanästhesie und Lokalanästhetika, 2. Aufl. G. Thieme Verlag, Stuttgart 1973.

LEGER, V.: Neuraltherapie, en particulier, celle d'après Huneke. Selbstverlag, Metz.

LERICHE, R.: Die Chirurgie des Schmerzes. Masson, Paris 1949, J. A. Barth Verlag, Leipzig 1958.

MACKENZIE, J.: Krankheitszeichen und ihre Auslegung. Kabitzsch Verlag, Leipzig 1921.

PENDL, F.: Ischias und präsakrale Infiltration. Wien. klin. Wschr. 38/1949, 616.

PISCHINGER, A.: Das System der Grundregulation. Grundlagen für eine ganzheitsbiologische Theorie der Medizin, 3. Aufl. Karl F. Haug Verlag, Heidelberg 1981.

REISCHAUER, F.: Untersuchungen über den lumbalen und zervikalen Bandscheibenvorfall. G. Thieme Verlag, Stuttgart 1949.

SCHOELLER, H.: Zur elektrischen Untersuchung von Narben. In: GROSS, D.: Therapie über das Nervensystem, Band 2, 48. Hippokrates Verlag, Stuttgart 1965.

SIEGEN, H.: Theorie und Praxis der Neuraltherapie mit Impletol. Staufen Verlag, Köln 1953.

STACHER, A.: Die Wirkung der Neuraltherapie auf das Blutbild. Ärztl. Praxis 18/1966, 827–829.

VOGLER, P. und KRAUSS, H.: Periostbehandlung. G. Thieme Verlag, Leipzig 1953.

WISCHNEWSKY, A. W.: Der Novocainblock als eine Methode der Einwirkung auf die Gewebetrophik. Zbl. Chir. 62/1935, 735–746.

Sachregister